Aug. 1992

1781

Hans Biermann

DIE GESUNDHEITSFALLE

Der medizinisch-industrielle Komplex

Hoffmann und Campe

Die Deutsche Bibliothek – CIP-Einheitsaufnahme

Biermann, Hans:
Die Gesundheitsfalle:
Der medizinisch-industrielle Komplex / Hans Biermann
– 1. Aufl. – Hamburg: Hoffmann und Campe, 1992
ISBN 3-455-08431-1

Schutzumschlag- und Einbandgestaltung: Jens Schlockermann
Gesetzt aus der Garamond-Antiqua
Satz: Utesch Satztechnik GmbH, Hamburg
Druck- und Bindearbeiten: Franz Spiegel Buch GmbH, Ulm
Printed in Germany

Inhalt

Wege aus der Krise

Anhang

Vorwort

Dieses Buch handelt von großen Zahlen, großen Problemen und einer großen Idee. Durch den Fortschritt der Technik, durch die Erfolge der Ärzte und die Errungenschaften des Sozialstaates sollte der uralte Traum von der Gesundheit für alle wahr werden.

Doch irgendwann ist etwas schiefgegangen, hat sich der Traum zum Alptraum gewandelt. Aus der Gesundheitssicherung ist ein Moloch für alle geworden, der Sozialstaat kracht in allen Fugen, und obwohl die klinische Medizin noch nie so erfolgreich war, werden die Leute immer kränker.

Anscheinend sind unsere Gesundheitssysteme von einer globalen Krise erfaßt. Dies Buch beschreibt die Mechanismen, wechselseitigen Abhängigkeiten und Paradoxa in einem Megamarkt, in dem es grenzenloses Wachstum, aber keine Kontrolle mehr zu geben scheint. Patienten, Ärzte und Politiker registrieren hilflos, wie sich in einer immer industrieller werdenden Medizin die Gewichte zu ihren Ungunsten verschieben.

Fast alle in diesem Buch genannten Zahlen sind bereits anderweitig publiziert worden. Der Sachverständigenrat der Konzertierten Aktion im Gesundheitswesen legt jedes Jahr ein Gutachten vor, das die eskalierenden Probleme deutlich beim Namen nennt und in Zahlen faßbar macht. Nur scheint niemand diese Gutachten jemals zu lesen, obwohl sie für alle mit Medizin und Gesundheitspolitik Befaßten Pflichtlektüre sein müßten. Deshalb ist das Buch diesem Gremium gewidmet, vor allem seinem Vorsitzenden, Professor Michael Arnold. Die sieben Sachverständigen haben akribisch zusammengetragen, was hier beschrieben wird. Nur die gemäßigt polemische Verzeichnung trägt des Autors eigene Handschrift.

Trotzdem geht es an keiner Stelle um Schuldzuweisung. Die Probleme unseres Gesundheitswesens sind komplex, und zu den Eigentümlichkeiten gehört es, daß es keine Guten und keine Bösen gibt. Alle Beteiligten am Gesundheitsmarkt handeln pflichtgemäß und nach bestem Ermessen. Aber das System setzt so falsche Anreize, daß der gute Wille und das Ethos, die Tüchtigkeit und der Erfolg aller Beteiligten sich nicht zum Nutzen der Gesellschaft, sondern zur katastrophalen Malaise fügten.

Patentrezepte gibt es bei der Lösung der vielfach verwobenen Stränge von Interessen, Motivation und Anreiz schon lange nicht mehr. Dies Buch will deshalb auch nicht schlauer sein als die Experten oder politischer als die Politik. Es will jene Lösungsmöglichkeiten aufzeigen, die von Wirtschaftswissenschaftlern und Sozialpolitikern entwickelt worden sind und als halbwegs praktikabel gelten. Sie versuchen, marktwirtschaftliche Prinzipien in einen Markt zu übertragen, in dem, angefangen vom Produkt über die Preisfindung bis zum Konsumentenverhalten, alles anders ist als in einem normalen Markt, wobei namentlich von Ärzten bis heute lebhaft bestritten wird, daß es sich überhaupt um einen Markt handelt. Wo schon über die Grundbegriffe kein Einvernehmen herrscht, rückt die Lösung der Probleme in immer weitere Ferne.

Wie schwer die Teilnahme an der Debatte den Hauptakteuren fällt, den Ärzten nämlich, ergibt sich aus ihrem historisch gewachsenen Selbstverständnis, das deshalb in seiner geschichtlichen Entwicklung nachgezeichnet wird, wo ansonsten auf weitergehende Rückblicke verzichtet wird. Denn für die Ärzte wird die Übernahme einer aktiveren Rolle in der gesundheitspolitischen Debatte allmählich dringlich; wenn sie nicht bald die Meinungsführerschaft zurückgewinnen, droht ihnen der Abstieg zu Vollzugsorganen einer nur noch staatlich normierten Gesundheitspolitik. Schon jetzt gibt es bei jüngeren Ärzten besorgniserregende Tendenzen, sich lieber verbeamten zu lassen, als sich noch länger mit Kostenträgern und Politikern herumzustreiten. Aber ihr Rückzug wäre von Schaden für uns alle: Gesundheit würde noch teurer, die Versorgung mutmaßlich schlechter und dem unverzichtbaren Stand der Freien Berufe ein nicht wiedergutzumachender Schaden zugefügt.

In diesem Sinne hofft der Autor, Mediziner auch er, daß seine ärztlichen Kollegen ihm dieses Buch nicht allzu sehr verübeln und ihm die gelegentliche Neigung in Frieden nachsehen, eine differenzierte Darstellung der trockenen Pointe zu opfern. Beabsichtigt ist ein Beitrag zur Öffnung der nahezu uneindringlich abgeschotteten argumentativen Wagenburgen auf allen Seiten und zur Rückführung der Diskussion wenigstens ein Stück weit in Richtung der Ebene sachlicher Argumente.

Wenn dieses Buch dazu nur einen kleinen Beitrag zu leisten vermag, will der Autor etwaige Angriffe tapfer ertragen.

Zülpich, im Februar 1992 Hans Biermann

Der medizinisch-industrielle Komplex

Die Megabranche

Wenn Edzard Reuter die Zukunftspläne oder die Bilanz von Daimler-Benz erläutert, hört ein Millionenpublikum ergriffen zu; was Deutschlands größtes Unternehmen tut, wie viele Leute es beschäftigt, wieviel es verdient und wieviel davon an Steuern abführt, ist eine wichtige Nachricht in einem Land, das sich über seine wirtschaftliche Leistungsfähigkeit, den Fleiß seiner Bevölkerung und die Qualität seiner Produkte definiert. Was immer unsere großen Unternehmen tun oder unterlassen, planen oder verwerfen, findet in unserer rund um die Uhr mit Nachschub an Neuigkeiten versorgten Informationsgesellschaft vielfach gebrochene Resonanz. Ab einer bestimmten Größenordnung werden alle Unternehmensentscheidungen publiziert, dokumentiert, analysiert, kommentiert und kritisiert. Unsere Spitzenmanager ziehen, wohin immer sie gehen, einen Strang von Fernsehkabeln hinter sich her; von ihrer hautnahen Beobachtung und von der Exegese börsenwirksamer Verlautbarungen lebt die Wirtschaftspresse, ein florierender Teil der Publizistik. Es läßt sich nicht leugnen: In der drittgrößten Industrienation der Erde sind Wirtschaftsnachrichten wichtige Nachrichten, und wenn Edzard Reuter Umsatzrekorde meldet, nimmt die Republik Kenntnis und Anteil. Schließlich ist, was für unsere Unternehmen gut ist, immer auch gut für unser Land.

Ausgerechnet bei der Beobachtung unserer rasantesten Wachstumsbranche aber haben Beobachter und Wirtschaftspublizisten einen blinden Fleck. Der medizinisch-industrielle Komplex, die Gesamtheit der Gesundheitsschaffenden in

Praxen, Kliniken, Versicherungen und pharmazeutischer oder medizintechnischer Industrie nebst assoziiertem Groß-, Zwischen- und Einzelhandel, hat längst alle anderen Branchen überholt und abgehängt. Ob in puncto Umsatzgröße oder Rendite, Wachstumsraten, Krisenfestigkeit bislang oder Perspektive in der Zukunft – der medizinisch-industrielle Komplex schlägt alles, was in diesem Land Computer oder Autos baut, mit Waren handelt oder Dienstleistungen erbringt, in Banken saldiert oder an den Börsen spekuliert, Energie in Kraftwerken erzeugt oder in Stahlwerken verbraucht, über Satelliten in großer Höhe Kommunikation vermittelt oder in der Tiefe der Erde nach Bodenschätzen gräbt.

Doch niemand scheint Kenntnis zu nehmen von diesem größten aller Multis. Er taucht in keiner Unternehmensrangliste auf, wird an keiner Börse notiert und hat bislang noch nie ein Quartalsergebnis publiziert. Im Gegenteil: Eine Bilanzpressekonferenz könnte schon deshalb nicht stattfinden, weil es gar keine Bilanz gibt. In einer Art stillschweigender Koalition scheinen sich vielmehr alle Interessenten darin einig zu sein, sich für die Gesamtheit der Zahlen nicht zu interessieren. Der medizinisch-industrielle Komplex ist zwar, wie der »Economist« schreibt, »the world's biggest business«. Aber wie groß genau, will scheinbar niemand wissen.

Oder besser: fast niemand. Denn seit 1986 trifft sich alljährlich in der Bonner Oxfordstraße ein Gremium besonderer Art; sieben honorige Herren – Damen waren bislang nicht dabei – sollen im Auftrag des Bundesministers für Arbeit, Gesundheit und Soziales herausfinden, wo die Hunderte von Milliarden Mark eigentlich bleiben, die unser Gesundheitswesen Jahr für Jahr verbraucht. Damit die Mitglieder des elitären Zirkels nicht von eigenen Interessen abgelenkt werden, dürfen sie, so hat es der Gründer Norbert Blüm in seinem Erlaß vom 12. 12. 1985 festgeschrieben, weder der Regierung oder einer gesetzgebenden Körperschaft des Bundes angehören noch der pharmazeutischen oder medizintechnischen Industrie, weder von Versicherungen, Ärzteverbänden noch von Gewerkschaften bezahlt werden. Sie dürfen »nicht Repräsentanten eines Wirtschaftsunternehmens, eines Wirtschaftsverbandes, einer Organisation der Arbeitgeber oder Arbeitnehmer oder einer Organisation im Gesundheitswesen sein oder zu diesen in einem ständigen Dienst- oder Geschäftsbesorgungsverhältnis stehen«.

Solchermaßen handverlesen, trifft sich ein Septett von hoher Kompetenz, dem so berühmte Ordinarien angehören wie der Münchner Internist Detlev Zöllner, sein Münsteraner Fachkollege Heinz Losse oder der Tübinger Anatom und Gesundheitssystemforscher Martin-Michael Arnold. Einmal jährlich tritt das Gremium unter dem sperrigen Titel »Sachverständigenrat für die Konzertierte Aktion im Gesundheitswesen« mit dem festen Vorsatz an, zu überprüfen, an welchen Stellen wieviel Geld verbraucht wird, wo und warum zuviel ausgegeben wird, ob und wo wieviel eingespart werden kann oder investiert werden muß, was an Leistungen sinnvoll erscheint und was unnütz.

Der Auftrag gleicht der sprichwörtlichen Quadratur des Kreises, und es liegt gewiß nicht an der Qualifikation der Experten, daß sich ihr alljährlich vorgelegter Bericht über weite Strecken liest wie ein Dokument der Hilflosigkeit. Denn nicht nur die bloße Beschreibung der vielfältigen Wechselwirkungen und Interaktionen zwischen den Teilnehmern am Gesundheitsmarkt ist so schwierig geworden, daß es einer Mischung aus wirtschaftlichem Sachverstand, detektivischem Spürsinn und großer Beharrlichkeit bedarf, um überhaupt nur die grundlegenden Mechanismen zu verstehen, die in unserem Gesundheitswesen wirksam werden. Bei der Beschreibung von Zahlungsströmen beispielsweise produziert der Sachverständigenrat gutgemeinte Graphiken in der Hoffnung, den komplexen Sachverhalt einigermaßen anschaulich darstellen zu können. Was herauskommt, sind fiskalische Laokoon-Gruppen von unfreiwilliger Komik. Auf geheimnisvolle Weise entzieht sich der medizinisch-industrielle Komplex jeder vereinfachenden Darstellung.

Noch erstaunlicher und viel schlimmer ist der eklatante Mangel an verwertbaren Daten im Gesundheitswesen. Es scheint kaum glaublich, daß in einem so hochgradig digitalisierten Staatswesen wie der Bundesrepublik Deutschland so wenige Daten vorliegen zum Gesundheitszustand der Bevölkerung auf der einen und den damit verbundenen Kosten auf der anderen Seite. Ausgerechnet in einem Land, in dem über den maschinenlesbaren Personalausweis und die Vernetzung öffentlicher Datenpools der Weg zum gläsernen Bürger vorgezeichnet wird, muß sich der Sachverständigenrat auf der Suche nach verläßlichen Anhaltspunkten jenseits der Landesgrenzen umsehen. Lakonisch stellt er im Jahresgutachten 1988 fest: »Das Zahlenmaterial stammte, bis auf wenige Ausnahmen, aus dem Ausland.«

Daß dem Datenmangel System zugrunde liegen könnte, scheint dem Gremium allmählich zu dämmern. »Trotz vieler Anmahnungen«, so heißt es im Jahresgutachten 1990 resignierend, »ist die Gesundheitsberichterstattung bis heute nicht in Gang gekommen.« Im Klartext: Ausgerechnet im kostenträchtigsten Einzelsektor unserer Volkswirtschaft gibt es keine gesamte Kostenerfassung, weiß niemand genau, was mit einigen hundert Milliarden Mark pro Jahr genau geschieht. Wir kennen den jährlichen Verbrauch an Zündhölzern und wissen, wieviel Liter Bier oder wieviel Pfund Speiseeis der Bundesbürger pro Jahr konsumiert. Und wenn der Ehemann der Bundestagspräsidentin in den Verdacht gerät, ein paar Kilometer zuviel mit dem Dienst-Mercedes seiner Frau gefahren zu sein, gibt es einen Skandal, und alles regt sich auf. In unserem Gesundheitssystem aber wird Jahr für Jahr ein Finanzvolumen in der Größenordnung des österreichischen Bruttosozialprodukts bewegt – nur weiß niemand so richtig, wohin.

Wenn man allerdings zwischen den Zeilen liest, offenbart der Jahresbericht des Rates trotz vielfältiger Unzulänglichkeiten spannende Einblicke in eine wirtschaftliche Wirklichkeit ganz besonderer Art. Alles in unserem Gesundheitssystem wirkt auf merkwürdige Weise paradox, ist gleichzeitig immer auch das Gegenteil: Der medizinisch-industrielle Komplex ist der expansivste und, als Teilmarkt betrachtet, wirtschaftlich erfolgreichste Sektor unserer Marktwirtschaft und dennoch ein Stück real existierender Planwirtschaft. Unser Gesundheitssystem vereinigt scheinbar bruchlos Merkmale des Spätkapitalismus mit denen eines sozialistischen Wohlfahrtstaates. In unserem Gesundheitssystem arbeitet ein Viertel aller Freiberufler dieses Landes. Aber gleichzeitig ist das System so überreguliert, daß ebendiese Freiberufler härter kontrolliert und gegängelt werden als jeder gewerkschaftlich geschützte Fließbandarbeiter.

Unsere Medizin forscht, lehrt und gewinnt Nobelpreise. Im Selbstverständnis unserer Ärzte ist Medizin ein Handlungssystem naturwissenschaftlich begründeter Entscheidungen von reiner Rationalität. Trotzdem weiß jeder Arzt, daß die Hälfte der von ihm verschriebenen Medikamente unwirksam ist.

Vor allem ist die Medizin die Domäne der grandiosen High-Tech-Schlachten, in denen der Kampf um Leben und Tod mit Laserstrahl, Ultraschall, Kernspintomograph und Spektrographie täglich neu geführt und gewonnen wird. Das Repertoire der modernen Methoden in Diagnose und Therapie steigt ständig, und immer ist das Publikum begeistert. Ob im Vorstoß der bildgebenden Verfahren in biologische Grenzbereiche, in den grandiosen Erfolgen der Transplantations- und Ersatzteilchirurgie oder in der durch die Gentechnologie beflügelten stürmischen Entwicklung der Pharmakotherapie, ob in der Verschiebung der Grenzen des Lebens weit vor den errechneten Geburtstermin des Neugeborenen oder im Hinauszögern des letzten Stündleins des Sterbenden: Die moderne Medizin ist eine Geschichte der glanzvollen Erfolge. Aber ausgerechnet durch ihren Erfolg verringern die Ärzte die Krankheitslast nicht, sondern vermehren sie.

Daß die moderne Heilkunst durch den Sieg über vormals große, stets tödliche Krankheiten gleichzeitig auch multimorbides Leben verlängert, hat Krämer die »Fortschrittsfalle der modernen Medizin« genannt. Nicht dadurch, daß unsere Medizin so wenig kann, werden die alten Patienten kränker und die Kranken älter: Das Problem ist, daß sie zuviel kann. Und paradoxerweise ist es gerade der spektakuläre Erfolg der klinischen Medizin, der die Patienten in Scharen überlaufen läßt zu selbsternannten Wunderheilern und Schamanen. Je rationaler der Anspruch der Ärzte an sich und ihren Beruf wird, um so irrationeller verhalten sich die Patienten.

Immer härter müssen unsere Krankenschwestern im Dreischichtbetrieb arbeiten. Ihr Einsatz hat mit dem Klischee vom öffentlichen Bediensteten nicht viel gemein. Trotzdem gibt es in keinem Bereich des Gesundheitswesens eine so eklatante Verschwendung von Ressourcen wie in unseren Krankenhäusern. Es erscheint dem Laien unbegreiflich, daß es nach gemeinhin akzeptierten Berechnungen des Sachverständigenrats in der Bundesrepublik Deutschland etwa 100 000 Krankenhausbetten zuviel gibt, während in manchen Krankenhäusern die Flure mit belegten Betten vollstehen.

In unserem Gesundheitssystem herrscht, wie später noch zu zeigen sein wird, auf allen Sektoren schärfster Wettbewerb; dennoch steigen die Preise. Auf eine weitere Merkwürdigkeit werden wir ausführlich einzugehen haben: Im Gegensatz zu allen anderen Wirtschaftsbereichen resultieren Umsatzsteigerungen im Gesundheitswesen paradoxerweise daraus, daß über Wesen und Abgrenzung des Produkts grundsätzliche Unklarheit herrscht. Fast scheint es, als wären es gerade die fundamentalen Unklarheiten und Paradoxien, aus denen der medizinisch-industrielle Bereich seine unerschöpfliche Innovationskraft und seine unbezähmbare wirtschaftliche Dynamik bezieht. Der Äskulapstab als Firmenzeichen jedenfalls wirkt merkwürdig verfehlt. Das wahre Symbol unseres Gesundheitswesens ist der Januskopf.

Er steht über einer Branche, die in mehr als 170 000 Betriebe aller Größenordnungen und Organisationsformen aufgeteilt ist, die – egal ob als kleine Halbtagspraxis mit einer

Sprechstundenhilfe oder als multinationaler Pharmakonzern mit nahezu 200 000 Mitarbeitern – getrennt operieren und, wenigstens bislang, stets an einem Strang gezogen haben. In den 3100 Kliniken und Krankenhäusern, 70 000 Kassenarzt- und 41 000 Zahnarztpraxen, 11 000 Handwerksbetrieben der Augenoptiker, Hörgeräteakustiker und Orthopädietechniker, in den 1200 pharmazeutischen oder 200 medizintechnischen Unternehmen, in den 5500 medizinischen Badebetrieben oder 10 000 Massagepraxen, in den 35 000 Apotheken oder Firmen des pharmazeutischen Zwischenhandels wird das Gesundheitsgut erzeugt, das, berücksichtigt man die reinen Umsatzzahlen, unterdessen alle anderen Sektoren unserer Volkswirtschaft hinter sich gelassen hat. Dabei greift der medizinisch-industrielle Komplex längst über den Bereich der Erzeugung oder Bewahrung von Gesundheitsgütern hinaus und beeinflußt viele andere Branchen des wirtschaftlichen und des öffentlichen Lebens – manche davon existenzentscheidend.

So ist das Gesundheitswesen zu einem der größten Bauherren im Lande aufgestiegen. Der Neubau von Krankenhäusern und Universitätskliniken ist der kostenintensivste Bereich des öffentlichen Bauens überhaupt, teurer als der Bau von Schulen, Rathäusern oder Verteidigungsanlagen. Mehr als 45 Milliarden Mark haben die Länder der alten Bundesrepublik zwischen 1981 und 1990 in den Neu- und Ausbau, die Renovierung und Ausstattung unserer Hospitäler und Kliniken investiert. Nicht enthalten und kaum erfaßbar sind die Baukosten der Ärztehäuser, Gemeinschaftspraxen oder sonstigen privaten ärztlichen Dienstleistungsbetriebe, die besonders in den letzten zehn Jahren überall boomartig aus dem Boden geschossen sind. Hier dürften noch einmal geschätzte 15 bis 20 Milliarden Mark in den letzten zehn Jahren ausgegeben worden sein.

Die Größe dieses Bauvolumens erschließt sich allenfalls im Vergleich mit einer Baumaßnahme, die der Bundestag am 20. 6. 1991 verabschiedet hat und die bis auf den heutigen

Tag gerade der Kosten wegen kontrovers diskutiert wird: die Verlegung des Regierungssitzes von Bonn nach Berlin. Architekten sprechen von einem epochalen Projekt, einer Jahrhundertchance. Die für diese Jahrhundertchance mutmaßlich aufzuwendenden Baukosten liegen, nimmt man das Mittel der publizierten seriösen Schätzungen, bei etwa 70 Milliarden Mark. Aber unsere Krankenhausarchitekten können sich über das Gerede von der epochalen Chance nur wundern: Die Kosten für den Neubau eines Regierungszentrums von europäischem Maßstab fallen beim Krankenhausbau der Länder routinemäßig an. Kein Mensch gerät darüber in Aufregung.

Doch soviel Geld bislang auch für unsere Krankenhäuser ausgegeben worden ist, es scheint immer noch bei weitem nicht genug. So beklagt die Deutsche Krankenhausgesellschaft, die Interessenvertretung der Krankenhäuser, einen in der Finanznot der Länder begründeten »Investitionsstau« von fünf Milliarden Mark für die alten Bundesländer. Ihn abzubauen wird man sich allerdings beeilen müssen, denn schon kommt die nächste Kostenlawine auf die öffentlichen Haushalte zu: Mit der Sanierung der maroden Krankenhausinfrastruktur in den neuen Bundesländern macht sich die deutsche Bauindustrie auf einen Auftragsboom gefaßt, wie er selbst für ein Land einmalig sein dürfte, in dem kriegsschädenbedingt in den letzten 40 Jahren ohnehin so gut wie alles neu gebaut werden mußte. »Wir kommen«, so der als Krankenhausplaner in den neuen Bundesländern tätige münstersche Architekt Andreas Deilmann, »mit den Aufträgen nicht mehr nach...« Kein Wunder also, daß es keinen Architekten und keinen Bauunternehmer in Deutschland gibt, dem die medizinische Bauherrenklientel nicht in besonderer Weise am Herzen läge. Unter dem Äskulapstab wird, egal ob als Klinikum oder privates Ärztewohnhaus, teurer, großzügiger und lukrativer gebaut als sonst.

Aber nicht nur die Bauindustrie hegt freundliche Gefühle für den Medizinbetrieb. Längst ist beispielsweise die Pharmaindustrie zu einem der wichtigsten Auftraggeber der Werbung, ihrer Agenturen und Medien geworden. Manch smarter Werbeprofi in den fashionablen Agenturetagen in Hamburg, München und Frankfurt bezieht sein Gehalt mehr oder weniger direkt aus der Werbung für Kopfschmerztabletten, Antibabypillen, Fußpilzspray oder Augentropfen. Mehr als fünf Milliarden Mark investieren die Hersteller von Arzneimitteln Jahr für Jahr in die werbliche Beeinflussung der ärztlichen Therapieentscheidung: durch Anzeigen in Zeitungen und Zeitschriften, durch Prospekte, Seminare, Symposien und Fortbildungskurse oder durch die 12756 Pharmaberater, die z. B. 1988 im Auftrag der Mitgliedsfirmen des Bundesverbandes der Pharmazeutischen Industrie (BPI) zur Erhöhung von Verschreibungsquoten unterwegs waren. Zwischen 20 und 25 Prozent der Gesamtkosten der pharmazeutischen Industrie entfallen auf werbliche Aktivitäten, die allerdings schamhaft nur zu einem Fünftel unter der Position »Werbung« in der Kostenstruktur bilanziert werden. Die restlichen Budgetanteile finden sich unter den Rubriken »Wissenschaftliche Information« oder »Vertrieb«.

Die hohen Werbeaufwendungen sind dabei ein viel gleichbleibenderes und typischeres Kennzeichen der Pharmaindustrie als die vielfach beschworenen Aufwendungen für Forschung und Entwicklung: Von den 460 Mitgliedsfirmen des Bundesverbandes der Pharmazeutischen Industrie betreibt nur ein Viertel überhaupt Forschung, davon insgesamt wiederum nur 22 Firmen in einer Größenordnung der Forschungsetats von mehr als einer Million Mark pro Jahr, und ganze 15 Firmen machen sich um die Grundlagenforschung verdient. Das sind, gerechnet auf den BPI-Mitgliederstamm, gerade 3,3 Prozent von allen. Dieses kleine Häuflein hält die Entwicklungsfahne hoch und hat 1990 mit rund fünf Milliarden Mark in den meist salopp mit »F+E« abgekürzten Forschungs- und Entwicklungsbereich ungefähr soviel investiert wie in den Vorjahren in die Werbung. Denn wenn auch nur eine kleine Elite der Industrie Forschung betreibt, in die

Werbung investieren alle. Dabei steigt interessanterweise der prozentuale Anteil des Werbebudgets mit sinkendem Umsatz der Firma. In drei Viertel der Mitgliedsfirmen des BPI wird also kräftig geworben, aber überhaupt nicht geforscht.

Rechnet man zu den Werbeetats der Pharmaindustrie die Werbeaufwendungen der Versicherungen und Kurorte, der Hersteller von Brillen, Kontaktlinsen, Hörgeräten und Gesundheitsschuhen hinzu, so dürfte ein Budget von ungefähr acht Milliarden Mark zusammenkommen.

Propagiert wird in der Arzneimittelwerbung stets ein klassisch-konservatives Arztbild. Über die Stilisierung und Verstärkung der in weiten Kreisen der Bevölkerung immer noch fest verwurzelten Vorstellungen des Arztes als Vertrauensperson erster Ordnung und kompetenter Begleiter durch eine komplexer werdende Lebenswirklichkeit stabilisiert die Pharmaindustrie auch das Vertrauen in die ärztliche Therapieentscheidung: Was ein vertrauenswürdiger Arzt verschreibt, muß ein vertrauenswürdiges Produkt sein.

Daß sich die Marketingabteilungen der Pharmaindustrie bei ihren großen ärztlichen Image-Kampagnen allerdings weniger von Altruismus oder gar Respekt vor einer absatzrelevanten »Entscheidergruppe« leiten lassen, zeigt die Doppelstrategie, der die Pharmawerbung im Sinne eines klassischen industriellen Produktmarketings folgt: Parallel zur Stärkung des Arztbildes wird zunehmend der Endverbraucher direkt angesprochen. Mit bunten Anzeigen in großen Publikumszeitschriften, besonders aber in Fernsehspots wird das Marktsegment für die sogenannten OTC – Präparate werbetechnisch aufbereitet, die nicht verschreibungspflichtig sind und für deren Absatz der Arzt mithin keine entscheidende Rolle mehr spielt. »OTC« steht dabei für »over the counter« und bedeutet, daß diese Präparate wie alle anderen Produkte auch in Drogerien, Kaufhäusern und Supermärkten verkauft werden, wie es in vielen europäischen Ländern oder den USA längst für die meisten Antibiotika oder Kortisonpräparate üblich geworden ist.

Klassische Absatzwege erfordern allerdings auch klassisches Produktmarketing in direkter Konkurrenz zu Markennamen aus dem Waschmittel-, Konsumartikel- oder Genußmittelbereich. Diese Werbung ist bekanntlich die teuerste und aufwendigste überhaupt. Mit der Förderung der OTC-Präparate wird also Zug um Zug ein neues Spielfeld der milliardenschweren Markenartikelwerbung planiert, um das sich schon jetzt die größten, potentesten und teuersten Werbeagenturen der Welt balgen. Die Werbebudgets der deutschen Pharmaindustrie haben eine Größenordnung erreicht, die die Aufmerksamkeit der Kreativ-Etagen in New York, London und Tokio fesselt. Wenn ein deutscher Pharmakonzern zu einer weltweiten Produkteinführung ansetzt, fliegen in New Yorks Madison Avenue die Champagnerkorken.

Mit zunehmender Größe ist die Megabranche Gesundheit auch zu einem der wichtigsten Arbeitgeber im Lande aufgerückt. Zählt man diejenigen zusammen, die entweder direkt im Gesundheitswesen oder in den vielfältigen Zulieferbetrieben beschäftigt sind, kommt man auf die erstaunliche Zahl von rund zwei Millionen Menschen. Dazu zählen die rund 200 000 Ärzte, 40 000 Zahnärzte, die rund 750 000 im Krankenhaus beschäftigten Schwestern, Pfleger, Klimatechniker und Pförtner, die 40 000 Apotheker und ihre 60 000 Angestellten, die mehr als 100 000 Angestellten der Krankenkassen, Gesundheitsministerien, Ärztekammern und Verbände, die fast 110 000 Mitarbeiter der pharmazeutischen und die 100 000 Beschäftigten der medizin-technischen Industrie. Das ist doppelt soviel wie die vier großen staatlichen Arbeitgeber Bundeswehr, Bundespost, Bundesbahn und Lufthansa zusammen und zweieinhalbmal soviel wie die gesamte deutsche Automobilindustrie. Insgesamt ist jeder 14. deutsche Arbeitnehmer damit beschäftigt, Gesundheitsmängel zu erkennen oder zu beheben, Geräte zu bauen, mit denen man dies kann, Medikamente oder Heil- und Hilfsmittel herzustellen für diejenigen, bei denen man Mängel festgestellt hat oder deren Mängel sich nicht beheben lassen, Kranke in

Krankenhäusern, Pflegeheimen, Kliniken und Anstalten zu pflegen, zu versorgen oder zu verwalten, Studenten auszubilden oder Bücher herzustellen, in denen das medizinische Wissen weitergegeben, Forschung zu betreiben, in der dieses Wissen gemehrt wird.

Nimmt man zu denjenigen, die im Gesundheitswesen arbeiten, auch noch die zweieinhalb bis fünf Millionen Menschen hinzu, die an einem ganz normalen Werktag von ihnen in Krankenhäusern, Arztpraxen, Heimen oder Kliniken versorgt werden, so drängt sich eine beunruhigende Vision auf: eine Bevölkerung, deren eine Hälfte morgens ins Krankenhaus zur Arbeit einrückt und dort auf die andere Hälfte trifft, die behandlungsbedürftig in den Betten liegt. Unklar bleibt, wer dafür aufkommen soll.

Dabei sieht es bei uns noch verhältnismäßig günstig aus, vergleicht man die Zahlen in den anderen OECD-Staaten. Der englische National Health Service beispielsweise ist, wie der britische Oppositionsführer Neil Kinnock im Unterhaus den Konservativen sarkastisch vorrechnete, mittlerweile der zweitgrößte Arbeitgeber Europas. Der größte war bislang die Rote Armee.

Alle möglichen Wirtschaftszweige hängen irgendwie mit an den vielfältigen Verästelungen, die der medizinisch-industrielle Komplex in seiner unaufhaltsamen Umsatzdynamik entwickelt. Wenn Bonn die Zuzahlungen der Kassen für Krankentransportfahrten kappt, ist dies eine schlechte Nachricht für Zehntausende von Taxifahrern, die von dem bislang großzügig erstatteten Transportgeschäft von Patienten zwischen Wohnung, Hausarztpraxis oder Klinikambulanz gut gelebt haben; wenn der ausufernde ärztliche Kongreßbetrieb einmal nicht pulsiert, leidet die Deutsche Lufthansa.

Dicht verwoben ist der medizinisch-industrielle Komplex auch mit dem kommunalen Leben in den Städten und Gemeinden jeder Größenordnung. Wo sich mancher auf sein Denkmal bedachte Provinzbürgermeister vor 20 Jahren noch mit einer neuen Turnhalle, einer Schule oder allenfalls mit einem Rathausneubau zufriedengegeben hätte, muß es heute der Neubau eines Kreiskrankenhauses in neunstelliger Kostengrößenordnung sein. Zuwege bringt es derjenige, der über privilegierte politische Kontakte verfügt und sie beharrlich und klug zu nutzen versteht. Denn ein größerer Krankenhausneubau gilt als kommunalpolitisches Meisterstück: Die Kommune wird ordentlich aufgewertet, braucht aber kaum zu zahlen, denn die Baukosten trägt das Land, während die Krankenkassen über den Pflegesatz für die Unterhaltskosten geradestehen. Aber zahlen muß die Zeche letzten Endes immer der Patient.

Und für jene Städte, in denen unsere großen Pharma- und Chemiekonzerne ihren Sitz haben, gelten ohnehin völlig andere Prämissen. In Ludwigshafen versteht sich Kommunalpolitik als Interessenausgleich mit dem alles dominierenden, alle überragenden Gewerbesteuerzahler BASF. Der Frankfurter Stadtteil Höchst wird in fast monostruktureller Weise vom gleichnamigen Pharmakonzern geprägt. In Leverkusen wird das Telephonbuch dünn, wenn man alle Nummern streicht, die nicht direkt oder indirekt mit dem ortsansässigen Pharmakonzern zu tun haben. Nichts läuft in der Stadt vor den Toren Kölns ohne den Chemiegiganten Bayer: Er gibt nicht nur weltweit 140 000 Mitarbeitern Lohn und Brot, sondern finanziert vor Ort neben vielen anderen Teilbereichen der Infrastruktur auch die Fußballmannschaft nebst Stadion, die Stadthalle, das Symphonieorchester und das Schwimmbad.

Genaugenommen gibt es keine Stadt, gleich welcher Größenordnung, die nicht in irgendeiner Weise direkt davon betroffen wäre, erlitte das Megasystem unserer Gesundheitspflege einen unvorhergesehenen Schwächeanfall: In den Kurorten begänne das große Zittern, weil die von den Krankenkassen subventionierten Gäste wegblieben. Viele Städte verlören nach Streichung überflüssig gewordener Krankenhäuser aus dem Bedarfsplan ihren wichtigsten Arbeitgeber am Ort, mancher mit einem Verwaltungsratspöstchen belohnte Kommunalpolitiker sähe sich um seine Sinekure gebracht. Die Millioneninvestitionen vieler Großstädte in aufwendige Kongreßzentren würden zu verlustträchtigen Fehlspekulationen. Und ganz zum Schluß gingen an den äußersten nördlichen und südlichen Ecken der Republik, in Kampen oder Rottach-Egern, die Grundstückspreise in den Keller, weil Deutschlands Zahnärzte kürzertreten müßten.

Es hängt viel an der Branche, die nicht nur zu einem Wirtschaftsfaktor von großer Dominanz aufgestiegen ist, sondern auch über beträchtlichen politischen Einfluß verfügt. Richard von Weizsäcker hat im Bundesverband der Pharmazeutischen Industrie seine berufliche Karriere begonnen, und wenn in Ludwigshafen die BASF ihr Firmenjubiläum feiert, hält der ehemalige Werkstudent Helmut Kohl gern die Festrede.

Kein Zweifel: Gesundheit ist zum Big Business geworden. In seinem Jahresgutachten 1990 beziffert der Sachverständigenrat der Konzertierten Aktion im Gesundheitswesen die Aufwendungen für Gesundheit in der Bundesrepublik Deutschland im Jahre 1987 auf 261 Milliarden Mark. Extrapoliert man die durchschnittliche Wachstumsrate von fünf Prozent pro Jahr, dann dürfte diese Summe 1992 auf etwa 333 Milliarden Mark nur für die alten Bundesländer angewachsen sein. Unterstellt man eine bevölkerungsproportionale Kostenentwicklung in den neuen Bundesländern, müßten noch einmal 80 Milliarden Mark hinzugerechnet werden.

Dies, wohlgemerkt, sind aber nur die direkten Ausgaben der Krankenversicherungen, der Rentenversicherungen, der gesetzlichen Unfallversorgung und der privaten Haushalte. Eine Fülle von paramedizinischen Umsätzen und mehr oder weniger bedeutende Bestandteile der Aufwendungen der privaten Haushalte für einfache Arzneien sind darin nicht enthalten. Sie dürften noch einmal mindestens zehn Milliarden Mark umfassen, wie sich schon aus der Diskrepanz zwischen den von den Krankenkassen bezahlten Arzneimittelausgaben von etwa 20,5 Milliarden Mark im Jahre 1988 und den im gleichen Zeitraum in der Bundesrepublik erzielten Apothekenumsätzen von rund 27 Milliarden Mark ergibt. Nimmt man alles in allem, dann dürften die Gesundheitsausgaben in der Bundesrepublik Deutschland 1992 die schier unglaubliche Summe von möglicherweise 425 Milliarden Mark erreichen.

Dies ist eine Größenordnung, die sich der normalen Vorstellungskraft entzieht. Es ist wie bei der Betrachtung überdimensionierter Bauwerke, der Chinesischen Mauer beispielsweise: Ab einer bestimmten räumlichen Ausdehnung wird ein Bauwerk dimensionslos, weil das bloße Auge nicht mehr zu erfassen vermag, wie groß es wirklich ist. Zur Erzeugung einer plastischen Vorstellung von dem Finanzvolumen, das unser Gesundheitssystem Jahr für Jahr bewegt, trägt auch der an dieser Stelle übliche Hinweis wenig bei, daß es sich um eine Zahl mit neun Nullen oder zwölf Stellen handelt.

Journalisten pflegen deshalb bei der Beschreibung überdimensionaler Größen auf Vergleiche zu verfallen, die zwar alle hinken, aber dem Verständnis aufzuhelfen halbwegs geeignet sind. Nehmen wir als Vergleichsbeispiel für unsere Zwecke ein besonderes Produkt, das wie kaum ein zweites den Wiederaufstieg der deutschen Industrie zur Weltgeltung symbolisiert: den Volkswagen-Käfer. Der Käfer ist das erfolgreichste Automodell aller Zeiten, es ist weltweit knapp 21millionenmal verkauft worden. Der Nettoumsatzwert aller jemals verkauften Käfer beträgt stattliche 170 Milliarden Mark. Der Unterschied zwischen dieser größten industriellen Erfolgsstory der deutschen Nachkriegsgeschichte und dem Gesundheitssystem besteht darin, daß die rund 270 000 Beschäftigten des Volkswagenwerkes für diesen Produktionswert fast 30 Jahre haben arbeiten müssen, unser Gesundheitssystem heute aber in nur knapp fünf Monaten dieses Kapitalvolumen verbraucht. Der Umsatzwert einer Generation von Volkswagenwerkarbeitern würde also im Gesundheitswesen des Jahres 1992 gerade bis Mitte Mai reichen.

Oder ein anderes Beispiel: Die Neuauflage des zivilen Überschallpassagierflugzeuges Concorde würde, falls es überhaupt jemals dazu käme, ungefähr 25 Milliarden Mark kosten. Diese Größenordnung an Investitionen für ein mit wirtschaftlichen Risiken behaftetes Industrieprojekt schließt aus, daß selbst einer der leistungsfähigsten und mächtigsten Konzerne der Welt es allein schaffen könnte. In solchen Fällen tun sich Industriekonsortien zusammen, in denen eine Gruppe von beteiligten Firmen mit einigen Banken die Projektfinanzierung übernimmt. Beteiligt werden sollen die Firmen Boeing, General Electric, die Daimler-Benz-Tochter »Deutsche Aerospace« sowie fünf weitere renommierte Großunternehmen. Die zur Bildung dieses Konsortiums notwendigen Verhandlungen über die Beteiligungsquoten gelten als langwierig und schwierig und erstrecken sich über mehrere Jahre. Für den Bau des Flugzeuges werden zwölf Jahre angesetzt.

In unserem Gesundheitswesen wäre die Finanzierung der neuen Concorde eine Lappalie: Es würde genügen, den Medizinbetrieb für knapp 22 Tage, also nur etwas mehr als drei Wochen, anzuhalten. Natürlich hinkt auch dieses Beispiel, und natürlich kann man nicht »den Medizinbetrieb anhalten«, zumal viele Kosten fix und nicht variabel sind. Aber es gibt doch zu denken, daß ein Projekt, das die Crème der internationalen High-Tech-Industrie für fast ein Jahrzehnt beschäftigt, kapitalmäßig dem entspricht, was das Gesundheitswesen in der auch nach der Vereinigung vergleichsweise kleinen Bundesrepublik in nur wenigen Tagen verbraucht.

Man könnte noch viele Beispiele bringen: Für 425 Milliarden Mark ließen sich auch mehr als eine Million Einfamilienhäuser bauen; nimmt man einen mittleren Preis von 375 000 Mark, wären es genau 1 133 333,33. Damit wäre dann die drückende Wohnungsnot in Deutschland in nur einem Jahr in der großzügigsten Weise gelöst.

An diesem Beispiel, das natürlich auch hinkt, lassen sich aber gleich zwei Dinge demonstrieren: Zum einen kreisen alle

Diskussionen über die Kosten unseres Gesundheitswesens im Kern um keine Kosten-, sondern um Verteilungsprobleme. Die Frage lautet also nicht: Ist unsere Gesundheit zu teuer?, sondern: Könnten wir unsere öffentlichen Mittel an irgendeiner anderen Stelle sinnvoller, also mit mehr gesellschaftlichem Nutzen, ausgeben als im Gesundheitswesen? Man muß den Ertrag unserer Gesundheitsausgaben immer auch am gesellschaftlichen Wert der Lösung eines anderen Problems messen, in diesem Falle der Wohnungsnot. Schon jetzt steht fest, daß mit steigenden Aufwendungen für Gesundheit dieser Verwendungswettbewerb an Schärfe zunehmen wird.

Zum anderen aber weist der Vergleich mit dem Einfamilienhausbau auf ein anderes Merkmal des medizinisch-industriellen Komplexes hin: Nicht nur die schiere Größenordnung der Ausgaben ist erstaunlich; noch phantastischer ist die Kürze der Zeit, in der das gigantische Volumen umgesetzt wird. Zwölf Monate sind für die Bewegung einer solchen Finanzmasse eine außerordentlich kurze Zeit – besonders wenn man bedenkt, daß es sich nicht um einen einmaligen oder letztlich endlichen Boom handelt, sondern um eine sich routinemäßig Jahr für Jahr wiederholende Transaktion, deren absolutes Volumen zudem noch stetig wächst.

Denn 425 Milliarden Mark pro Jahr wären zwar theoretisch auch im Eigenheimbau investierbar. Nie und nimmer aber könnte man sie innerhalb von zwölf Monaten wirklich verbauen. Dies wäre unter allen möglichen Kapazitätskriterien undenkbar: Es gäbe zuwenig Baufirmen, zuwenig Bauarbeiter, zuwenig Baumaterial und noch nicht einmal genügend Architekten.

Daß gerade die Bewältigung dieser gigantischen Finanzmasse in kurzer Zeit ein hervorstechendes Kennzeichen des medizinisch-industriellen Komplexes ist, wird auch deutlich, wenn man sich einmal vorstellt, die Mittel würden für eine Ausgabe verwandt, die bislang als Synonym für öffentliche Großinvestitionen gilt: die Veranstaltung von Olympischen Spielen. Obwohl Olympische Spiele mitsamt ihrer einzurichtenden Infrastruktur aus Stadien, U-Bahnbauten und Autobahnzubringern zum Teuersten überhaupt zählen, so daß sogar hochentwickelte Industriestaaten davor zurückschrekken, können sie mit dem Gesundheitswesen hinsichtlich der Kosten bei weitem nicht konkurrieren. Würde man in der Bundesrepublik Deutschland das im medizinisch-industriellen Komplex verbrauchte Finanzvolumen auf Olympische Spiele verwenden, wäre dies rein technisch nur für kurze Zeit möglich. Zum einen müßte man alle zweieinhalb Tage eine neue Olympiade eröffnen. Zum anderen würden aber schon innerhalb eines Jahres die Veranstaltungsorte knapp. Delmenhorst und Butzbach hätten schon nach drei Monaten ihre Spiele gehabt, und spätestens im November wären dann selbst Orte wie Winsen an der Luhe Olympiastadt. Am Ende des Jahres hätte man noch mehr als 50 Milliarden Mark übrig – aber keinen Platz mehr, wo man noch ein Olympiastadion hinbauen könnte.

Man kann es drehen oder wenden, wie man will: Unser Gesundheitssystem verbraucht gigantische Ressourcen an Geld und Kapital, und jedes Jahr verschlingt es mehr. Der Anschubfonds für die Deutsche Einheit von 115 Milliarden Mark, unter dem die internationalen Finanzmärkte von Frankfurt über New York bis Tokio gestöhnt haben, hält in unserem Gesundheitswesen gerade dreieinhalb Monate vor – dann muß frisches Geld her.

Es verschwindet unter auffallend geringer Geräuschentwicklung in einer Art volkswirtschaftlichem Bermuda-Dreieck, in dem die pharmazeutische und technische Industrie den einen, die Krankenversicherungen den zweiten und die institutionalisierte Medizin den dritten Eckpunkt bilden.

Wir regen uns auf über Waffenexporte oder die Frage, ob in Frankfurt eine Startbahn West gebaut werden soll oder nicht. Die Auseinandersetzungen über die Lösung unseres Energieproblems haben in den blutigen Krawallen in Brokdorf, Wakkersdorf und Gorleben die Republik erschüttert. Wenn ein Wirtschaftsminister nur zehn Milliarden Mark an Subventionen pro Jahr streichen will, gehen im Ruhrgebiet und an den Küsten die Arbeiter auf die Straße. Aber während wir erbittert darüber streiten, ob wir uns den Jäger 90 oder einen forcierten Ausbau des Nahverkehrs leisten können, ist der medizinisch-industrielle Komplex, die Gesamtheit der am, in oder durch das Gesundheitswesen Verdienenden, zur absoluten Megabranche geworden, zu einem Interessenkonglomerat ganz neuer Größenordnung.

Die Rechnung in Marktanteilen hat er dabei längst hinter sich gelassen. Marktanteile sind ein Leistungsparameter für Konzerne alter Ordnung vom Schlage der Daimler-Benz AG. Sie ist zwar das größte Unternehmen in Deutschland und eins der zehn größten der Welt, nimmt sich zur Gesundheitsbranche aber immer noch aus wie ein bescheidener Kleinbetrieb. Daimler-Benz-Chef Edzard Reuter mißt seinen Erfolg in Marktanteilen, die sein Unternehmen gegen eine starke Konkurrenz verteidigen muß. Wenn der Marktanteil steigt, war es ein gutes Jahr. Wenn der Anteil fällt, war das Jahr schlecht.

Der medizinisch-industrielle Komplex bemißt seinen Erfolg an einer anderen, viel größeren Meßlatte – am Bruttosozialprodukt. Zuerst wird der Wert aller von der Volkswirtschaft produzierten Dienstleistungen und Güter ermittelt und addiert, und von dieser Summe beansprucht das Gesundheitswesen dann seinen Anteil. Er betrug 1988, je nach Rechenart, rund 13 Prozent und ist seitdem fortwährend weiter gestiegen. Der Konkurrenzvergleich entfällt ebenfalls: Der medizinisch-industrielle Komplex hat keine Konkurrenz.

Er ist bedeutender für die Volkswirtschaft als die Automobilindustrie, zukunftsträchtiger als die Rüstungstechnik, politisch sensibler als die Energiewirtschaft. Und gerade diesen drei Branchen hat er, von der enormen Größe abgesehen, auch noch eine andere Eigenschaft voraus: Der medizinisch-industrielle Komplex kennt bislang keine Krisen, wie sie jede Branche mindestens einmal in jeder Generation zu schmerzhaften Umstrukturierungen zwingt.

Jeder Industriezweig erlebt in zyklischen Abständen solche existentiellen Krisen, wenn Märkte an die Sättigungsgrenze kommen oder schrumpfen, wenn durch technologische Umwälzungen Produkte über Nacht ins Abseits geraten oder Produkte gesellschaftspolitisch nicht mehr konsensfähig sind. Einzig der Gesundheitsbetrieb ist eine Branche fern jeder Konjunktur: Er wächst und gedeiht ohne Unterlaß. In keinem Jahr seit 1950 ist bei den Gesundheitsausgaben der Zuwachs ausgeblieben, und nur ganz selten fiel er nicht größer aus als der Zuwachs des Bruttosozialprodukts. Rezessionen, die in anderen Industriebereichen mit Boomphasen abwechseln, hat das Gesundheitswesen noch nie erlebt.

Das phänomenale Wachstum des medizinisch-industriellen Komplexes hat ihn in eine Größenordnung hineinkatapultiert, in der er abseits aller Kostenrechnungen zu einem gesellschaftlichen Problem von jener Art geworden ist, wie sie nur in einer Überflußgesellschaft entstehen kann. Der Infarkt des öffentlichen Nahverkehrs oder der Umbau unserer postindustriellen Wirtschaft von der Ökonomie zur ökonomischen Ökologie sind weitere Beispiele für Megaprobleme, deren Kennzeichen für viele Beobachter zu sein scheint, daß sie mit den Mitteln der Politik allein nicht mehr lösbar sind. Gesundheit ist deshalb nicht nur eine große Branche, sondern auch eine faszinierende, mit der intensiver zu beschäftigen sich allemal lohnt.

Dieses Buch beschreibt den medizinisch-industriellen Komplex und die besonderen Bedingungen, die seine phänomenale Dynamik ausgelöst und zu seiner Größe geführt haben. Dabei sollen diesmal keine ethischen oder medizinischen, sondern ökonomische Gesichtspunkte im Vordergrund stehen.

Beginnen wir mit der Frage, die am Anfang und am Ende jeglicher Unternehmensanalyse steht – der Frage nach dem Produkt.

Das rätselhafte Produkt

Die Industriegeschichte der letzten hundert Jahre ist die Geschichte einzelner Produkte. Wann immer neue Industrien aus dem Nichts wachsen, steht dahinter ein Erzeugnis, das einer Idee Gestalt verliehen hat. Gemeinsames Kennzeichen dieser Ausnahmeerscheinungen der Warenwelt ist die Verdichtung von Bedürfnis, Funktion und Zeitgeist auf einen idealen Nenner. Die Coca-Cola-Flasche ist eine dieser archetypischen Konsum-Ikonen.

Alle großen Produkte verändern das Konsumentenverhalten und führen in der Summe von millionenfachen Einzelentscheidungen zur Veränderung der Industrielandschaft und Umlenkung von Kapitalströmen in volkswirtschaftlicher Größenordnung. Mit dem Ford »Model T« kam das Automobil auf den Wunschzettel des Durchschnittshaushalts, und als der Tüftler Stephen Jobs in einer Garage im kalifornischen Palo Alto den ersten Apple-Computer zusammengelötet hatte, begann das Informationszeitalter.

Nimmt man die volkswirtschaftlich relevanten Kenndaten, muß das, was der medizinisch-industrielle Komplex herstellt, nicht nur ein ganz besonderes Produkt sein, sondern sogar das erfolgreichste Produkt des 20. Jahrhunderts überhaupt. Zum einen gibt der Bundesbürger mehr Geld für Gesundheit aus als für irgendeinen anderen Zweck. Was immer die Trends der an Konsumwellen gewiß nicht armen siebziger oder der hedonistischen achtziger Jahre waren, ob Autos, Fernreisen, Möbel, Computer, CD-Plattenspieler oder Luxusküchen – die Ausgaben für Gesundheit stehen auf der

Prioritätenliste des Bundesbürgers ganz oben. Genaugenommen auf Platz zwei, denn noch mehr Geld zahlt der Bürger nur noch an den Fiskus in Form der direkten oder indirekten Steuern.

Mit ihnen wird aber nicht ein isolierter Bereich finanziert, sondern ein Konglomerat öffentlicher Aufgaben wie Verteidigung, Schule und Ausbildung, Straßenbau und öffentlicher Personennahverkehr – und eben auch »Gesundheit« in Form der Krankenhäuser oder Hochschulkliniken, deren Investitionskosten aus öffentlichen Haushalten bestritten werden. Der Unterschied ist, daß bei aller Anerkenntnis der Notwendigkeit dieser öffentlichen Aufgaben Steuern in höchstem Maße ungern bezahlt werden. Mit ihrer Festsetzung und Eintreibung ist ein Heer von Finanzbeamten und Steuerfahndern, mit ihrer Abwehr oder Minderung eine nicht minder stattliche Anzahl von Wirtschaftsprüfern und Steuerberatern befaßt. Über Steuererhöhungen stürzen Regierungen. Die Dienstleistungen des medizinisch-industriellen Komplexes werden jedoch täglich millionenfach bewußt und freiwillig in Anspruch genommen in Praxen, Kliniken und Apotheken. Und die Preise werden, gemessen an der imposanten Höhe der Gesamtausgaben, bislang nahezu klaglos bezahlt.

Die stürmische Nachfrage zeigt sich auch in einer Weise unempfindlich gegen Preissteigerungen, von der andere Branchen nur träumen können. Denn wenn das Benzin teurer wird, fahren die Leute weniger Auto, und wenn die Grundstücks- oder Baupreise oder die Zinsen steigen, wird der Häuslebau vertagt. Im Gesundheitswesen jedoch nimmt die Nachfrage stetig zu, auch wenn nicht nur die Preise, sondern der für Gesundheit aufgewendete Anteil des privaten verfügbaren Einkommens insgesamt steigt. Kein Familienvater verzichtet auf den Arztbesuch, selbst wenn er weiß, daß die Krankenkassenbeiträge im nächsten Jahr todsicher erhöht werden müssen.

So erklärt sich der für Kritiker des Gesundheitswesens gelegentlich überraschende Befund, daß der Anstieg der Gesundheitsausgaben nur zum Teil auf echter Preissteigerung beruht. Im Gegenteil: Der Preis vieler einzelner Gesundheitsleistungen steigt relativ langsamer als die Lebenshaltungskosten. So haben beispielsweise von 1970 bis 1988 die Erzeugerpreise für Autos um 119,6 Prozent, für Pharmazeutika aber nur um 86,7 Prozent zugenommen. Und die Reparaturkosten von Autos stiegen zwischen 1980 und 1985 um 29,5 Prozent, die ärztlichen Honorare mit 19 Prozent sehr viel weniger. Nur: Die Inspektionsintervalle unserer Autos sind immer länger und die Reparaturaufenthalte immer seltener geworden; die Inanspruchnahme von Serviceleistungen der Gesundheitsindustrie aber hat ständig und dramatisch zugenommen. Die »Kostenexplosion« ist also in Wirklichkeit eine »Mengenexplosion«.

Die enorme Nachfrage äußert sich ferner in einem ständig steigenden Verbrauch jener Güter, die in der Betriebswirtschaft Produktionsfaktoren heißen. Denn wenn wir Medikamente als Rohstoffe und die in Diagnostik und Therapie eingesetzten medizintechnischen Geräte als Produktionsanlagen zur Erzeugung des Gesundheitsprodukts definieren, müssen wir feststellen, daß der Verbrauch des einen und die Zahl der anderen außerordentlich zunehmen.

Bei den Medikamenten erreicht dieser Verbrauchsanstieg sogar furchterregende Ausmaße. 1989, dem Jahr, aus dem uns die aktuellsten Daten vorliegen, wurde in den alten Bundesländern die Rekordmenge von 20,2 Milliarden sogenannter Tagesdosen von Medikamenten verordnet. Unter Tagesdosis verstehen wir die Verordnung eines bestimmten Medikaments in der für einen Tag ausreichenden Dosis. Rechnet man das Gesamtvolumen um, kommen wir auf 369 Tagesdosen von Medikamenten pro Jahr für jeden Bewohner dieses Landes. An jedem Tag nimmt also jeder Bundesbürger statistisch ein Medikament ein.

Bei den medizintechnischen Geräten ergibt sich ein ähnliches Bild. Für die 170 000 klinisch tätigen Ärzte wurden im Jahre 1989 Gerätschaften im Wert von fast 2,1 Milliarden

Mark angeschafft. Zehn Jahre zuvor waren es weniger als die Hälfte gewesen. Der Anstieg kann nicht allein mit der technischen Verbesserung, sondern nur mit einem nachhaltigen Mengenwachstum begründet werden. Dabei wächst nicht nur der Maschinenpark, sondern auch die Nutzungsintensität gerade der High-Tech-Maschinen, was die Kosten noch schneller steigen läßt. So galt die Ultraschall-Diagnostik noch Ende der siebziger Jahre als Expertenthema für einen kleinen Kreis Forschung treibender Universitätskliniken. Als die Technik Serienreife erlangt hatte, mochte fortan kaum eine Praxis auf die Möglichkeiten der zwischen 20 000 und 250 000 Mark teuren Geräte verzichten. Seit Anfang der achtziger Jahre steigt in zehn verschiedenen medizinischen Disziplinen die Zahl der Ultraschalluntersuchungen von Jahr zu Jahr und hat sich in manchen Fächern wie der Gynäkologie in nur fünf Jahren verzwanzigfacht.

Es gibt keinen Zweifel: Nicht die Preissteigerungen sind in unserem Gesundheitswesen das entscheidende Problem. Es ist die enorme, scheinbar nicht zu bremsende Nachfrage. Obwohl das Produkt des Medizinbetriebs immer teurer wird, kriegen die Leute offenbar nicht genug davon.

Dies impliziert einige fast häretische Fragen an die Gesundheitspolitiker. Denn in ihren Wahlkampfreden gegen die »Kostenexplosion« wird das Bild einer Branche vermittelt, von der die Nation unter die Knute eines unerträglichen Kostenjochs gezwungen wird. Aber stimmt dieses Bild wirklich angesichts der täglichen Nachfrage von Millionen von Verbrauchern? Unser Gesundheitswesen braucht keine Knute, um irgend jemandem irgendwelche Kosten aufzuzwingen. Es ist vollauf damit beschäftigt, dem ständig zunehmenden Ansturm seiner Kunden Herr zu werden.

Denn eines ist ebenfalls sicher: Sosehr im medizinisch-industriellen Komplex die Produktion gesteigert wird – die Nachfrage wächst stets noch schneller. Und sosehr die Zahl der Produktionsanlagen, also der Kliniken und insbesondere der Praxen, auch steigt – es scheint immer noch nicht zu reichen. Hiervon kann sich jeder überzeugen, der an einem normalen Tag das Wartezimmer eines Orthopäden, Augenarztes oder Dermatologen in einer beliebigen Stadt besucht. Gerade bei den aufwendigen Standardoperationen der klinischen Medizin wie der Implantation von künstlichen Hüftgelenken oder Augenlinsen gibt es fast überall noch lange Wartelisten.

Der medizinisch-industrielle Komplex erzeugt also mit immer höherem Rohstoffverbrauch und immer schnellerer Taktzahl ein Produkt, das bei steigender Produktion paradoxerweise immer knapper zu werden scheint. Und da Preise immer steigen, wenn die Nachfrage das Angebot überwiegt, steigen auch in unserem Gesundheitswesen die Preise.

Dies impliziert die zweite Frage an die Gesundheitspolitik, in der immer »Beutelschneiderei« gerufen wird, wenn die Beitragssätze in der gesetzlichen Krankenversicherung wieder einmal angehoben werden: Welchen vernünftigen Grund für Preissenkungen sollte es eigentlich für eine Branche geben, die mit der Produktion kaum noch nachkommt?

Sehen wir den Dingen ins Auge: Die Kosten unseres Gesundheitswesens steigen vor allem deshalb, weil Millionen von Verbrauchern von dem, was der medizinisch-industrielle Komplex ihnen bietet, immer mehr haben wollen. Ob privater Konsum oder öffentliche Ausgaben, ob Eigenheimbau oder Verteidigung, CD-Plattenspieler oder Straßenbau – dieses Produkt schlägt alles.

Und an dieser Stelle endet die Parallele zu anderen großen Erfolgsstorys der modernen Industriegeschichte. Denn spätestens jetzt müßte die Frage lauten: Wie sieht dieses Produkt überhaupt aus? Wir wissen, wofür wir Geld ausgeben, wenn wir ein Business-Class-Ticket der Lufthansa für einen Flug von Frankfurt nach New York oder Athen erwerben. Und bevor jemand sich ein neues Auto gönnt, hat er sich Gedanken gemacht über die gewünschte PS-Zahl und die Farbe. Niemand kauft eine Katze im Sack – und wenn, dann höchstens einmal. Aber was genau kaufen wir mit jenen rund 13 Prozent unseres Bruttoeinkommens in der Gesetzlichen Krankenversicherung oder mit jenen 2000 bis 15 000 Mark, die wir jährlich an die private Krankenkasse überweisen?

Die Antwort ist kurz und nüchtern: Keiner weiß es. Es gibt keinerlei Produktbeschreibung oder Leistungsdefinition, kein Pflichtenheft und keine zusammenfassende Zielbestimmung unseres Gesundheitswesens. Ausgerechnet mit unserem erfolgreichsten und teuersten Produkt ist es so wie mit der Mannschaftsaufstellung vor dem Finale der Fußball-Weltmeisterschaft: 64 Millionen Leute haben genaue Vorstellungen, aber jeder hat eine andere.

An dieser Stelle werden in Vorträgen die Zuhörer immer unruhig und rufen »Gesundheit«. Ist Gesundheit etwa das, was der medizinisch-industrielle Komplex herstellt? Wohl kaum. Denn zum einen ist »Gesundheit« ein ausgesprochen schwammiger Begriff. Daran haben auch Bibliotheken von Büchern zu diesem Thema wenig geändert. Einig sind sich die Experten im wesentlichen nur darin, daß die untauglichste Definition von allen die der Weltgesundheitsorganisation WHO ist. Sie stellt sich Gesundheit nämlich als Zustand vollständigen körperlichen und seelischen Wohlbefindens vor und beschreibt damit ein Ideal, das im wirklichen Leben nicht vorkommt. Nähme man den Vorschlag ernst, wäre der Verliebte ebenso krank wie der nervöse Schuldner, ein Student mit Prüfungsangst ebenso wie jener, der sich über die Launen seines Chefs ärgert. Nach der Definition der WHO gehört der Weitsichtige genauso zu den Kranken wie der Zukurz-Gewachsene; und wahrscheinlich der Leser dieses Buches ebenso wie der Autor.

Warum die WHO in ihrem Szenario »Gesundheit 2000« den perfektionistischen Anspruch absoluter geistiger und körperlicher Mängelfreiheit auch noch als Gesundheitsdefinition für das nächste Jahrtausend fortschreibt, ist rätselhaft. Es bleibt unerfindlich, wieso eine Welthilfsorganisation, deren dringlichstes Problem die Verhinderung des Hungertodes von Aberhunderten Millionen Menschen sein sollte, den Ärmsten von Kalkutta mit einem Gesundheitsbegriff kommt, der selbst für den makrobiotischen Milliardär in seiner Beverly-Hills-Villa unerreichbar bleibt.

Aber das ist nur ein Teil der Schwierigkeiten, auf die man stößt, wenn man das Produkt des medizinisch-industriellen Komplexes mit »Gesundheit« gleichsetzt. Denn wenn »Gesundheit« wirklich das Produkt wäre, müßte ja mit zunehmendem Produktionsanstieg immer mehr Gesundheit erzeugt, die Bevölkerung also immer gesünder werden. Und müßte es nicht spätestens, wenn alle gesund sind, zu einer Überproduktion des teuren Gutes kommen? Und müßten dann nicht die Preise sinken? Müßte dann nicht irgendwann der Gesundheitsmarkt gesättigt sein?

Leider wieder Fehlanzeige: Mit zunehmendem Wachstum der Gesundheitsindustrie wird ihre Kundschaft mitnichten gesünder – im Gegenteil, die Zahl der Patienten und Behandlungsfälle steigt von Jahr zu Jahr. Zwischen 1960 und 1985 hat sich die Zahl der Krankenhauseinweisungen in der Bundesrepublik Deutschland in absoluten Zahlen fast verdoppelt. Umgerechnet auf je 10 000 Einwohner beträgt der Anstieg immer noch 50 Prozent.

In allen epidemiologischen Studien läßt sich, wenn überhaupt, nur ein Anstieg, nicht ein Absinken der Krankheitshäufigkeit der Gesamtbevölkerung feststellen. Nie war der Krankenstand in unseren Betrieben größer, noch nie wurde in unseren Kliniken soviel operiert, noch nie gab es einen solchen Anstieg des internationalen Medizintourismus, mit dessen Hilfe Bundesbürger die langen Wartelisten unserer Kliniken zu schlagen versuchen. Und die Zahngesundheit in der Bundesrepublik ist ein so finsteres Kapitel, daß es wohl nicht mehr lange dauern kann, bis der Gesundheitsminister von Kenia in Bonn erscheint, um uns Entwicklungshilfe anzubieten. In Kenia sind die Zähne nämlich besser.

Nein, »Gesundheit« kann sicher nicht das Produkt sein, mit dem unsere Gesundheitsindustrie solche Markterfolge zu erringen vermag. Aber was dann? Versuchen wir es einmal mit einer etwas einfacheren Definition: Der medizinisch-industrielle Komplex stellt zwar keine Gesundheit her, aber er ist zuständig für die Erkennung und Beseitigung oder jedenfalls Behandlung von Krankheiten. Er wäre dann also eine Art volksgesundheitliches Wartungsunternehmen, und unsere Krankenkassenbeiträge Gebühren für den Wartungsvertrag.

Wir kennen solche Wartungsverträge. Sie sind bei allen Arten von komplizierten oder störanfälligen Maschinen üblich: bei Computern und Kopierern, Flugzeugen, Klima- oder Aufzugsanlagen. Aber mit dieser Definition erleiden wir auf noch vertracktere Art und Weise argumentativen Schiffbruch.

Denn je erfolgreicher unser Gesundheitssystem Krankheiten erkennt und therapiert, desto älter werden die Leute mitsamt ihren vielen kleinen oder größeren Zipperlein und Gebrechen. Und davon, daß die Krankheitslast der Bevölkerung steigt, je effizienter das Wartungssystem funktioniert, war im vorherigen Kapitel schon als »Fortschrittsfalle der Medizin« die Rede: Der Diabetiker, der um die Jahrhundertwende vor Erreichen des 30. Lebensjahres gestorben wäre, hat heute eine fast normale Lebenserwartung. Das heißt aber auch, daß er seinen Diabetes, der eine schlimme Krankheit auch dann bleibt, wenn er nicht mehr tödlich ist, 50 Jahre länger erleiden muß.

Die Beobachtung, daß die Hochleistungsmedizin ihre Kranken aus dem Reservoir derjenigen rekrutiert, die früher unweigerlich gestorben wären, wird am augenfälligsten am Beispiel der extrem Kranken: bei manchen Frühgeborenen beispielsweise, die, behaftet mit schweren körperlichen und geistigen Schäden, unter höchstem Aufwand von der 24. Lebenswoche an behandelt und als Schwerbehinderte aus der Klinik entlassen werden. Hier bekämpft und heilt unser Gesundheitssystem keine Krankheiten, sondern es stellt sie sozusagen überhaupt erst her.

Nein, als »Wartungsdienstleistung« kann man das Produkt des medizinisch-industriellen Komplexes gewiß nicht definieren, denn die Aufgabe eines Wartungsdienstes ist die Beseitigung von Störungen, nicht aber deren planmäßige Erzeugung und Kultivierung. In diesem Sinne ist der medizinisch-industrielle Komplex vielmehr eine Art volkswirtschaftliches Perpetuum mobile, das den Markt paradoxerweise durch steigende Produktion nicht sättigt, sondern im Gegenteil immer mehr vergrößert.

Eine andere, im Sozialismus gängige Definition sieht das Gesundheitssystem als Reparaturbetrieb der Produktivkräfte der Bevölkerung und berechnet die volkswirtschaftlichen Effekte der Verhinderung von krankheitsbedingten Produktionsausfällen. Aber wenn man diese Definition zugrunde legt, würde sich das gesamte System als katastrophal ineffizient erweisen: Schon jetzt bewegt sich der Krankenstand in deutschen Unternehmen auf internationalem Spitzenniveau. Die Bundesbürger sind, wie »Der Spiegel« in einer Titelgeschichte anmerkte, »ein Volk von Blaumachern geworden«. Die Sicherung der Produktivkraft unserer werktätigen Bevölkerung kann das Produkt des medizinisch-industriellen Komplexes offenbar auch nicht sein.

Man wird wohl oder übel einer unangenehmen Tatsache ins Auge blicken müssen: Wir können alle möglichen Parameter des medizinisch-industriellen Komplexes erfassen, seinen Verbrauch an Rohstoffen, die Zahl seiner Mitarbeiter oder die Höhe seines Umsatzes und dessen, was er darauf an Steuern bezahlt. Aber das Produkt selbst können wir nicht beschreiben.

Daraus lassen sich die ersten drei gesundheitsökonomischen Merksätze dieses Buches formulieren. Da der Autor Mediziner ist und wie alle Mediziner davon träumt, wenigstens einer Krankheit seinen Namen zu geben, nennt er sie, einem Anflug von Eitelkeit nachgebend, die »Biermannschen Paradoxa«:

1. *Der medizinisch-industrielle Komplex stellt das erfolgreichste Produkt des Jahrhunderts her. Keiner weiß genau, wie es aussieht.*
2. *Sowohl Produktion als auch Nachfrage nehmen fortlaufend zu.*
3. *Da die Nachfrage schneller steigt als die Produktion, werden die Preise auch in Zukunft steigen.*

Eine ähnliche Situation, in der große Summen kollektiv in eine Art Black box investiert werden, ohne daß man genau weiß, wofür, findet sich ansonsten nur noch bei der staatlichen Alimentation unserer Kirchen durch die Kirchensteuer. Für unsere Kirchensteuergelder werden zwar Paare getraut, Kinder getauft, Verblichene bestattet oder Enzykliken erlassen – nur über den Nutzen können wir zumindest aus ökonomischem Blickwinkel keine Aussagen machen. Er bleibt eher noch unklarer als bei unserem Gesundheitsbetrieb. Für Marketingexperten ergibt sich daraus die interessante Erkenntnis, daß sich manche Dienstleistungen sehr gut selbst dann vermarkten lassen, wenn über ihre Beschaffenheit weitestgehende Unklarheit herrscht.

Der Mangel an einer allgemeinen und konsensfähigen Zielorientierung ist der erste schwere Fehler unseres Gesundheitssystems. Denn die Frage nach dem Produkt ist ja keineswegs nur Zeitvertreib für Theoretiker. Wenn man sich über Kosten unterhält, muß man auch wissen, was man dafür erwartet. Sonst geht es einem wie dem Bauherrn, der seinem Architekten ein fröhliches »Nun machen Sie mal!« zuruft und sich hinterher über die Rechnungen wundert. Kostendiskussionen sind ohne Zielbestimmungen überhaupt nicht führbar. Und diese Zielbestimmung braucht vor allem derjenige, der die Rechnungen zahlt. Der Leistungserbringer kommt zur Not auch ohne aus.

Denn es ist ja nicht so, daß die vielköpfige Schar der Arbeiter im Weinberg der Volksgesundheit sich auf die faule Haut legen würde, nur weil es keine Zieldefinition im Gesundheitswesen gäbe. Vielmehr wird die begriffliche Lücke tagtäglich von allen Anbietern von Gesundheitsleistungen nach Kräften gefüllt. Jeder hat allerdings seine eigene Vorstellung von einem optimalen Gesundheitsprodukt, und jeder hat eine andere: Für den Radiologen sind es die Bilder mit der höchstmöglichen Auflösung, für den Gastroenterologen ist es die Sonographie des Magen-Darm-Traktes, für den Endokrinologen der hochdifferenzierte Laborstatus. Der Zahnarzt ist davon überzeugt, daß neue Jacketkronen das sind, was der Patient am dringendsten braucht, der Orthopäde schwört auf Fangobäder und Massagen, und schließlich hat auch der Apotheker seinen ganz speziellen Pharma-Tip. Alle diagnostizieren, kurieren und therapieren auf Teufel komm raus, aber niemand ordnet all die vortrefflichen Handreichungen zu einem stimmigen Ganzen.

Der medizinisch-industrielle Komplex ist wie eine Firma, in dem es nur Lieferanten, aber keinen Boß gibt. Alle sind um fortwährende Verbesserungen bemüht und liefern, was das Zeug hält, aber niemand sorgt dafür, daß die Griffe zum Gehäuse und die Rollen zum Gestell passen oder die Deckel aus Weißblech gepreßt werden, obwohl der Lieferant sie am liebsten aus Platin macht.

Dies wäre in einem ganz normalen Betrieb die Aufgabe des Unternehmers. Er weiß um die Vorzüge und Nachteile der Komponenten seines Produkts; er kennt die Stärken und Schwächen seiner Lieferanten; vor allen Dingen muß er alle Einzelfaktoren unter einen Kosten-Hut bringen, denn sonst geht er mitsamt Produkt und Lieferanten selber baden. Deshalb unterziehen Automobilhersteller ihre Lieferanten einem gnadenlosen Wettbewerb, und bei den Preisrunden um die Stückkosten geht es in nächtelangen Sitzungen um Bruchteile von Pfennigen. Bei diesen Verhandlungen sind alle erbitterte Kontrahenten und sitzen doch im selben Boot. Denn schließlich weiß der Zulieferer, daß sein Kunde selbst nur dadurch überleben kann, daß er ihn nach Kräften drückt. Manchem Hersteller gelingen unter diesen ungemütlichen Bedingungen erfreuliche Überraschungen: Der neue Ford Fiesta ist das erste deutsche Kompaktauto, das gegenüber seinem Vorgänger billiger geworden ist – bei weitaus besserer Technik.

Und an dieser Stelle wird wiederum eine Schlußfolgerung für die Gesundheitspolitik fällig, unangenehm wahrscheinlich auch sie. Denn jeder Gesundheitspolitiker sucht fortwährend nach dem *einen* Buhmann, der für die Malaise unseres Gesundheitswesens verantwortlich ist, nach dem Generalverantwortlichen für all die unerklärlichen Kostensprünge. Jedes Jahr beginnt das gleiche absurde Theater, und jedes Jahr wird der Schwarze Peter aufs neue hin und her geschoben – von den Versicherungen zu den Ärzten, von den Ärzten zur Pharmaindustrie, von den Pharmafirmen zu den Krankenhäusern und von allen auf den Gesundheitsminister.

Mit dem Buhmann ist es allerdings wie mit der Produktbeschreibung: Es gibt ihn überhaupt nicht. Das Problem unseres Gesundheitswesens ist nicht irgendein ominöser Schurke, der von jeder Rechnung zehn Prozent kassiert. Das Problem ist vielmehr, daß er nötig wäre, aber bitter fehlt. Gäbe es ihn, hieße er vermutlich Ludwig Erhard oder Max Grundig, und wir würden nur die Hälfte an Versicherungsbeiträgen zahlen, brauchten in keinem Wartezimmer mehr zu warten und bekämen zu Neujahr von unserem Zahnarzt auch noch eine Flasche Champagner mit dem Aufdruck »Immer für Sie da!«.

Die, wie es in der Sprache der Sozialpolitiker heißt, »anbieterseitige Leistungsbestimmung« ist der zweite schwere Fehler unseres Gesundheitssystems. Sie ist gleichzeitig eine der stärksten Triebfedern für das unbeherrschbare Wachstum des medizinisch-industriellen Komplexes. Da alle Teilnehmer am Gesundheitsmarkt die Optimierung ihres Teilnutzens betreiben, ohne daß ihr Wirken im Sinne eines Gesamtnutzens koordiniert würde, expandiert die Branche in einen nahezu schrankenlosen Raum, dessen theoretische Grenze erst erreicht wäre, wenn die Gesundheitsausgaben sich der Größenordnung des Bruttosozialproduktes angenähert hätten.

Unter diesen Marktbedingungen wird auch verständlich, warum eine Grundfunktion jeglichen Austausches von Gütern oder Leistungen im Gesundheitswesen zu einem großen Problem wird: die Qualitätskontrolle.

Qualitätskontrolle ist das, was Kunden in einem normalen Markt nebenbei erledigen. Der Käufer eines Fernsehers erwartet ein scharfes Bild und kein weißes Rauschen auf dem Bildschirm. Wer als Tourist statt im gebuchten Vier-Sterne-Hotel auf einer Baustelle mit 108 Dezibel Dauerlautstärke landet, ruft erst sein Reisebüro und dann die »Bild«-Zeitung an. Auf diese Art und Weise wird täglich millionenfach an allen Orten Qualität kontrolliert, häufig öffentlich: Pannenanfällige Autos erhalten die »Silberne Zitrone« des ADAC, miserable Nobelrestaurants verlieren Michelin-Sterne, Waschmaschinen, die zuviel Strom verbrauchen, werden von der Stiftung Warentest, schlechte Bücher vom Feuilleton der »FAZ« verrissen. Und weil dies so ist, investieren anspruchsvolle Hersteller mittlerweile fast ein Viertel der Produktionskosten in die Qualitätskontrolle. Sie wissen um den Wert des Markennamens.

Ausgerechnet in der Medizin aber, wo es nicht um die einwandfreie Funktion von Kaffeemühlen, sondern um Menschenleben geht, wird aus der Qualitätssicherung ein scheinbar unlösbares Problem. »Qualitätssicherung« gehört für viele Ärzte zu jenen Reizvokabeln, deren Erwähnung unweigerlich eine Debatte mit emotionaler Überlast nach sich zieht. Das hat Tradition: Als der Pionier der Qualitätssicherung, der Bostoner Chirurg Dr. Ernest Codman, im Jahre 1910 damit begann, die Qualität seiner eigenen Arbeit zu prüfen und Standards für die operative Tätigkeit zu entwickeln, machte er sich in kurzer Zeit so viele Feinde, daß er seinen Job im Massachusetts General Hospital verlor.

Daran hat sich bis heute wenig geändert. Zu einem Zeitpunkt, da Qualitätssicherung in vielen Industriebereichen zu einer entscheidenden Aufgabe der Unternehmensführung geworden ist, sperren sich viele Ärzte – namentlich aus den chirurgischen Fächern – mit Händen und Füßen gegen die Einführung von Kontrollroutinen. Die einen verweisen auf die Ausbildungsbedürfnisse der jüngeren Kollegen, die man nur durch »learning by doing« befriedigen könne, die anderen auf die Komplexität ärztlicher Handlungs- und Entscheidungsprobleme, die keine standardisierten und damit nachprüfbaren Lösungswege zulasse. Das ist richtig; aber auch der Brückenbauer findet auf jeder Baustelle andere Verhältnisse vor. Und der Anwalt weiß, daß es bei aller Verschiedenheit der Fälle vor allem darauf ankommt, möglichst viele zu gewinnen.

In den USA wird die Problematik klinischer Qualitätssicherung seit einigen Jahren mit Hochdruck untersucht. So ist das Budget der amerikanischen Regierung für Arbeiten zum Kosten-Nutzen-Verhältnis medizinischer Behandlungen von zwei Millionen Dollar im Jahre 1988 innerhalb von zwei Jahren auf 30 Millionen Dollar 1990 gestiegen. Der Tenor der Ergebnisse dieser Untersuchungen könnte auch von Radio Eriwan stammen: Qualitätskontrolle in der Medizin ist grundsätzlich möglich. Aber gerade durch sie verteuert sich die Leistung, deren Qualität und Preisleistungsverhältnis sie messen soll, noch einmal mit einem enormen Kostensprung.

Denn wenn man die Qualität prüft, mit der ein chirurgischer Eingriff durchgeführt wird, sagt dies noch nichts aus über die Frage, ob dieser Eingriff generell überhaupt notwendig war oder ob er zu diesem Zeitpunkt hätte durchgeführt werden müssen. Diese Frage berührt nicht nur die Kostenseite, sondern auch die Qualität, denn ein unnötiger Eingriff stellt selbst dann eine Beschädigung dar, wenn er auf höchstem Standard ausgeführt worden ist.

Eine Methode, die die Fülle der zu berücksichtigenden Variablen auf einen Nenner bringt, wurde von dem Gesundheitsökonomen Alan Maynard von der englischen York University entwickelt und mißt den Erfolg von ärztlichen Maßnahmen in »quality adjusted life-years (QUALYs)«, also in gewonnenen Lebensjahren bestimmter Qualität. Ein Lebensjahr im Rollstuhl zählt dabei weniger als eines zu Fuß; wenn jemand sich selbst ernähren und kleiden kann, ist dies mehr wert als ein Jahr in Abhängigkeit von Pflege. Rechnet man dann die Kosten für jedes QUALY-Jahr zusammen, werden dramatische Unterschiede im Kosten-Nutzen-Verhältnis mancher Eingriffe deutlich, zeigt sich, welche High-Tech-Operationen sinnvoll sind und welche nicht.

So kostet jedes Lebensjahr, das man dem niereninsuffizienten Patienten durch Anschluß an die Heimdialyse ermöglicht, nahezu 70 000 Mark. Wählt man statt dessen die Nierentransplantation, werden mit ca. 13 000 Mark pro gewonnenes Lebensjahr nur ein Fünftel der Kosten fällig. Nach Meinung der meisten Patienten und auch vieler Ärzte ist es aber gerade umgekehrt: Da ist die Heimdialyse das preiswerte Verfahren und die Transplantation Ausdruck unbezahlbarer Hochleistungsmedizin.

Nach einer vielbeachteten Studie der Rand Corporation in Santa Monica ist nur die Hälfte aller Bypass-Operationen des Herzens wirklich sinnvoll. Die Studie bestätigt ihrerseits eine Veröffentlichung der amerikanischen Veterans Administration aus dem Jahre 1977, nach der die Koronarchirurgie am Herzen nur bei ganz bestimmten Erkrankungen der linken Herzhälfte und ihrer Arterien die Lebenserwartung überhaupt verlängere. Ein solches Jahr der Lebensverlängerung kostet rund 6000 Mark. Dies macht aber wiederum nur ein Viertel jener Kosten aus, die für ein Jahr zusätzlicher Lebenserwartung fällig werden, wenn man diese durch Herztransplantation verlängern will (ca. 24 000 Mark). Unbestritten ist immerhin, daß eine arterielle Bypass-Operation die Pein der Angina pectoris zu mildern in der Lage ist und damit zwar nicht das Leben verlängert, aber seine Qualität verbessert.

Auch bei anderen Standardoperationen wird zunehmend die Frage nach dem wirklichen Wert aufgeworfen – zumindest bei denjenigen, die die Rechnungen bezahlen müssen.

Die Prostatektomie beispielsweise, die Ausschälung der vergrößerten Vorsteherdrüse des Mannes also, kostet die amerikanische Medicare-Organisation in manchen Jahren bis zu vier Milliarden Dollar. Der Mediziner John Wennberg vom englischen Dartmouth College of Medicine wies anhand einer Analyse von Hunderten von Fällen nach, daß der Eingriff wesentlich komplikationsträchtiger sei und weniger zur Lebensverlängerung beitrage, als von den meisten Urologen gemeinhin angenommen wird. Gegenwärtig wird von einigen Zentren versucht, die Prostata statt durch operative Ausschälung durch Mikrowellen-Erhitzung zu verkleinern. Während einige Urologen enthusiastisch sind, weisen andere darauf hin, der Eingriff bringe nur vorübergehende Linderung und verursache Kosten, ohne das zugrundeliegende Problem zu lösen. Die Kosten-Nutzen-Diskussion als wichtiger Bestandteil der Qualitätssicherung scheint somit, wenn auch ganz langsam, selbst im Heldenfach der Medizin doch noch in Gang zu kommen.

Die Art allerdings, wie Qualitätssicherung üblicherweise vonstatten geht, ist für unser an Paradoxien reiches Gesundheitssystem eine nachgerade typische Kapriole. Im Mittelpunkt steht nämlich in der Regel die sogenannte »Second Opinion«, also die zweite Meinung eines anderen Spezialisten desselben Fachgebiets. Das bedeutet in der Praxis aber nichts anderes, als daß der diagnostische Aufwand in wesentlichen Teilen zweimal betrieben werden muß, sich also annähernd verdoppelt. Geklärt wird häufig gar nichts, denn wenn die Meinungen einander widersprechen, sieht sich der Patient nur in seinen Zweifeln bestärkt, hinsichtlich der Entscheidung ist er nicht weitergekommen. Da beide Meinungen, egal ob in der privaten oder gesetzlichen Krankenversicherung, einzeln abgerechnet und bezahlt werden müssen, dürfte Medizin der einzige Dienstleistungssektor sein, in dem der Kunde für die Qualitätsprüfung auch noch extra bezahlen muß. Das ist in etwa so, als buchte man gleich zwei Hotelzimmer in der Hoffnung, daß zumindest in einem die Dusche funktioniert.

Hinsichtlich der ärztlichen Ausbildung wirft dies Verfahren überdies die Frage auf, warum wir unsere Ärzte über ein flaschenhalsähnliches Numerus-clausus-System rekrutieren, mehr als 300 000 Mark in ihre Ausbildung investieren, nur um dann jede einzelne ihrer Entscheidungen in Zweifel zu ziehen.

Da die Bundesrepublik Deutschland ein Exportland ist, soll abschließend noch ein internationaler Vergleich unseres Gesundheitsprodukts gewagt werden. Er fällt bitter aus: Was immer in so vielen einzelnen Teilbereichen des medizinisch-industriellen Komplexes unter dem Gütesiegel »Made in Germany« weltweit als führend gilt, das Gesamtprodukt unserer Gesundheitsindustrie ginge auf dem Weltmarkt kläglich unter. Denn nimmt man, wie Wolfram Engels gezeigt hat, den Krankenstand und die Lebenserwartung zum Maßstab, ergibt sich ein deprimierendes Bild. Beim Krankenstand hält die Bundesrepublik einen Spitzenplatz im internationalen Vergleich entwickelter Länder, bei der Lebenserwartung rangiert sie mit durchschnittlich 73,8 Jahren an letzter Stelle. Die Japaner, so Engels weiter, geben nur gut sechs Prozent ihres Volkseinkommens für Gesundheit aus, wir aber fast ein Fünftel. Dennoch leben die Japaner durchschnittlich 77,7 Jahre, also fast vier Jahre länger als wir. Der Krankenstand japanischer Betriebe schließlich liegt unter einem Prozent. Daran kann weder eine robustere Rasse noch eine gesündere Lebensweise schuld sein: Noch 1960 lag die mittlere Lebenserwartung bei 67,8 Jahren und damit deutlich unter unserer. Selbst das vorbildliche, marktwirtschaftlich orientierte Gesundheitswesen der Schweiz ist nur halb so teuer wie unseres, leistet aber mehr. Deprimierendes Fazit des Professors: »Gemessen an Japan und der Schweiz ist die Hälfte unserer Gesundheitskosten verschwendet.«

Kein Zweifel: Mit dem Exportartikel Gesundheit brauchte das Land, das über viele Jahre Exportweltmeister war, auf dem Weltmarkt wohl erst gar nicht anzutreten.

Illusion des Wettbewerbs

Ludwig Erhard wird das Bonmot zugeschrieben, nach dem man für die Marktwirtschaft genau wie für die Liebe nur zwei Leute, aber keinen Staat brauche. Zwei Leute einigen sich nämlich auf den Preis, der sich wiederum von allein verändert, sobald ein dritter auf der Bildfläche auftaucht. Tritt der dritte als Anbieter auf, sinkt der Preis, schlägt er sich auf die Seite der Nachfrage, steigt er. Der Preis markiert idealerweise genau die Untergrenze des vom Anbieter gerade noch Akzeptierten und die Obergrenze der vom Käufer gerade noch hinnehmbaren Kostenvorstellung. Er funktioniert als Indikator für das Verhältnis von Angebot und Nachfrage, und zum freien Spiel der Kräfte zählt deshalb auch die stete Veränderung des Preises.

Setzt man ihn von Amts wegen fest, verliert der Markt seinen wichtigsten Orientierungspunkt. Es kommt dann abwechselnd zu Unterproduktion oder Überschüssen. Dies gilt übrigens nicht nur für sozialistische Länder, in denen es nach Wolfram Engels »Badeanzüge immer nur im Winter gab«, sondern auch für unser durch Milliarden-Subventionen pervertiertes europäisches Agrarsystem: Wenn der Staat einen Festpreis garantiert, lohnt sich der Anbau und die Kultivierung von 10 000 Tonnen Tomaten selbst dann, wenn man sie direkt nach der Ernte ins Mittelmeer kippt. Dies ist ein Beispiel für künstlich hochgehaltene Preise. Beim deutschen Steinkohlenbergbau läuft es andersherum: Da werden die Preise künstlich niedrig gehalten. Kauft man eine Tonne Kohle auf dem Weltmarkt, zahlt man 75 Mark; läßt man sie auf einer deutschen Zeche fördern, muß man mit 225 Mark das Dreifache dafür hinlegen. Damit nun kein betriebswirtschaftlicher Schlaumeier auf die Idee kommt, seine Kohle in Korea zu kaufen, wird der Preis mit Steuergeldern heruntersubventioniert. Dies ist so teuer, daß der Bezug der Steinkohle zu Weltmarktpreisen selbst dann noch ein tolles Geschäft wäre, wenn man obendrein alle deutschen Kumpel mit Lohnfortzahlung und Vollpension auf die Bahamas schicken würde – nur um sie daran zu hindern, weiterhin die teuerste Kohle der Welt auszugraben. Noch besser wäre das Geschäft, wenn man die Airbus-Mechaniker gleich hinterherschickte, damit sie mit dem Unsinn aufhören, die von ihnen gebauten Flugzeuge auch noch verkaufen zu wollen. Der Airbus ist nämlich insofern eine Art fliegender Kohlenzeche, als sich mit jedem ausgelieferten Stück der Verlust vergrößert. Dies sind nur drei Beispiele für die verhängnisvolle Wirkung staatlicher Eingriffe in den freien Markt.

Für dessen Funktion von ausschlaggebender Wichtigkeit ist dabei immer der Wettbewerb, der vermeidet, daß eine Seite ihre Vorstellungen einseitig zu Lasten der anderen durchsetzen kann. Grundsätzlich gilt weiterhin, daß im Verhältnis von Angebot und Nachfrage immer die proportional kleinere Gruppe die besseren Karten hat. Wenn sich auf dem Teppichmarkt in Peshawar mehr Teppichhändler einfinden als Teppichkäufer, werden Teppiche billiger. Und da derzeit mehr Leute Grundstücke in Berlin kaufen wollen, als verfügbar sind, explodieren dort die Grundstückspreise.

Das Wettbewerbsprinzip stellt als ein System der »checks and balances« sozusagen das wirtschaftliche Spiegelbild dar zur parlamentarischen Demokratie mit ihrem Wechselspiel von Regierung und Opposition. Es steht deshalb unter besonderem ordnungspolitischem Schutz, der in marktwirtschaftlich orientierten Systemen mittels einer Kartellbehörde durchgesetzt wird. Das Kartellamt soll verhindern, daß sich alle Anbieter oder alle Käufer zum Zweck gemeinsamer Absprachen über Preise, Leistungen oder Bedingungen organisieren und dadurch den Wettbewerb ausschalten. Die Bildung solcher Kartelle wird von Amts wegen verfolgt und mit hohen Strafen sanktioniert.

Betrachtet man unser Gesundheitssystem, so stößt man auf Verblüffendes: Wohin man blickt, herrscht wütender Wettbewerb – und trotzdem wird alles immerzu teurer. Und obwohl überall Wettbewerb stattfindet, scheint der Preis keine nennenswerte Rolle zu spielen (wenn man davon absieht, daß er ständig steigt). Wettbewerb herrscht unter niedergelassenen Ärzten, die sich in Marketingkursen gegen die ständig zunehmende Konkurrenz zu wappnen suchen. Medizinische Disziplinen konkurrieren untereinander um das Exklusivrecht der Erbringung bestimmter Leistungen. Die Streitfrage, ob ein Internist kompliziertere Röntgenaufnahmen selbst oder nur mit einem Radiologen machen darf, ist dafür ein aktuelles Beispiel.

Auch die Krankenversicherungsunternehmen stehen untereinander in heftigstem Wettbewerb und investieren dreistellige Millionenbeträge in die Werbung um neue Mitglieder. Die Versicherungsindustrie als Ganzes führt einen heftigen Abwehrkampf gegen die zunehmende Neigung großer Arbeitgeber, eigene Betriebskrankenkassen zu gründen, um Beiträge für ihre Mitarbeiter einzusparen.

Die Pharmaindustrie schließlich leistet sich einen so massiven Wettbewerb, daß die Aufwendungen für Werbung und Marketing besonders in kleineren Firmen bis zu einem Viertel des Umsatzes ausmachen und die Ausgaben für Forschung und Entwicklung um das Vier- bis Fünffache übersteigen. Dieser Wettbewerb hat im Zuge der Auseinandersetzungen mit Herstellern von Generika an Schärfe noch zugenommen. Ausdruck des Wettbewerbs von Pharmafirmen untereinander ist die Tatsache, daß mittlerweile auf fünf Kassenärzte ein Pharmareferent (also Außendienstmitarbeiter einer Pharmafirma) kommt und die Gesamtindustrie mit einem (für das Jahr 1991 geschätzten) Werbeaufwand von fünf Milliarden Mark mittlerweile größter Kunde der Werbeindustrie ist.

Dennoch steigen die Aufwendungen für das Gesundheitssystem unaufhörlich. Es scheint, als ob der Wettbewerb, der in allen anderen Märkten zu Preissenkungen führt, im Gesundheitssystem genau das Gegenteil bewirkt. Es gilt hier das vierte Biermannsche Paradoxon:

> *4. Obwohl in allen Teilbereichen des medizinisch-industriellen Komplexes intensiver Wettbewerb herrscht, steigen die Gesamtausgaben ständig.*

Sieht man genauer hin, so entdeckt man, daß die eingangs als so wichtig beschriebene Leitfunktion im Gesundheitsmarkt auf geheimnisvolle Weise unter die Räder gekommen ist: der Preis. Denn wenn sie es auch alle anders anstellen, auf den verschiedensten Wegen erreichen doch alle Teilnehmer an diesem merkwürdigen Markt übereinstimmend ein gemeinsames Ziel: nämlich sich darum zu drücken, in ganz normaler Art und Weise einen Preis zu bilden – durch Angebot und Nachfrage.

Es fängt schon an bei der Urquelle, aus der die Finanzmittel des medizinisch-industriellen Komplexes sprudeln, bei den Krankenversicherungsbeträgen. Sie werden den etwa 60 Millionen Beitragszahlern in der Bundesrepublik (davon 53 Millionen in den alten Bundesländern) monatlich vom Gehalt abgezogen. Die meisten Arbeitnehmer sind sich über die Höhe ihres Beitrags gar nicht im klaren, zumal es keinen Einheitspreis gibt, sondern die Beiträge der Gesetzlichen Krankenversicherung prozentual vom Bruttolohn abhängen. Dies ist eine der großen Ideen der sozialen Absicherung. Daß prinzipiell aber jeder für annähernd gleiche Leistung in der Krankenversicherung in Abhängigkeit von seinem Arbeitseinkommen einen unterschiedlichen Beitrag zahlt, trägt natürlich kaum zu einem ausgeprägten Preisbewußtsein bei den Versicherten bei. So kommt es, daß den meisten Versicherten gar nicht klar wird, wie sehr sich ihr Versicherungsschutz selbst dann verteuert, wenn sich der Beitragsprozentsatz gar nicht ändert.

So betrugen die Mehreinnahmen der allgemeinen Krankenversicherung im Jahre 1986 gegenüber 1985 stattliche 3,6 Milliarden Mark allein dadurch, daß die Grundlohnsumme in der Bundesrepublik gestiegen war. Obwohl kaum ein Beitragszahler die Veränderung bemerkt hatte, war der Gesamtpreis um einen Betrag gestiegen, mit dem man eintausend Schulen hätte bauen können. Von vielen Ökonomen wird deshalb vorgeschlagen, die Krankenkassenbeiträge mitsamt der vom Arbeitgeber zu tragenden Hälfte als Bruttolohn auszuweisen und dem Arbeitnehmer auszuzahlen, der sie dann an seine Kasse weiterzureichen hätte. Er würde sich so vermutlich der Höhe seiner Aufwendungen bewußt. Rätselhafterweise sind diese Bestrebungen nicht nur bei Arbeitgebern und Versicherungen, sondern auch bei Arbeitnehmern unpopulär.

Was die privaten Krankenversicherungen anbelangt, so tun sie ihr Bestes, um Tarifstrukturen so weit wie möglich zu vernebeln. Ein Heer von Versicherungsvertretern, namentlich die in feinstem Assekuranzdeutsch »Strukturvertriebe« genannten Drückerkolonnen, darf darauf vertrauen, daß ihre Kunden so gut wie keine Vergleichsmöglichkeiten haben. Versicherungstarife in Deutschland sind ein dschungelartiges Dickicht der verschiedensten Leistungspakete, Rabattausschüttungen und unterschiedlicher Beitragsberechnungen. Der Preisvergleich wird systematisch erschwert. Will der Kunde partout ermitteln, welche private Krankenversicherung ihm unter seinen individuellen Bedingungen das beste Preis-Leistungs-Verhältnis bietet, muß er einen der wenigen wirklich unabhängigen Versicherungsmakler beauftragen. Die wenigsten Beitragszahler machen von dieser mühsamen Möglichkeit Gebrauch.

Von seinem Arzt erhält der Patient ein Rezept, auf dem zwar Name, Darreichungsform und Menge des verordneten

Medikaments, aber kein Preis steht. Den muß er dann schon beim Apotheker erfragen – braucht er aber auch nicht, weil er sein Medikament ja auch so erhält. Die Kosten der Behandlung durch den Arzt schließlich erfährt der Klient der Gesetzlichen Krankenversicherung, siehe oben, ohnehin nicht. Würde er die Kosten bei seinem Arzt erfragen, hätte möglicherweise selbst dieser Schwierigkeiten, ihm echte Preise zu nennen. Kassenärzte rechnen nämlich mit ihrer Kassenärztlichen Vereinigung (KV) auf der Grundlage eines höchst komplizierten Systems ab. Dabei sammelt der Kassenarzt für jede einzelne Handlangung sogenannte »Punkte« (sie heißen wirklich so), die er auf die Rückseite der Krankenscheine schreibt. Am Ende eines Quartals reicht er die Krankenscheine mit den fleißig gesammelten Punkten bei seiner KV ein, die wiederum ausrechnet, ob der Arzt, verglichen mit seinen Kollegen im gleichen Kammerbezirk, nicht zu viele Punkte pro Schein oder insgesamt eingeheimst hat. Wenn doch, nimmt die Kassenärztliche Vereinigung Kürzungen vor, deren Systematik selbst Ärzten mit langjähriger Berufspraxis ein Rätsel bleibt. Derzeit gibt es für einen Punkt ungefähr 11 Pfennig. Das System ist zum einen teuer, birgt zum zweiten die Verführung zur Ausnutzung allerlei abrechnungsstatistischer Freiräume in sich und hat zum dritten mit einer ordentlichen Preisbildung nicht das geringste zu tun.

Auch bei Herstellern medizintechnischer Großgeräte sind Preise so unpopulär, daß sie bisweilen selbst der ärztlichen Kundschaft verheimlicht werden. Denn Anlagen wie zum Beispiel Magnet-Resonanz-Tomographen sind mittlerweile in eine Kostendimension hineingewachsen, daß dem niedergelassenen Arzt leicht schwindlig werden könnte. Bei der Vermarktung solcher Großgeräte werden deshalb komplizierte Leasing- oder zinsbegünstigte Mietverträge angeboten, die im wesentlichen ein Ziel haben: zu verschleiern, daß alles, was man kauft, irgendwann auch bezahlt werden muß.

Zwar sagt der Wirtschaftswissenschafts-Nobelpreisträger Milton Friedman: »There is no such thing as a free lunch.«

Manchen Zahnärzten, Radiologen oder Labormedizinern kann aber gar nicht verübelt werden, daß sie an dieses Gesetz nicht so recht glauben mögen. Denn das Gefühl für das Preis-Leistungs-Verhältnis wurde vielen von ihnen über die Jahre hin gezielt von jenen Interessenten abgewöhnt, die den Doktor in seiner Eigenschaft als Relaisstation millionenschwerer Umsatzentscheidungen umwarben: Freiflüge auf griechische Inseln für Fachärzte samt Gattin, um dort ein neues Medikament vorzustellen, Ärztemuster ebendieser Präparate in ergiebigen Mengen, Buchgeschenke, kleinere und größere Aufmerksamkeiten für die Praxis, opulente Abendessen in Michelin-geadelten Restaurants haben bei vielen Ärzten den Eindruck erzeugt, die Warenwelt sei in weiten Teilen ein kostenfreies Schlaraffenland.

Als Buch mit sieben Siegeln gilt seit jeher auch die Preisgestaltung auf dem Pharmamarkt. Wonach immer sich die Preise richten: Selbst für gewiefte Beobachter bleibt unerfindlich, warum hochpotente Medikamente billig, beinahe wirkungslose teuer sind oder warum ein und dasselbe Präparat auf der holländischen Seite der Grenze teurer ist als auf der belgischen. Die Pharmabranche hat sich an Diskussionen dieser Art längst gewöhnt. Zur Öffentlichkeitsarbeit jedes deutschen Pharmakonzerns gehört die Verteilung von Broschüren wie »Das Medikament und sein Preis«, in denen eingehend begründet wird, warum man Pharmapreise eigentlich nicht begründen kann. Davon, daß sich keinem Präparat die direkten Kosten zuordnen lassen, ist die Rede, vom Ersatz für die verlorengegangene Patentlaufzeit oder gar vom »Generationenvertrag« in der Pharmaforschung. Damit ist gemeint, daß schon die Medikamente von heute die Forschungskosten von morgen erwirtschaften sollen. Nicht klar wird dabei, warum sich die Kostenermittlung bei Medikamenten so grundsätzlich von der Kostenermittlung bei den Herstellern von Heckenscheren oder Automobilen unterscheiden soll. Automobilhersteller können genau begründen, warum und wieviel ein Ford Fiesta günstiger produziert werden kann als ein VW-Golf (wegen der höheren Lohnnebenkosten im gewerkschaftlich dominierten Volkswagenwerk); und von einem »Generationenvertrag« in der Forschung träumt sicherlich auch die um ihre Existenz ringende deutsche Computerindustrie.

Schwer erklärlich bleibt nach wie vor, wieso die Preise ein und desselben Medikaments in allen 16 Mitgliedsländern der EG in einer Art und Weise unterschiedlich sind, die mit den landesspezifischen Prinzipien der Besteuerung allein nicht erklärt werden kann. So kostet ein Medikament, das vom Hersteller für zehn Mark abgegeben wird, in Portugal 13,30 Mark und in Frankreich 17,50 Mark. In Deutschland allerdings schwankt der Preis je nach Handelsmarge der Apotheker und des dazwischengeschalteten Pharma-Großhandels zwischen 16,60 und 23,20 Mark. Mehr berappen als die Bundesbürger müssen neben Japanern und Amerikanern nur noch unsere österreichischen Freunde, in deren Alpenrepublik nämliches Medikament im Preis zwischen 20 und 26,70 Mark schwankt. Aber in Frankreich, Italien, Spanien und Belgien sind Medikamente umsatzsteuerbereinigt deutlich billiger als in Deutschland.

Dies hat zu von den Pharmafirmen nebst Groß- und Zwischenhandel seit jeher erbittert bekämpften Versuchen geführt, Einsparungen durch Reimporte aus Billigländern zu realisieren. Es würde sich auf jeden Fall lohnen: Die denkbaren Einsparungen betrügen selbst bei konservativster Rechnung deutlich mehr als zwei Milliarden Mark. Und das wäre noch vergleichsweise wenig, verglichen mit jenen Sparmöglichkeiten, von denen weiland Norbert Blüm träumte. Wären beispielsweise die 50 verordnungsstärksten Medikamente durch preisgünstigere Alternativen ersetzt worden, hätte das Einsparpotential bereits 1983 ca. 36 Prozent vom Gesamtumsatz betragen – schon vor fast zehn Jahren also mehr als fünf Milliarden Mark. Und könnten sich die Pharmafirmen auf die Reduzierung der teilweise grotesk überhöhten Werbe- und Absatzförderungskosten um ein bloßes Viertel verständigen, hätten sich alle Beteiligten schon im Jahre 1985 über eine Einsparung von ca. 1,3 Milliarden freuen dürfen. Zum Verständnis der Größenordnung: Mit den solchermaßen eingesparten 1,3 Milliarden Mark könnten 26 000 Krankenschwestern zusätzlich eingestellt und dem immer drückenderen Pflegenotstand abgeholfen werden.

Zahlenspiele wie diese haben dazu geführt, daß die Geschichte der Pharmapreise in der Bundesrepublik Deutschland der achtziger Jahre eine Geschichte der ebenso hilflosen wie im Ergebnis meist nur flüchtigen Versuche war, die Preisgestaltung durch staatliche oder behördliche dirigistische Maßnahmen in den Griff zu bekommen. So hat das Bundeskartellamt eine Fülle von Mißbrauchsverfahren wegen »ungerechtfertigt hoher Preise« eingeleitet. Als Konsequenz sanken die Preise einzelner Medikamente eine Zeitlang erheblich. Dann tauchten ebendiese Präparate in nur leicht modifizierter Form, unter anderem Namen und in veränderter Packungsgröße, wieder auf dem Markt auf – zu einem höheren Preis als vorher.

Ausgerechnet einem christdemokratischen Minister blieb es deshalb vorbehalten, zu einer staatlichen Zwangsmaßnahme zu greifen, vor der sich jeder Marktwirtschaftler nur schütteln kann: der staatlich sanktionierten Gewinnabschöpfung. Noch nie war es in der freien Marktwirtschaft der Bundesrepublik vorgekommen, daß eine Bundesregierung, dazu noch eine traditionell unternehmerfreundliche, eine ganze Industrie zur Ablieferung überhöhter Gewinne gezwungen hat. Norbert Blüm wollte im Zuge seines Gesundheitsreformgesetzes (GRG) einen Verzicht der Pharmaindustrie auf zwei Milliarden Mark im Jahr durchsetzen. Einzig nachhaltiger Effekt: Blüm ist nicht mehr im Amt.

Die unglaublichsten Volten schlägt die Preisfindung freilich in jenen Hauptabteilungen des medizinisch-industriellen Komplexes, die sich immer mehr zu betriebswirtschaftlichen Monstern auswachsen: den Krankenhäusern. Bei ihnen gibt es Preise in Form der sogenannten »Pflegesätze«, die für jeden

Tag Krankenhausaufenthalt fällig werden. Da diese Pflegesätze aber mit Angebot und Nachfrage überhaupt nichts zu tun haben, sind sie reine »Mondpreise«. Unsere Krankenhäuser bilden vielmehr eine milliardenschwere Insel des real existierenden Sozialismus mitten in der auf strammen Kapitalismus gepolten sozialen Marktwirtschaft der neunziger Jahre. Krankenhäuser ermitteln nämlich Pflegesätze so, daß sie ihre Betriebskosten addieren, auf die Betten und Tage des Jahres umrechnen und das Ergebnis mit einem freundlichen Gruß der Direktion an die Krankenkasse weiterreichen. Wenn die Betriebskosten hoch sind, ist der Pflegesatz hoch, und wenn die Betriebskosten niedrig sind, ist der Pflegesatz niedrig. Die letzte Möglichkeit ist aber eher theoretischer Natur, denn leider sind in unseren Krankenhäusern die Betriebskosten grundsätzlich hoch, da zu sparsamer Unternehmensführung keinerlei Anreiz besteht.

Senkt der Verwaltungsdirektor eines Krankenhauses durch geschickte Nutzung von Rationalisierungsreserven die Betriebskosten, wird er dafür prompt bestraft. Zum einen bekommt er der gesunkenen Kosten wegen im darauffolgenden Jahr einen geringeren Pflegesatz, zum anderen muß er sich auch noch insistierende Fragen der Krankenkassen anhören des Inhalts, warum mit dem Sparen nicht früher angefangen worden sei. Gewinne durch gute oder Verluste durch schlechte Betriebsführung sind, wie sich das in einem sozialistischen System gehört, schlechterdings unmöglich – es sei denn, man bilanziert wie in der sozialistischen Betriebswirtschaftslehre auch den Zuwachs an gesellschaftlichem Bewußtsein als Gewinn. Dann könnte man bei unseren Gesundheitspolitikern immerhin das allmählich wachsende Bewußtsein, daß diese Art der Wirtschaft nicht mehr lange gutgehen kann, als Ertrag verbuchen.

Der haarsträubenden Besonderheiten auf dem Krankenhaussektor damit aber noch nicht genug. Denn der größte einzelne Kostenfaktor sind die Investitionskosten, also der Bau und die Einrichtung von Kliniken und Krankenhäusern.

Sie sind zwar, wie wir oben gezeigt haben, in zehn Jahren höher als die Verlegungs- und Baukosten eines neuen Regierungssitzes in der Bundeshauptstadt Berlin, interessieren aber weder die Krankenkassen noch die Verwaltungsdirektoren der Krankenhäuser, von den Patienten ganz zu schweigen. Krankenhausinvestitionen sind nämlich Ländersache, werden also aus einem ganz anderen Topf bezahlt.

Erstaunlicherweise gibt es aber zwischen der Krankenhausfinanzierung aus öffentlichen Mitteln und der Betriebskostenabrechnung mit den Krankenkassen keinerlei betriebswirtschaftliche Verbindung, da die Abschreibung auf die Investitionskosten in die Betriebskosten nicht eingerechnet werden darf. So kommt es, daß manche hochmoderne Klinik im Zentrum einer Großstadt dieselben Betriebskosten pro Bett ausweist wie der sanierungsbedürftigste Altbau in der entlegensten Gegend der Eifel – obwohl die eine High-Tech-Medizin auf höchstem Niveau betreibt und in der anderen die Blinddarmoperation in Rollschinkentechnik erfolgt. Selbstverständlich besteht bei dieser Trennung zwischen Investitions- und Betriebskosten auch kein nennenswerter Anreiz für die öffentlichen Hände, in technische Rationalisierungsmaßnahmen der einmal gebauten Krankenhäuser zu investieren. Die dadurch ermöglichte Senkung der Betriebskosten käme ja wiederum nicht dem Investor, sondern den Krankenkassen zugute.

Deshalb sind Verwaltungsräte kommunaler Krankenhäuser zumeist nur auf dem Papier Gremien geordneter Geschäftsführung, in Wirklichkeit aber beliebter Tummelplatz der Genossen Bonz und Filz. Investitionen in ein Kreiskrankenhaus hängen nicht so sehr vom wirtschaftlichen Nutzen ab, sondern davon, ob der Landrat den zuständigen Gesundheitsminister des Landes aus dem Rotary-Club oder der Kreisdirektor den Staatssekretär vom Studium her kennt.

Nur mit einem hat unser Krankenhauswesen leider noch nicht einmal entfernt zu tun: mit Wettbewerb oder der Preisbildung durch Angebot und Nachfrage. Wenn wir unseren

Kindern dereinst einmal von einem ganz besonders abstrusen Wirtschaftssystem namens »Sozialismus« erzählen werden, brauchen wir zur Demonstration kein Museum. Es genügt, daß wir mit ihnen das nächste Krankenhaus besichtigen.

So erinnert unser Gesundheitssystem an jene »Damenkarten«, die es früher in den besseren Restaurants gab: grandiose Menüs, auf denen alle Gerichte liebevoll verzeichnet waren, aber die Preise fehlten. Dadurch sollten unsere Großmütter von jeglichem Erschrecken über die Preise verschont werden, zumal ohnehin immer ein anderer die Rechnung zahlte. In unserem Gesundheitswesen kostet das Menü mittlerweile mehr als 400 Milliarden Mark, aber es gibt keinen anderen, der die Zeche begleicht, und das Erschrecken wird zum Dauerzustand.

Wo der Preis eine so geringe Rolle spielt, muß auch der Wettbewerb in allen Teilbereichen des Gesundheitswesens anders funktionieren als in normalen Branchen. Dies tut er tatsächlich und folgt dabei eigentümlichen Gesetzmäßigkeiten.

Die Pharmaindustrie beispielsweise umgeht den normalen Preiswettbewerb mit einem Repertoire von Ausweichmechanismen, gegen die bislang noch alle regulatorischen Eingriffe des Gesetzgebers machtlos geblieben sind. So wird das Angebot an Medikamenten regelmäßig und in einer kaum mehr durchschaubaren Art und Weise umgeschichtet. Die im Prinzip gleichen Wirkstoffe kommen in dauernd wechselnden Kombinationen und Packungsgrößen auf den Markt. Dieser Trick gelingt mit verblüffendem Erfolg. Eine der wenigen diesbezüglichen Untersuchungen zeigt, daß 1984 Mehrkosten in Höhe von 450 Millionen Mark dadurch entstanden, daß die gleichen Präparate in anderen Darreichungsformen, Wirkstärken oder Packungsgrößen verordnet wurden. Auch die von der Pharmaindustrie als »neu« bezeichneten Medikamente entpuppen sich in mindestens drei Viertel aller Fälle als alte Hüte mit anderem Aufputz. So betrug der Mehrumsatz mit »neu« auf den Markt gekommenen Präparaten im Jahre 1985 rund 423 Millionen Mark. Davon entfielen aber nur 54 Millionen Mark auf Medikamente, die auch tatsächlich auf neuen Wirkstoffen beruhten.

Fazit: der echte Pharmafortschritt macht nur einen winzigen Bruchteil unserer Kostensteigerung auf dem Pharmasektor aus. Der weitaus größere Teil, so merkt das Gutachten des Sachverständigenrates 1987 in seiner zurückhaltenden Diktion an, »... reflektiert nicht Innovationen, sondern Wirkungen der Absatzstrategie der Pharmaindustrie«.

Dieses pharmakologische Hütchenspiel nimmt dabei an Geschwindigkeit stetig zu. Längst schon hat der Arzt in seiner Praxis den Überblick darüber verloren, welche Medikamente es gibt und wie viele in der vergangenen Woche dazugekommen sind. Dazu dreht sich das Karussell der »Produktdiversifikation«, wie es in der Branche vornehm heißt, einfach zu schnell.

Eine Zusammenstellung der notwendigen Medikamente durch die Weltgesundheitsorganisation WHO listet 270 Substanzen in 370 Handelsformen auf. Diese Sammlung stellt eine Art Universalapotheke dar, mit der rund um den Globus alle Gebrechen diagnostiziert, gelindert oder gar geheilt werden können. Dennoch dürfte diese Liste in den Chefetagen deutscher Pharmafirmen eher zur Erheiterung beitragen: Die Zahl der nach den Übergangsbestimmungen des Arzneimittelgesetzes zumindest fiktiv zugelassenen Medikamente in Deutschland beträgt nahezu 125 000. Damit kommt auf jeden im Krankenhaus oder in eigener Praxis tätigen Arzt ein Medikament.

Zwar entfallen 92 Prozent des Apothekenumsatzes auf »nur« 2000 Arzneimittel. Aber auch diese Zahl liegt weit über jener der tatsächlich wirksamen Substanzen. Vor allem übersteigt sie bei weitem die Zahl von Medikamenten, die selbst ein umfassend gebildeter Arzt hinsichtlich ihrer Wirkungen, Neben- und Wechselwirkungen auseinanderhalten könnte. Dennoch wird seitens der Industrie kein Pardon gegeben, kommen jedes Jahr weitere neue Präparate auf den kaum mehr überschaubaren deutschen Pharmamarkt. 1978 wurden nur 106 neue Medikamente zugelassen. Acht Jahre später, 1985, waren es mit 1296 schon zwölfmal so viele Neuzulassungen. Der Anteil der Medikamente mit neuen Wirkstoffen ging dabei von rund 40 auf nur noch 14 Prozent zurück. Konstant gehalten hat sich seit 1980 die jährliche Zahl der echten Produktinnovationen. Aber die Zahl der Medikamente mit bereits bekannten Wirkstoffen hat sich vervierfacht. Von 100 »neuen« Präparaten enthalten 86 Wirkstoffe, die es schon in vorhandenen gibt.

Bei den Krankenversicherungen schließlich liegt, wenn es um Wettbewerb geht, der Hase anderswo im Pfeffer. Denn Wettbewerb möchten manche Kassen schon leisten – er wird aber vom Gesetzgeber systematisch erschwert. Ein Dickicht von Auflagen, Beschränkungen, Vorschriften und regulierenden Eingriffen regelt, wie hoch der Mitgliedsbeitrag sein darf, wie die Krankenkasse damit umzugehen und was sie dafür zu leisten hat. Die Gesetzliche Krankenversicherung muß jeden, egal wie krank oder wie gesund, aufnehmen, sie muß für alle dasselbe leisten und darf von allen dennoch nur den Einheitsbeitrag kassieren. So will es das Solidaritätsprinzip. In der Fülle der Vorschriften resultiert für die unternehmerische Führung einer Allgemeinen Ortskrankenkasse ungefähr soviel Spielraum wie für das Bewegen eines Tankers im Trockendock.

Aber wenn Krankenversicherungen, wie dies bei den privaten Krankenversicherungen möglich ist, doch einmal in Wettbewerb treten, dann schlägt dieser Wettbewerb gleich wieder kostentreibende Purzelbäume. Denn Versicherungen konkurrieren nicht um Preise; sie konkurrieren um Risiken. Jede private Krankenkasse versucht, möglichst viele gesunde junge Leute als Beitragszahler zu gewinnen, die alten, kranken und schwachen jedoch nach Möglichkeit herauszuhalten. Dieser Wettbewerb konzentriert sich besonders auf das Segment der besser Verdienenden, die zwischen Gesetzlicher und privater

Krankenversicherung wählen können. Und wie im Gesundheitswesen an so vielen Stellen üblich, befördert auch dieser Wettbewerb gerade das, was eigentlich vermieden werden soll: steigende Preise. Denn zum einen lassen sich die »guten« Risiken nur in die privaten Krankenkassen locken durch ein großzügigeres Leistungsangebot. Das Rennen macht die Kasse, die sich nicht so pingelig anstellt und dem Versicherten statt der normalen Kassenbrille das trifokale Luxusmodell gönnt oder jene regelmäßigen Massagen zahlt, die medizinisch eigentlich nicht notwendig sind, aber zur Entspannung des geschätzten Mitglieds beitragen.

Auf die Kostenentwicklung wirkt dieser Leistungswettbewerb allerdings alles andere als entspannend: In der Summe dieser kleinen Gefälligkeiten steigt das Ausgabenvolumen sogar noch über das ohnehin schon teure Maß des medizinisch Notwendigen hinaus. Auch den Sparwillen einsichtiger Kassenärzte stellt das generöse Verhalten konkurrierender Krankenkassen oft auf eine harte Probe. Mancher brave Praktiker, der sich bei der Ausstellung von Gefälligkeitsrezepten zugeknöpft verhält, verliert Patienten, denen von der Krankenkasse bestätigt wird, ihre Luxusrezepte würden »natürlich« bezahlt.

So nimmt es nicht wunder, daß gerade das generöse Verhalten der Krankenkassen den brisantesten Kostentreibsatz in Anschlag zu bringen half, den es in den letzten zwei Jahrzehnten gab: die Übernahme von Zahnersatzleistungen in die Allgemeine Krankenversicherung durch die sogenannten »Prothetikverträge« im Jahre 1975. Diese Verträge wurden zu einer Art Magna Charta des Dentistenstandes. Sie wurden zur Grundlage für den Zugriff von nur 28 000 Kassenzahnärzten auf ein geschlagenes Prozent (genau: 1,03 Prozent) des Bruttosozialprodukts der drittgrößten Industrienation der Welt.

Die Ausgaben für zahnärztliche Behandlung einschließlich Prothetik stiegen im Zeitraum von 1970 bis 1985 in der Gesetzlichen Krankenversicherung auf das 5,6fache, in der privaten Krankenversicherung aber auf das 8,8fache. Schon 1985 überstiegen die Ausgaben für die zahnmedizinische Versorgung in der Bundesrepublik die Grenze von 17 Milliarden Mark. Gemessen am Bruttosozialprodukt zahlt der Bundesbürger für seine Zahngesundheit viermal soviel wie der Brite, doppelt soviel wie der Däne und anderthalb mal soviel wie der Schweizer. Der Leistungswettbewerb der Krankenkassen dürfte an diesem Mißverhältnis in entscheidender Weise beteiligt sein.

Aber nicht nur der Wettlauf konkurrierender Krankenkassen um die kundenfreundlichste Gewährungspolitik treibt die Kosten in die Höhe. Auch der Wettbewerb um die sogenannten guten Risiken führt meist zum Gegenteil des volkswirtschaftlich Sinnvollen. Ein gutes Risiko ist wirtschaftlich gesehen ein Patient, der einen höheren Beitrag zahlt, als er aufgrund seines Alters und Gesundheitszustandes an Leistungen verbraucht. Damit subventioniert er diejenigen, die mehr Leistungen verbrauchen, als sie mit ihrem Beitrag bezahlen. Wenn nun eine private Krankenkasse möglichst viele gesunde, leistungsfähige junge Leute zu ködern vermag, fehlen diese in der Gesetzlichen Krankenversicherung, in der dann proportional mehr schlechtere Risiken, also ältere und kränkere Leute, verbleiben. Der Beitragsvorteil der einen Kassen wird also nach dem Prinzip der kommunizierenden Röhren durch Beitragssteigerungen in der anderen wieder aufgezehrt.

Die Analogie mit den Röhren trifft allerdings insofern haarscharf daneben, als die Steigerung der Beiträge in der viel größeren Gesetzlichen Krankenversicherung den Spareffekt durch die niedrigeren Beiträge in der privaten Krankenversicherung volumenmäßig oft bei weitem übertrifft. So kommt es zu der paradoxen Beobachtung, daß ausgerechnet die Betriebskrankenkassen, die sich größere Unternehmen als Service für ihre Mitarbeiter leisten, gesundheitsökonomisch mit Argwohn betrachtet werden, obwohl gerade diese Krankenkassen musterhafte Effizienz und Service vorführen können.

Denn wenn die Deutsche Bank ihre 70 000 Mitarbeiter in eine prämienbegünstigte Betriebskrankenkasse überführt, stellt dies den Musterfall einer Risikoselektion dar, weil die Belegschaft der Bank sich von einem typischen Querschnitt der Bevölkerung durch die deutlich geringere Anzahl an Sozialhilfeempfängern, chronisch Kranken, Arbeitsunfähigen oder Drogensüchtigen unterscheidet. Mit einer solchen Klientel lassen sich leicht günstigere Prämien errechnen. Der Arbeitgeber profiliert sich dadurch nicht nur bei seiner Belegschaft, sondern spart auch noch erhebliche Summen bei den Beiträgen. Bezahlen dafür muß die Allgemeinheit: Ihr fehlen die 70 000 Nettozahler, die sich so vorteilhaft unter dem Dach der Betriebskrankenkasse zusammenfinden, in den jeweiligen Ortskrankenkassen.

Diese vertrackten Wechselwirkungen zwischen Risikoverteilung, Krankheitslast und Leistungswettbewerb haben zu komplizierten Risikoausgleichsmodellen zwischen den einzelnen Krankenkassen und Kassenarten geführt. So berechtigt sie auch sein mögen, so führen sie doch allesamt dazu, daß die Grundbedingung für den immerwährenden und gerechten Interessenausgleich in einer Marktwirtschaft erschwert wird: der Wettbewerb.

Nirgendwo aber zeigen sich die Paradoxien des Wettbewerbs deutlicher als im Kernbereich des Gesundheitswesens, der ärztlichen Versorgung. Hier sind die Verhältnisse noch einmal anders. Wenn Dachdecker, Taxifahrer oder Hersteller von Kaffeemaschinen miteinander konkurrieren, ist dies zum Wohl der Allgemeinheit: Die Qualität der Produkte wird immer besser, der Service freundlicher, und bei alldem sinken auch noch die Preise. Wenn Ärzte konkurrieren, möchte man selbst als eingefleischter Marktwirtschaftler am liebsten den Wettbewerb abschaffen.

Die Zahl der in eigener Praxis niedergelassenen und zur kassenärztlichen Versorgung zugelassenen Ärzte hat sich von 46 302 im Jahre 1970 auf 68 495 im Jahre 1988 erhöht. In dieser Zeit stiegen die Honorarausgaben für ihre Mühewaltung von 5,5 Milliarden im Jahre 1970 auf 21,7 Milliarden Mark im Jahre 1988. Daß somit die Zahl der Kassenärzte um 48 Prozent, die von ihnen kassierten Honorare aber um 395 Prozent stiegen, ist, so paradox es sich auch anhören mag, nicht so sehr das Problem. Arzthonorare machen im medizinisch-industriellen Komplex insgesamt nur einen kleinen Teil der Gesamtkosten aus, der zudem durch restriktive Maßnahmen nur noch unterdurchschnittlich wächst. Viel schlimmer ist, daß die rund 70 000 aktiven Kassenärzte 1988 Ausgaben in Höhe von rund 88,4 Milliarden Mark veranlaßt haben. Nur ein Viertel der Kosten, die ein Kassenarzt verursacht, sind seine eigenen Honorare. Das Dreifache seines Honorars wird fällig für verschriebene Medikamente, verordnete Brillen, Hörgeräte, Prothesen nebst sonstigen Heil- und Hilfsmitteln oder stationäre Behandlungen im Krankenhaus.

Prinzipiell konkurriert jeder Kassenarzt mit jedem anderen Kassenarzt am Ort. Aber während er dies tut, erbringt und veranlaßt er Leistungen und öffnet damit dem Strom der Gesundheitskosten ein weiteres kleines Schleusentor. Der mächtige Kapitalfluß wird also gerade dadurch breiter, daß Ärzte miteinander konkurrieren. Die Kosten für die ärztliche Versorgung steigen deshalb paradoxerweise nicht mit der Zahl der Patienten, wie dies normal wäre; sie steigen mit der Zahl der versorgenden Ärzte, die eigentlich im Wettbewerb die Kosten senken müßten.

Über diese Beobachtung schreibt Walter Krämer resignierend: »Wenn überhaupt ein empirisches Gesetz in der Gesundheitsökonomie jenseits allen Zweifels gesichert ist, dann dieser fundamentale Zusammenhang.«

Denn schließlich will, wer das Risiko der eigenen Niederlassung eingeht, auch leben. Kaum eine Praxis läßt sich heute mit einem Investitionsvolumen von weniger als 350 000 Mark gründen; in technischen Disziplinen wie der Radiologie oder der Labormedizin steigt der Einstandspreis auf das Zehn- bis Zwanzigfache. Und mit weniger als zwei Sprechstundenhilfen mag der junge Doktor heute kaum mehr anfangen. Schließlich ist ihm in der Universitätsklinik beigebracht worden, daß fortschrittliche Medizin zu wesentlichen Teilen im Verwalten, Sortieren und Archivieren von kiloschweren Papierbündeln mit Befunden, EKG-Protokollen, Laborausdrucken und Arztbriefen besteht; dazu braucht es hilfreiche Hände. Und zum anderen müssen ja auch die Apparate bedient werden, zu deren Amortisation der Kassenarzt Patienten, oder besser gesagt: Krankenscheine, braucht. Zwei Möglichkeiten gibt es nun, auf den Praxisumsatz von mindestens 300 000 Mark zu kommen, oberhalb dessen eine Praxis überhaupt erst anfängt, wirtschaftlich sinnvoll zu arbeiten: Entweder die Zahl der Patienten und damit der abzurechnenden Krankenscheine wird sehr groß, oder auf den einzelnen Schein werden bis zum Erreichen einer bestimmten Obergrenze mehr ärztliche Verrichtungen zur Abrechnung notiert. Dies Verfahren nennt man »Scheinauslastung«, und in vielen Praxen hat erst der Computer, der ständig für jeden einzelnen Schein die abrechnungstechnische »Luft« berechnet, das EDV-Zeitalter eingeläutet.

Die Handhabe dazu bietet ein Abrechnungsprinzip, das von Kassenärzten zum Dogma erhoben wurde: die sogenannte »Einzelleistungsvergütung«. Wer sich als Arzt zu diesem Thema kritisch äußert, wird behandelt wie Eugen Drewermann in der katholischen Theologie: Entweder er leistet öffentlich Widerruf und Abbitte, oder er wird in Acht und Bann getan. Einzelleistungsvergütung heißt, daß der Doktor für jede Handlangung einzeln bezahlt wird. Dadurch zerfällt jegliche ärztliche Untersuchung in eine Reihenfolge von abrechnungstechnisch separat erfaßten Arbeitsgängen, die hinter- oder sogar nebeneinander ablaufen können. Wenn der Arzt also einen Bauch abtastet und dabei auf Geräusche horcht, kann das Tasten (»Manuelle Untersuchung«) ebenso wie das Lauschen (»Auskultation«) einzeln abgerechnet werden. Den diversen Arbeitsgängen sind die bereits beschriebenen »geldwerten« Punkte zugeordnet, die mit der Kassenärztlichen Vereinigung abgerechnet werden. Diese zentrale Clearing-Organisation zahlt dann die Rechnung, sofern ein über alle vergleichbaren Kassenärzte gemittelter Schnitt der Abrechnungssumme pro Krankenschein (»Scheinschnitt«) nicht überschritten ist. Auch im Kfz-Gewerbe gibt es diese Art der Vergütung. Auf jeder Inspektionsrechnung finden wir deshalb eine lückenlose Aufzählung der einzelnen Arbeitsschritte nebst Zeit- und Geldwert.

Die Kostendynamik der kassenärztlichen Praxis besteht nun darin, daß jeder Kassenarzt bei der Auswahl diagnostischer Einzelschritte oder therapeutischer Wege über beträchtliche Gestaltungsfreiheit verfügt. Deshalb folgen die Kosten für die Untersuchung weniger den Bedürfnissen der Diagnostik als den betriebswirtschaftlichen Notwendigkeiten der Praxis. Hat sie viele Patienten, wird schneller, mit weniger Einzelschritten und damit billiger untersucht, hat sie wenige Patienten, wird die Untersuchung länger, intensiver und teurer.

So entfaltet jede neu gegründete Praxis vom Tag ihrer Eröffnung an eine vom Krankenstand der Bevölkerung unabhängige wirtschaftliche Eigendynamik. Es hat nichts mit dem Großstadtstreß zu tun, daß in Gebieten mit der höchsten Versorgungsdichte an Internisten, wie in Hamburg-Pöseldorf oder im Münchner Ortsteil Bogenhausen, die Zahl der Herzinfarkte höher liegt als in ländlichen Gebieten, in denen ein Arzt für Innere Medizin 10 000 Einwohner oder mehr zu versorgen hat. Würden nämlich die in den Nobelstadtteilen praktizierenden Internisten aufs Land ziehen, würden dort die Herzinfarkte sprunghaft ansteigen. Als vor einigen Jahren in Belgien die Ärzte streikten, stellte man verblüfft fest, daß weniger Leute starben. Denn egal, wie groß oder klein die Praxis auch immer sein mag: »Keiner«, so bringt es ein Münchner Allgemeinarzt auf eine lakonische Formel, »verläßt den Raum ohne Befund . . .«

Die daraus abzuleitende Regel lautet:

5. Im Gegensatz zu anderen Märkten sinken in der ärztlichen Versorgung mit steigender Zahl der Anbieter die Kosten nicht. Sie steigen statt dessen an. Der Anstieg der Kostenbelastung überschreitet dabei den Anstieg der Zahl der Anbieter erheblich.

Leider greift auch der zweite Kontrollmechanismus des freien Marktes, der direkte Wettbewerb um denselben Auftrag, in der Medizin auf geheimnisvolle Weise ins Leere. Eine solche Konkurrenz findet immer dann statt, wenn sich Teildisziplinen der Medizin um einzelne Organe oder um die Versorgung bestimmter Krankheiten streiten. Man muß sich hierbei die menschliche Anatomie vorstellen wie das Blatt aus dem großen Diercke-Schulatlas mit dem Titel »Wirtschaftsregionen der Erde«: Jedes Organ und jeder Quadratzentimeter Körperoberfläche sind ein millionenschwerer Teilmarkt. Wer Zugriff hat auf welche Körperteile, entscheidet über Marktanteile im innerärztlichen Wettbewerb.

Diese Wettbewerbe nehmen an Schärfe zu. Dabei gilt als grundlegendes Prinzip, daß ärztliche Verrichtungen um so lukrativer werden, je invasiver, also eingreifender, sie sind. Das hat mit dem unterschiedlichen Zeitaufwand zu tun: Invasive Verfahren gehen meist schneller von statten als konservative, so daß man in der gleichen Zeit mehr davon durchführen kann. Hier liegt die Wurzel für den tief empfundenen Klassenneid des Internisten gegenüber dem Chirurgen. Die konservative oder die chirurgische Behandlung eines Gallensteinleidens beispielsweise kommt die Krankenkasse, was die jeweils abzurechnenden ärztlichen Honorare anlangt, ungefähr gleich teuer. Aber während der Internist der alten Schule noch mit sorgenvoll gerunzelter Stirn darüber nachdenkt, mit welchen Mischungen von steinlösenden Tees oder sonstigen Arzneien den Konkrementen am besten beizukommen wäre, hat der Chirurg die Gallenblase längst entfernt und den Befund nebst Rechnung diktiert. Es kommt also nicht nur darauf an, wieviel man für eine Verrichtung abrechnen, sondern auch darauf, wie schnell man sie vornehmen kann.

Diese Grundregel löst bei allen sogenannten »konservativen« Disziplinen eine unstillbare Sehnsucht nach Erweiterung ihres Faches in Richtung der invasiveren Verfahren aus. So kommt es, daß heute jeder dritte Dermatologe, bislang hauptsächlich mit Salben und Tinkturen befaßt, in seiner Praxis zum Skalpell greift.

Als besonders expansiv erweist sich dabei eine Disziplin, die bislang in der medizinischen Hierarchie eher etwas tiefer angesiedelt war: die Radiologie. Röntgenärzte waren bis in die sechziger Jahre so etwas wie die Hofphotographen des medizinisch-industriellen Komplexes: nützlich, aber nicht besonders geschätzt. Ihr Kontakt zum Patienten beschränkte sich auf die Anfertigung von Aufnahmen, die anschließend mitsamt dem Patienten beim Chirurgen, Orthopäden oder Internisten abzuliefern waren. Zu Anfang der siebziger Jahre, mit der Einführung der Elektronik in die Medizin, begann die stürmische Entwicklung der bildgebenden Systeme, die in der Mitte der achtziger Jahre durch Einführung der Kernspintomographen in die klinische Routine ihren vorläufigen Höhepunkt fand.

Die neue bilddiagnostische Technik hatte drei Eigenschaften: Erstens wurden die Anlagen so komplex, daß nur noch Ärzte mit spezieller Weiterbildung sie zu bedienen verstanden; zweitens wurden sie so teuer, daß nur noch diagnostische Zentren die Investitionen amortisieren konnten; und drittens ermöglichten die neuen Methoden auch völlig neuartige Diagnosen. Fortan war die Zeit der von Chirurgen und Internisten nach Art landwirtschaftlicher Nebenerwerbshöfe betriebenen »Röntgenabteilungen« alten Schlages vorbei. Mit wachsender Komplexität und Verteuerung der von ihnen beherrschten Technik mutierten die Radiologen zu einer Art medizinischer Yedi-Ritter. Mit zunehmender Unentbehrlichkeit wurde allerdings das Stück auch immer größer, das sich Radiologen mit Lasern, Ultraschall- und Magnetresonanzanlagen aus dem Gesundheitskosten-Kuchen herauszuschneiden verstanden. Heute entscheidet sich die Leistungsfähigkeit eines Krankenhauses immer auch an der technischen Ausstattung seiner Radiologie-Abteilung, deren Investitionsvolumen nach Größe und Priorität ganz oben rangiert.

Nun haben, ihren spektakulären Aufwind nutzend, auch die Radiologen den Weg in die operative Tätigkeit angetreten: Gefäßchirurgische Eingriffe wie die Verödung von Krampfadern werden heute am elegantesten mit Hilfe von intravasal vorgeschobenen »Stentsystemen« betrieben – von Radiologen, nicht von Chirurgen. Bei Tumoren der Leber bringen die Schüler Röntgens mit sogenannten »Portsystemen« heute nicht mehr nur Kontrastmittel zwecks besserer bildlicher Darstellung an den Ort des tumorösen Geschehens, sondern gleich auch das wachstumshemmende Zytostatikum – bislang eine Domäne der Onkologen und Internisten.

In der Radiologie scheinen deshalb die grandiosen Zeiten erst noch bevorzustehen, die die Chirurgie längst hinter sich hat. Die Radiologische Klinik des Universitätsklinikums Berlin-Charlottenburg mit über 600 Mitarbeitern beispielsweise ist nicht nur die größte Einrichtung dieser Art in Europa, sondern sie gehört auch zu den größten Krankenhausabteilungen auf dem Kontinent überhaupt. Die Chirurgischen Universitätskliniken, ehemals die mächtigen Säulen jeder medizinischen Fakultät, verlieren derweil allerorten an Betten und Einfluß.

Die immerwährende innerärztliche Konkurrenz ist ein wichtiger Fortschrittsmotor. Denn die Erschließung neuer Märkte oder, wie es in der medizinischen Terminologie heißt, neuer »Indikationsgebiete«, führt heute regelmäßig über die Erfindung neuer Techniken oder den Einsatz neuer Produkte. Nicht die von der Weiterbildung vorgegebene Fachdisziplin entscheidet über Marktanteile, sondern der möglichst frühe Zugriff auf neue Techniken. Wer das Laserskalpell als erster hat, macht operativ das Rennen, egal ob als Orthopäde, Neurochirurg oder Radiologe.

Dieser innerärztliche Wettbewerb treibt, wie könnte es in der Medizin anders sein, nicht nur den Fortschritt voran, sondern vor allem die Kosten hoch. Jede neue Technik führt zu einem höheren Kostenniveau, das durch die Einsparungen in anderen Disziplinen nicht aufgefangen wird. Gerade der Konkurrenzkampf der verschiedenen Disziplinen führt zu immer aufwendigerer Technik und wird dadurch immer teurer. Dies soll an einem Beispiel dargestellt werden, der Kniegelenksdiagnostik.

Schäden des Kniegelenks sind in der Regel Schäden am Meniskus, der besonders leicht bei Bergleuten, Fliesenlegern, Fußballspielern und Skiläufern Schaden nimmt. Die einen müssen zu häufig auf feuchtkaltem Untergrund knien, die anderen ziehen sich ihren Meniskusriß bei Stürzen in unglücklich verrenkten Beinstellungen zu. Der Meniskusschaden ist also gleichermaßen uralte Berufskrankheit wie typische Modeverletzung der Neuzeit. Die Diagnose der Meniskusläsion war jahrelang eine Routineangelegenheit, die jeder orthopädische oder chirurgische Assistent mit wenigen Handgriffen hinreichend genau durchzuführen verstand. Geprüft wird dabei beispielsweise das Auftreten der sogenannten »Steinmann-Zeichen«, die als sicheres Indiz für Risse an der Gelenkscheibe gelten. Diese Art des diagnostischen Handwerks wird zwar ausbildungshalber immer noch praktiziert, ist jedoch durch einen gravierenden Nachteil in den Hintergrund der klinischen Routine vieler Kliniken getreten: Die einzelnen Grifffübungen helfen nur bei der Diagnose, kaum jedoch bei der Abrechnung weiter. Die Prüfung auf »Steinmann I« beispielsweise ist in der Gebührenordnung für Ärzte nur mit ein paar Mark abrechenbar.

In den siebziger Jahren kam den Orthopäden deshalb eine revolutionäre Neuerung sehr zustatten: Die Entwicklung schmaler Endoskope ermöglichte die Inspektion der Kniegelenkshöhle und direkte Befundung des Knorpelschadens. Videoaufnahmen aus dem Inneren des Kniegelenks gelangen in einer Plastizität, daß mancher Betrachter sich an das Innere einer Tropfsteinhöhle erinnert fühlte. Bald konnten experimentierfreudige Chirurgen neben das bildvermittelnde Lichtleitkabel auch allerlei Zangen- und Schneidegerät in das Gelenk einführen und den Schaden operativ beheben, ohne das Gelenk, wie bislang üblich, aufschneiden und durch die Spreizung des Bandapparates malträtieren zu müssen. Der spektakuläre Fortschritt durchdrang die Disziplin mit großer Geschwindigkeit. Besonders Spitzensportler durften fortan auf Karrierefortsetzung hoffen, wo der Meniskusschaden bislang den sicheren Abschied von der Profilaufbahn bedeutet hatte.

Aber leider brachte der Anbruch der High-Tech-Ära in der Kniegelenksdiagnostik gleichzeitig einen Quantensprung bei den Kosten. Denn wo es vorher eine Reihe von simplen Handgriffen und allenfalls einige Röntgenaufnahmen abzurechnen gab, stand jetzt ein nur mit hohem operationstechnischen Aufwendungen unter hochsterilen Bedingungen durchführbares Verfahren. Schnell stiegen die Kosten selbst für einfache diagnostische Untersuchungen des Kniegelenks auf vierstellige Beträge, oft das 30fache dessen, was die Diagnose eines normalen Meniskus- oder Kreuzbandschadens bislang gekostet hatte. Und: In vielen orthopädischen Praxen wurden fortan auch jene Befunde arthroskopisch untersucht, die mit den üblichen Methoden fast genauso gut hätten beurteilt werden können. In diesen Fällen brachte die neue Methode nur minimale Zugewinne an diagnostischen Erkenntnissen, die zu den Mehrkosten in keinerlei sinnvollem Verhältnis standen. Dieser Kostensprung wurde durch Ersparnisse, die durch die wesentlich kürzeren Krankenhausliegezeiten bei Meniskusoperationen und die schnellere Wiederherstellung der Trainingsfähigkeit bei Sportlern erzielt wurden, nur zum Teil kompensiert.

Es war zwar eine Sensation, daß der Schweizer Skistar Peter Angerer nur sechs Monate nach einer Meniskusverletzung, die noch vor einigen Jahren das sichere Ende seiner Laufbahn bedeutet hätte, Weltmeister im Abfahrtslauf wurde. Im Jubel ging allerdings unter, daß dieser Fortschritt von der Versichertengemeinschaft mit jährlichen Mehrkosten in dreistelliger Millionenhöhe zu bezahlen war.

Aber in der Medizin gelangt eine Kostenschraube, die sich einmal zu drehen begonnen hat, nie zum Stillstand. Ganz im Gegenteil: Manchmal kommt sie nach den ersten zögerlichen Windungen erst richtig in Fahrt, wie sich bald auch bei unserem Kniegelenk erweisen sollte. Denn mit den neuen arthrosskopischen Möglichkeiten waren die bislang immerhin mit einigen Röntgenaufnahmen an der Diagnostik des Kniegelenks beteiligten Radiologen jählings ins Hintertreffen geraten. Da fügte es sich gut, daß in Universitätskliniken und einigen radiologischen Praxen mit der Kernspintomographie (MRT) gerade ein neuartiges bildgebendes Verfahren eingeführt wurde, das sich vortrefflich auch am Kniegelenk einsetzen ließ. MRT-Aufnahmen der Gelenkknorpel zeigen nicht nur, wie die Radiologen jubelten, Läsionen der Knorpeloberfläche, sondern geben auch Auskunft über die Beschaffenheit und Qualität der inneren Knorpelstrukturen. Dadurch lassen sich nicht nur die aktuellen Schäden inspizieren, sondern auch Prognosen treffen, wie die bislang noch unbeschädigten Knorpelschichten wohl in einigen Jahren aussehen werden.

Das ist zwar von grundsätzlichem wissenschaftlichem Interesse, aus klinischer Perspektive aber die Antwort auf eine Frage, die niemand gestellt hat. Meist bleibt die kernspintomographische Aufnahme ergänzender, häufig nur doppelter diagnostischer Aufwand. Der bescheidene Erkenntnisgewinn wird teuer bezahlt: Die kernspintomographische Abbildung ist das mit Abstand teuerste bildgebende Verfahren der klinischen Routine überhaupt. Jede Anlage kostet etwa vier Millionen Mark, verursacht Betriebskosten von einigen hunderttausend Mark pro Jahr und muß nach wenigen Jahren abgeschrieben werden. Ergebnis: Jede MRT-Aufnahme beläuft sich auf mehr als eintausend Mark.

Es hat also in den letzten Jahren eine steile diagnostische Karriere gemacht, das Kniegelenk. Wo ursprünglich die biederen »Steinmann-Zeichen« und Untersuchungskosten von weniger als hundert Mark waren, schlagen jetzt die aufwendigsten High-Tech-Verfahren aus zwei Disziplinen und ein zehn- bis zwanzigfacher Aufwand zu Buche. Kniegelenksdiagnostik ist zu einer der aufwendigsten und teuersten ärztlichen Betätigungen ausgerechnet zu dem Zeitpunkt geworden, an dem die Hauptgruppe derjenigen, bei denen Meniskusschäden als Berufskrankheit anerkannt werden und denen dieser Fortschritt die größte Erleichterung gebracht hätte, in diesem Lande ausstirbt – die Bergleute.

Die Beobachtung, daß Wettbewerbseffekte, die sich in allen anderen Märkten zugunsten der Verbraucher auswirken, in der Medizin nicht greifen, läßt sich zu einem weiteren Biermannschen Wettbewerbsparadoxon zusammenfassen:

> *6. Wenn Ärzte mehrerer Disziplinen um ein Organ konkurrieren, wird es nicht billiger, sondern immer teurer. Zugewinne an diagnostischen Erkenntnissen oder therapeutischen Möglichkeiten werden mit exponentiellen Kostensteigerungen bezahlt.*

Schließlich muß noch erwähnt werden, warum auch die dritte Möglichkeit der wettbewerblichen Preisbegrenzung, die Mengenkomponente, in der Medizin meist wirkungslos verpufft. Unter Mengenkomponente versteht der Betriebswirtschaftler die Senkung der sogenannten Stückkosten über eine Ausweitung der Menge. Diesen Effekt kann man fortwährend bei elektronischen Gebrauchsgütern beobachten: Taschenrechner, PCs, CD-Plattenspieler oder automatische Kameras werden mit steigendem Absatz immer billiger. Diese Mengenkomponente wirkt sich sogar bei Dienstleistungen aus, auch wenn diese viel personalintensiver sind.

Nicht so in der Medizin, wie sich an einem weiteren Beispiel aus der Orthopädie zeigen läßt. Zu den segensreichsten operativen Eingriffen, die in den letzten 20 Jahren entwickelt worden sind, gehört die Endoprothese des Hüftgelenks (TEP), besser bekannt als »künstliches Hüftgelenk«. Zwar gehört der Hüftgelenksersatz mitsamt dem relativ teuren Implantat zu den aufwendigsten Operationen, der Eingriff selbst ermöglicht den in der Regel über 65 Jahre alten Patienten jedoch eine bis vor wenigen Jahren noch undenkbare Mobilität. Auch in der Kosten-Nutzen-Rechnung nach dem Maynard-Prinzip sieht die Operation günstig aus: Ein gewonnenes Lebensjahr kostet mit ca. 4 000 Mark nur rund die Hälfte eines durch Bypass-Operation des Herzens gewonnenen Jahres.

Daß künstliche Hüftgelenke nur eine Lebensdauer von zehn bis 15 Jahren haben, bis sie wieder reparaturbedürftig werden oder ausgetauscht werden müssen, war bislang kein wesentlicher Gesichtspunkt. Nun führt aber gerade die durch diesen Fortschritt erreichte Lebensverlängerung dazu, daß immer mehr Patienten nicht nur ein oder zwei der teuren Implantate benötigen, sondern auch den Verschleiß dieser Prothesen bei altersentsprechend guter Gesundheit erleben.

Fazit: Obwohl die Implantation einer Hüftgelenks-Endoprothese vor zehn Jahren noch eine fast exotische Spitzenleistung der operativen Medizin war, rückt jetzt die Möglichkeit in greifbare Nähe, daß ein einzelner Patient im Laufe seines Lebens vier Endoprothesen benötigt. Die Zweitimplantation eines solches Gelenks, dies darf nicht unberücksichtigt bleiben, ist jedoch operativ wesentlich schwieriger und damit auch teurer. Da im Jahre 2000 nahezu die Hälfte der Bevölkerung der Bundesrepublik Deutschland über 60 Jahre alt sein wird, ergibt sich bei rund 80 Millionen Bundesbürgern ein rechnerischer Extrembedarf von rund 4,5 Millionen Hüftgelenks-Endoprothesen, die jährlich entweder eingesetzt oder erneuert werden müssen. Sehr viel weniger steigen wird aber die Zahl der Operateure. Von den etwa 5000 Orthopäden des

Jahres 2000 werden sich nur wenig mehr als 1500 auch operativ betätigen. Jeder dieser Hüftchirurgen müßte an jedem Arbeitstag 15 Hüftgelenke operieren, ohne auch nur irgend etwas anderes zwischendurch tun zu können. Da dies wahrscheinlich nicht möglich sein wird – irgend jemand muß ja auch noch Kniegelenke operieren oder Knochenbrüche versorgen –, werden die Preise des Eingriffs steigen, obwohl es zu einer beispiellosen Mengenausweitung kommen dürfte.

Nennen wir es die 7. Ableitung des Biermannschen Wettbewerbsparadoxons:

> *7. Wenn medizinische Eingriffe in die Großserie gehen, sinken die Preise nicht. Sie steigen mit der Menge an. Der Kostenanstieg verläuft dabei günstigstenfalls linear.*

Egal, wie man es dreht oder wendet: Der Wettbewerb im medizinisch-industriellen Komplex funktioniert nur im Prinzip. Das Ergebnis sieht immer anders aus als erwartet. Unser Gesundheitswesen arbeitet ständig auf Hochtouren, erbringt wissenschaftliche Spitzenleistungen auf fast allen Gebieten, beschäftigt die intelligentesten Leute, setzt sich die höchsten ethischen Ziele – und das Ergebnis ist eine einzige volkswirtschaftliche Katastrophe. Unsere größte Branche ist wie ein Jumbo, in dem alle Steuerbefehle regelmäßig das Gegenteil bewirken: Wenn man rechts lenkt, fliegt er links, will man Ballast abwerfen, steigt statt dessen das Gewicht. Das ist 40 Jahre mehr oder weniger gutgegangen, denn der permanente Wohlstandszuwachs und die unaufhörliche Steigerung des Bruttosozialprodukts haben für eine immerwährende stabile Thermik gesorgt. Aber jetzt kommen schwere Unwetter auf uns zu. Wenn wir die Steuermechanik unseres Gesundheitsjumbos nicht bald in den Griff bekommen, droht dem Sozialstaat der Absturz.

Ein Geschäft zu Lasten Dritter

Geschäfte zu Lasten Dritter sind nach Paragraph 328 (analog) des Bürgerlichen Gesetzbuches verboten. Ein Geschäft zu Lasten Dritter liegt vor, wenn zwei Parteien sich auf einen krummen Deal einigen, für den ein anderer selbst dann bezahlen muß, wenn er davon nur Nachteile hat. Wenn zwei Bauern verabreden, daß sie dem dritten das Wegerecht nur noch einräumen, wenn er ihnen bei jeder Durchfahrt ein Ferkel und zwei Sack Kartoffeln abgibt, ist das ein Geschäft zu Lasten Dritter.

Unter Berücksichtigung der eindeutigen Rechtslage nimmt es wunder, daß unser Gesundheitswesen nicht von Amts wegen verboten wird: Es handelt sich um ein Geschäft zu Lasten Dritter in seiner flagrantesten Form. Denn unser Gesundheitswesen basiert darauf, daß die Mitglieder der Allgemeinen Krankenversicherung eigentlich nur ein Recht haben – das Recht zu zahlen. Alles weitere regelt die geschlossene Gesellschaft der mächtigen Interessenten. Sie präsentiert sich nach außen als eine Art fiskalischer Black box. Der Klient des medizinisch-industriellen Komplexes hat keinerlei Kontrolle über das, was mit seinem Geld geschieht. Er kennt weder die Preise noch die Notwendigkeit der Leistungen, deren Qualität er ebenfalls zu kontrollieren nicht in der Lage ist. Und gesünder, je mehr er zahlt, wird er auch nicht. Auf allen Märkten gilt der Kunde als König. Im Gesundheitswesen ist er Bittsteller.

Ein Geschäft also, das nach herkömmlicher Definition eigentlich doppelt sittenwidrig sein müßte: zum einen wegen des Mangels an Kontrolle bei denjenigen, die es bezahlen, zum anderen, weil es auch noch unter Zwang zustande kommt. Die 53 Millionen Bundesbürger der alten und die 16 Millionen Bundesbürger der neuen Bundesländer werden überhaupt nicht gefragt, ob sie an dem Geschäft interessiert sind: Ihnen werden die Krankenversicherungsbeiträge einfach vom Arbeitsentgelt abgezogen und auf einen komplizierten Kreislauf geschickt, auf dem das Geld dank vieler verwaltender, regulierender und vor allem stets nach oben geöffneter Hände fortlaufend an Wert verliert.

Walter Krämer hat unser System der Gesetzlichen Krankenversicherung (GKV) deshalb mit einem Idiotenheim verglichen, in dem die Ärzte die Aufseher und die pharmazeutische und medizintechnische Industrie die Lieferanten sind. Keiner der Marktteilnehmer hat in dieser Konstellation an Reformen auch nur das geringste Interesse. Krämer: »Im aktuellen Krankenschein- und Sachleistungssystem hat der Beitragszahler vor allem den Mund zu halten. Mit dem Beitritt in eine gesetzliche Krankenkasse unterschreibt er seine gesundheitspolitische Entmündigung.«

Bei der Suche nach Ursachen dafür, daß Wettbewerb in unserem Gesundheitssystem zu so atypischen Folgen führt, stößt man bald auf jene Eigentümlichkeit, die einer der wesentlichen Mosaiksteine für das Verständnis der Kostendynamik sein dürfte: *Konkurrenz findet nur innerhalb, nie jedoch zwischen den Sektoren statt.* Denn bei aller Konkurrenz sind sich doch alle immer in einem Ziel einig: Das Volumen muß für alle größer werden. Deshalb konkurrieren Ärzte mit Ärzten, Medikamentenhersteller mit Medikamentenherstellern, Versicherungen mit anderen Versicherungen. Aber niemand konkurriert um das kostenoptimale Angebot für den Patienten.

Deshalb veranstaltet keine Versicherung Ausschreibungen für das preiswerteste Kontingent eines bestimmten Grundmedikaments; kein Arzt käme auf die Idee, durch wartungsvertragsähnliche Vereinbarungen mit seinen Patienten oder deren Arbeitgebern den Versicherungen das Geschäft mit der Risikoabsicherung streitig zu machen. Dabei wäre eine solche spartenübergreifende Konkurrenz durchaus denkbar. Seit langem ärgert es beispielsweise die Hersteller von diagnostischen Reagenzien, daß die Preise für ihre Testsubstanzen bis auf Pfennigbruchteile verfallen, während die Honoraraufwendungen der Krankenversicherung für das Ablesen der meist von Automaten durchgeführten Untersuchungen mehr als zwei Milliarden Mark ausmachen. Zwar streiten sich inzwischen Kassenärzte und Laborärzte um die Verteilung dieser Honorare. Zur wenigstens teilweisen Weitergabe der enormen Rationalisierungsgewinne an die Versichertengemeinschaft mußten die Automatenbetreiber jedoch erst per konzertierter Aktion von Blüm und Krankenkassen gezwungen werden. Denn so heftig auch immer die internen Verteilungskämpfe ausgetragen werden – nach außen wird der Honorarstreit als heldenhafter Kampf um die Freiberuflichkeit verkauft.

Wenn die Industrie, so die Parole, erst einmal Zuckerteste abliest, kann sie demnächst auch die Röntgenbilder selber machen. Zähneknirschend stellen sich die anderen Arztgruppen vor ihre Spitzenverdiener wie den Augsburger Labormulti Klaus Schottdorf, obwohl sie ihnen in Wirklichkeit selbst am meisten Dorn im Auge sind. Volkswirtschaftlich jedenfalls wäre es sinnvoll, die Laborautomatenbetreiber ebenfalls auf die Bahamas zu schicken zu den Bergleuten, Obstbauern und Airbus-Mechanikern. Die Kosteneinsparung wäre gewaltig.

Welche Rationalisierungsreserven unser System ohne qualitative Einbußen bietet, zeigt das amerikanische Beispiel der »Health Maintenance Organizations« (HMOs). Sie basieren darauf, daß Betriebe Pauschalverträge mit Ärzten aller Fachgebiete abschließen, mit denen die Betreuung ihrer Mitarbeiter sichergestellt wird. Diese Abmachungen kosten bei gleicher Betreuungsqualität in aller Regel deutlich weniger, als an Versicherungsbeiträgen für die Arbeitnehmer bezahlt werden müßte. Wichtigster Unterschied: Die ärztlichen Behandlungen werden als ganz normale Dienstleistungen von örtlichen Praxen eingekauft, die um diese Aufträge konkurrieren müssen. Und durch diesen Wettbewerb sinken nicht nur die Preise – die beauftragten Ärzte sind auch daran interessiert, ein Maximum an diagnostischer und therapeutischer Qualität zu optimalen betriebswirtschaftlichen Bedingungen sicherzustellen. Denn wenn der diagnostische oder therapeutische Aufwand zu hoch wird, macht die pauschal beauftragte Praxis Verlust. Wird an der Qualität oder an der Betreuung aber zuviel gespart, werden die Patienten unzufrieden, und der Auftrag geht in der nächsten Periode verloren.

Kein Wunder also, daß unsere ärztlichen Standesfunktionäre sich geradezu hysterisch gegen jegliche Überlegungen sperren, solche oder ähnliche Betriebsformen auch in der Bundesrepublik einzuführen. Erstaunlicherweise werden diese Modelle stets als Anschlag auf die Freiberuflichkeit des Arztes denunziert. Dabei sind niedergelassene Ärzte die einzigen Freiberufler, die nicht in Ausschreibungen konkurrieren. In großen Architekturbüros beispielsweise sind die besten Mitarbeiter ausschließlich damit beschäftigt, bei attraktiven Ausschreibungen Entwürfe und Kostenberechnungen zu präsentieren, um Bauaufträge zu erhalten. Worin, so mag man sich fragen, liegt eigentlich der Unterschied zwischen der Verantwortung für Architektur, Konstruktion, Statik und Bauleitung einer Kongreßhalle für 200 Millionen Mark und der Verantwortung für die gesundheitliche Betreuung von 2000 Mitarbeitern eines mittelständischen Unternehmens? Warum also die Angst vor der spartenübergreifenden Konkurrenz im Gesundheitswesen?

Machen wir uns nichts vor: Unser Gesundheitssystem stellt nichts anderes dar als ein schulbuchmäßiges Kartell. Und Kartelle müssen nach innen wie nach außen stramm geführt und gegen Abweichler mit Nachdruck durchgesetzt werden. Das bekommen beispielsweise in dieser Zeit besonders die Ärzte in der ehemaligen DDR zu spüren: Während die Politiker einer zumindest einstweiligen Beibehaltung der Polikliniken, auf die das bisherige Gesundheitssystem in den neuen Bundesländern gegründet war, nicht prinzipiell ablehnend gegenüberstanden, vertreten gerade die ärztlichen Standesfunktionäre hier Positionen von großer Rigorosität. Ginge es nach manchen unserer westdeutschen Ärztefunktionäre, würden alle Polikliniken in der ehemaligen DDR sofort geschlossen. Von den rund 16 000 Ärzten würden 5000 jüngere in die Unikliniken und Stadtkrankenhäuser übernommen, 5000 Ärzte mittleren Alters niedergelassene Praxen gründen und die restlichen 6000 entlassen. Grund für die rigorose Politik seitens ärztlicher Standesfunktionäre: Durch die Polikliniken könnte ein Experimentierfeld für neue ärztliche Kooperationsformen entstehen. Und das will niemand, zumindest nicht auf diese Weise. Sonst könnte das so gut organisierte und bislang so reibungslos funktionierende Kartell in Gefahr geraten.

Dies zu ändern hat übrigens auch kein Politiker, aus wohlverstandenem Selbsterhaltungstrieb, irgendein Interesse. Der letzte, der es versucht hat, Norbert Blüm, fand sich nach zwei Legislaturperioden in einem um sämtliche entscheidenden Kompetenzen erleichterten Rumpfministerium wieder. Von seiner Nachfolgerin, der zur Drucklegung dieses Buches noch im Amt befindlichen Gerda Hasselfeldt, sind ernsthafte Konzepte wie von Norbert Blüm nicht zu erwarten. Im Gegenteil: Frau Hasselfeldt wurde Gesundheitsministerin, gerade weil man von ihr keine unruhestiftenden Sparprogramme erwartet.

Bei allen harschen Urteilen dieser Art muß man sich aber davor hüten, die möglicherweise verhängnisvollste Eigenheit unseres Gesundheitssystems zu übersehen, jene Malaise, die sich hinter der Fassade einer grandiosen Fehlkonstruktion verbirgt. Denn nicht die Entmündigung des Konsumenten ist das Hauptproblem – sie ließe sich mit einer Neuordnung der Rahmenbedingungen wohl in den Griff bekommen. Viel schlimmer ist, daß die Masse der Beitragszahler sich in der »gesundheitspolitischen Entmündigung«, wie Walter Krämer sie beklagt hat, aufs komfortabelste eingerichtet hat. Denn unser System nimmt den Beitragszahlern zwar die Möglichkeit der Kontrolle, aber es enthebt sie auch der lästigen Pflicht, sie ausüben zu müssen. Unser Sachleistungs- und Krankenscheinsystem ist vor allem eines: bequem. Und wie bei allen sozialistischen und artverwandten Systemen liegt auch in unserem Gesundheitswesen der eigentliche Schaden in den Fehlvorstellungen, die es im Kopf seiner Klienten erzeugt.

In der von diesen Klienten bereitwillig geduldeten Entmündigung führt der Sozialstaat stets auch vor, was der Konstanzer Mediziner und Soziologe Horst Baier die »Herrschaftsinstrumente des Sozialstaates« nennt: die Fürsorge und Betreuung. Sie sind die moderne Kandare, an die ein aus den Fugen geratener Sozialstaat seine vermeintlich aufgeklärten Bürger nimmt. Der postmoderne Bürger läßt sich dafür gängeln, daß er inmitten einer komplexen Lebenswirklichkeit wenigstens in einem Bereich des täglichen Lebens die Entscheidungen nicht selbst zu treffen braucht. Sie hat er an eine gigantische Verteilungsmaschinerie delegiert, die Gesundheit aus dem Privaten zum öffentlichen Gut erhebt. Der Bürger hält den Mund und zahlt für seinen Maulkorb auch noch einen zweifachen Preis: den finanziellen, denn bei der Umwandlung unserer Gesundheit von einem privaten in ein öffentliches Gut werden gigantische Ressourcen verbraucht, und den ideellen infolge der Gewöhnung an die Anspruchsmentalität, die er sich in keinem anderen Lebensbereich zu leisten vermag. Sie ist die einzige Möglichkeit für den Bürger, aus seiner Beteiligung am medizinisch-industriellen Komplex ein halbwegs erträgliches Geschäft zu machen: Er zahlt und fordert ohne Rücksicht auf die Konsequenzen.

Die beängstigenden Zahlen sind deshalb nur die eine Seite der Bilanz des medizinisch-industriellen Komplexes. Auf der anderen Seite steht die bedrückende Erkenntnis, daß der Bürger gerade deshalb soviel zahlt, weil ihm das Gesundheitswesen als Insel der halbstaatlichen Bevormundung inmitten einer knallharten Leistungsgesellschaft so gemütlich vorkommt. Nach dem Zweiten Weltkrieg haben die Deutschen in beeindruckender Weise gelernt, die Demokratie individualistischer Prägung zu hoher Blüte zu entwickeln. Nur im Gesundheitswesen, da dürfen sie noch einmal richtig Untertan sein.

Die Gesetzliche Krankenversicherung und die Parabel von Fietes Kneipe

Oder:

Warum Umverteilungssysteme immer teurer werden

Nehmen wir einmal an, »Fietes Kneipe« in Keitum habe 400 regelmäßig erscheinende Stammgäste und monatliche Kosten für Fisch, Brot, Bier, Strom und Heizung von 20 000 Mark. Fiete ist bei allen im Dorf sehr beliebt. Leider geht das Geschäft aber saisonbedingt so unregelmäßig, daß Fiete die Kneipe zumachen und zu seinem Schwager umsiedeln will, der in Rauderfehn eine Hühnerfarm betreibt. Davon hört der Gemeinderat, der Fiete in seiner Eigenschaft als einzigen gastronomischen Betrieb unbedingt im Ort halten will. Nach einer Sondersitzung bietet der Rat ihm an, die 20 000 Mark an monatlichen Kosten plus 2000 Mark als Monatslohn für Fiete dadurch sicherzustellen, daß alle 400 Stammgäste monatlich 55 Mark bezahlen und dafür bei Fiete weiterhin essen und trinken können. Damit es mit der Umlage und der Zahlung auch pünktlich klappt, wird mit dem einzigen Arbeitgeber am Ort vereinbart, daß er seinen Leuten die Monatsprämie immer gleich vom Lohn abzieht. Fiete willigt, obwohl zutiefst skeptisch, in das Geschäft ein – für drei Monate auf Probe. Rechts und links neben Fietes Kneipentür werden Schilder angebracht. Auf dem linken steht »Freibier und freies Essen für Mitglieder!« und auf dem rechten »Monatsbeitrag 55 Mark«.

In der ersten Woche läuft alles wie normal: Es kommen Gäste, die jetzt Mitglieder heißen, und sie essen und trinken wie vorher auch. Der einzige Unterschied ist, daß sie ihren Mitgliedsausweis vorzeigen und nicht mehr beim Kellner zu bezahlen brauchen. Auf der Speisekarte stehen auch keine Preise mehr, die ja ohnehin keinen mehr interessieren. In der zweiten Woche stellt Fiete fest, daß die Kneipe wesentlich voller ist als sonst. Es erscheinen plötzlich Leute, die er schon lange nicht mehr gesehen hat, und viele davon bringen auch noch ihre Kinder mit, selbst wenn es abends schon etwas später ist. Und die, die früher immer nur eine Suppe gegessen haben, nehmen jetzt mindestens drei Gänge, auch wenn ihnen jedesmal fast schlecht wird. In der dritten Woche muß Fiete weitere Stühle und Tische dazu- und einen zusätzlichen Kellner einstellen; die Kneipe ist jetzt jeden Tag gerammelt voll, und wenn Fiete aufschließt, steht draußen immer schon eine Schlange. In der vierten Woche fällt Fiete auf, wie viele alte Leute in seine Kneipe kommen, deren Kinder in Urlaub gefahren sind und ihnen geraten haben, zu Fiete zu gehen, sobald er das Lokal öffne. Dort gebe es nicht nur Gesellschaft und immer was zu essen; die Räume seien auch geheizt, und außerdem habe man schließlich Beitrag bezahlt. In der fünften Woche hat Fiete nur noch ein einziges Gericht auf dem Plan: Brathering. Für Scholle und Kabeljau, früher immer auf der Karte und besonders lecker, muß man sich jetzt in lange Wartelisten eintragen. Böse Zungen behaupten auch, das Essen sei viel schlechter geworden bei Fiete und schmecke irgendwie immer fader. In der sechsten Woche beantragt Fiete eine sofortige und vor allem rückwirkende Erhöhung der Monatsbeiträge: Es werde viel mehr gegessen, und vor allem brauche er zusätzliches Personal. Bleiben könne es beim zehnprozentigen Aufschlag auf die Kosten für ihn, er sei ja kein Halsabschneider. Fortan beträgt der Mitgliedsbeitrag 85 Mark. Niemand protestiert.

Nach einem Jahr ist Fiete nur noch selten in seiner Kneipe, in der nach zweimaligem Umbau und Erweiterung jetzt fast alle Einwohner von Keitum gleichzeitig Platz haben. Es ist nun jeden Mittag und jeden Abend, egal an welchem Wochentag, brechend voll. Viele Leute bestellen zwei Portionen und lassen sich den Rest einpacken; sie können zwar nicht alles essen und müssen vieles wegwerfen; aber schließlich geben die Leute jetzt fast ein Fünftel ihres Monatslohns ab, und davon wollen sie etwas haben.

Fiete hat jetzt auch den Dorfkrug in Morsum, die Deichschänke in Tinnum und das »Alte Gasthaus« in Munkmarschen übernommen und, da alles so gut läuft, mittlerweile sogar eine Kette von Haushaltswarenläden aufgemacht. Die funktionieren ebenfalls nach dem Umlageverfahren und laufen auf Anhieb glänzend. Dort gibt es Heckenscheren, Teesiebe und was man sonst noch braucht.

Um alles gut zu regeln und um die Verhandlungen über die Prämien mit den Gemeinderäten zu führen, beschäftigt Fiete fortan einen Diplom-Volkswirt mit Doktortitel, der als erste Amtshandlung die »Fiete Verwaltungsgesellschaft GmbH & Co KG« gegründet hat. Er kündigt an, daß es nur noch zwei Jahre dauern soll, bis die Gesellschaft zur Finanzierung ihres ehrgeizigen Filialisierungsprogramms an die Börse geht. Die Einwohner von Keitum geben mittlerweile 40 Prozent ihres verfügbaren Einkommens ab. Fiete trägt jetzt Hornbrille. Er ist ein reicher Mann geworden.

Interessen und Interessenten

Pharmaindustrie: Die heimliche Weltmacht

Wenn Deutschlands Pharmaindustrie auf etwas Wert legt, dann auf gute Kontakte. Wie keine andere Branche beherrschen die Produzenten von Pillen und Pasten das Marketing nach innen wie nach außen. Zwei Zielgruppen liegen den Pharmaherstellern besonders am Herzen: Ärzte und Politiker. Denn beide treffen Entscheidungen von milliardenschwerer Bedeutung. Die einen bewegen mit ihren rund 800 000 Rezepten pro Tag einen jährlichen Medikamentenberg in die deutschen Arzneimittelschränkchen, dessen Wert dem Jahresumsatz der Deutschen Bundesbahn entspricht. Und die anderen sollen dafür sorgen, daß dies trotz mancherlei Verstimmungen der letzten Zeit ein für alle Beteiligten einträgliches Geschäft bleibt.

Die mit ausdauernder Sorgfalt betriebene pharmazeutische Landschaftspflege obliegt einem flächendeckend organisierten Heer von 15 000 Pharmareferenten in der Provinz und einer generalstabsmäßig organisierten Lobby am Regierungssitz vor Ort. Keine andere Interessenvertretung, so jammern Bundestagsabgeordnete, verbreite im Bonner »Langen Eugen«, im Konrad-Adenauer-Haus oder in der SPD-Baracke mehr Angst und Schrecken als die Herren vom Bundesverband der Pharmazeutischen Industrie nebst assoziierten Untergliederungen und Instituten. Keine Lobby, ob Verteidigung, Energie oder Maschinenbau, hat sich mit der Gesetzgebungsmaschinerie so intensiv auseinandergesetzt und weiß sie so abgestuft zu beeinflussen.

Kein Wunder. Das Stichwort »Pharma« läßt bei deutschen

Politikern eine Menge Warnlampen aufleuchten: drei nahezu allmächtige Konzerne auf der einen, über tausend mittelständische Familienunternehmen auf der anderen Seite, Hunderttausende von Arbeitsplätzen, Milliarden Mark an Gewerbesteuern, entscheidende Anteile an der Außenhandelsbilanz, die Zukunft der Industrieforschung in Deutschland. Von den acht größten Unternehmen dieses Landes widmen sich drei der Chemie und Pharmazie.

BASF, Hoechst und Bayer sind die Zapfen, um die sich der medizinisch-industrielle Komplex in Deutschland dreht. Jeder dieser drei Mammutkonzerne beschäftigt allein fast so viele Mitarbeiter wie die Autobauer BMW, Opel und Ford zusammen. Die schiere Größe flößt Respekt ein. Die Landesregierung in Rheinland-Pfalz weiß, was sie an ihrer BASF in Ludwigshafen hat: die größte Industrieanlage Europas und einen der potentesten Gewerbesteuerzahler der Republik. Wenn sich der Bayer-Vorstandsvorsitzende beim Rundfunk-Intendanten Friedrich Nowottny über pharmafeindliche Berichterstattung beschwert, überlegt sich der Medienmann die Antwort vermutlich sehr genau: Die Leverkusener zahlen mehr WDR-Hörern das Gehalt als die Ruhrgebiets-Konzerne Ruhrkohle AG und Friedrich Krupp zusammen. Aber Zeche und wohl auch Westdeutscher Rundfunk haben die goldenen Zeiten hinter sich, während die Zukunft für Bayer gerade erst begonnen hat.

Mit der Siegerpose in der Beletage der deutschen Industrie geht ein Standing auf den Weltmärkten einher, das deutschen Außenhandelspolitikern noch immer die Brust vor Stolz schwellen läßt. Fast die Hälfte der deutschen Pharmaproduktion wird in alle Welt exportiert. Hoechst und Bayer spielen nicht nur in Deutschland ganz vorne mit, sondern auch im Konzert der acht größten Pharmahersteller der Welt. Und zwar fast mit links: Während der Welt-Marktführer American Home Products sich zu 60 und der amerikanische Pharmakonzern Merck sogar zu 75 Umsatzprozent auf Arzneimittel konzentrieren, entfallen bei Hoechst nur 16 und bei

Bayer bloße 12 Prozent der Umsätze auf die Pharmasparte. Farben und Lacke, Dünger und Halbleiter, von der Grundchemikalie bis zur Informationstechnik – die »großen Drei« produzieren alles, »wenn es nur irgendwie nach Chemie riecht« (Wirtschaftswoche).

Arzneimittel sind mehr das Hobby der deutschen Chemiegiganten, ein ungewöhnlich lukratives Hobby allerdings. Zweistellige Umsatzrenditen, in Industriebereichen normalerweise undenkbar, waren in der Vergangenheit für die Pharmabereiche der großen Konzerne an der Tagesordnung. Allein mit dem Herzmedikament Adalat® erzielte Bayer 1990 mit über zwei Milliarden Mark mehr als zwei Drittel des Jahresumsatzes der Stuttgarter Porsche AG und mehr als die Hälfte des Jahresumsatzes der Mannesmann-Röhren-Werke AG. Wäre Adalat® eine Firma, läge sie nur knapp unterhalb der Aufnahmegrenze in die Liste der »hundert größten Industrieunternehmen«, die die »FAZ« alljährlich publiziert.

Die enorme Ertragskraft der Pharmasparten erlaubt den Chemiekonzernen nicht nur, ihren Mitarbeitern neben Spitzengehältern die Geborgenheit der großen Familie zu garantieren: Mitarbeiterchöre, firmeneigene Symphonieorchester oder Fußballmannschaften, preiswerte Werkswohnungen, Betriebskindergärten, Belegschaftsaktien oder hauseigene Kreditkarten setzen im Personalmanagement den deutschen Industriestandard. Die stetig zunehmenden Pharmaerlöse vermögen auch Ertragseinbrüche komfortabel abzufedern, die, bedingt durch Rohstoffverknappungen oder Überkapazitäten von Basischemikalien, den Boomjahren in der chemischen Industrie zyklisch folgen.

So strahlend die Branche sich in ihrer wirtschaftlichen Leistungskraft präsentiert, so übergangslos wechselt sie die Rolle, sobald ein Kritiker die schüchterne Stimme erhebt. Dann verwandeln sich die sonst so soignierten Herren vom Bundesverband der Pharmazeutischen Industrie in einen »schrillen Chor der Klageweiber«, wie das Hamburger »Manager Magazin« tadelte, oder schlagen »hysterische Purzelbäume«, wie der Mediziner und Pharma-Marketingspezialist Harald Friesewinkel befand. An pathetischem Vokabular herrscht dabei kein Mangel. Selbst in den zaghaftesten Kostendämpfungsvorschlägen sehen Pharmariesen die »Summierung von Grausamkeiten« oder »Folterinstrumente«, während der vormals für das Gesundheitswesen zuständige Bundesminister Norbert Blüm zum »Hieronymus Bosch der Sozialpolitik« avanciert.

Hieronymus Blüm ist diese Schelte nicht gut bekommen. Sein Versuch, sich mit der Pharmaindustrie ernsthaft anzulegen, kostete ihn nicht nur Amt und Kompetenzen – die im Gesundheitswesen übliche Kostenexplosion ergriff diesmal sogar noch die an der Dämpfung beteiligten Ministerien selbst. Sie wurden in drei Teile zerlegt, wobei die Zahl der Minister- und Staatssekretärsposten im gleichen Maße stieg, wie der politische Einfluß abnahm. Die Zuständigkeit für das Gesundheitsreformgesetz wurde in das Rumpf-Gesundheitsministerium verschoben, mit dessen Leitung die CSU-Politikerin Gerda Hasselfeldt betraut.

Schon deren Berufung in das Bauministerium hatte in der vorherigen Legislaturperiode große, wenn auch die einzige Überraschung ausgelöst. Der an der Gestaltung des Gesundheitsreformgesetzes maßgeblich beteiligte Abteilungsleiter Karl Jung, auf der Abschußliste der Pharmaindustrie bislang die Nummer zwei gleich hinter Blüm, durfte sich forthin nur noch mit Rehabilitation und Pflegeversicherung beschäftigen. Die personellen Rochaden wurden von der Bonner Pharma-Lobby begeistert gefeiert. »Wir haben zwar nicht die Champagnerkorken knallen lassen, als Blüm seine Zuständigkeit für uns verlor«, freute sich Professor Frank Münnich, Chef der von sieben führenden Pharmafirmen finanzierten Medizinisch-Pharmazeutischen Studiengesellschaft (MPS) in Bonn, »aber mit Frau Hasselfeldt können wir reden.«

Andere können noch nicht einmal das. In ihrem neuen Amt bestätigt sich Frau Hasselfeldt nämlich als gesundheitspolitisches Phantom der Oper. Bei Ärztekongressen, zu denen sie als Rednerin geladen ist, taucht sie meist zu spät und unvermittelt auf dem Podium auf, liest Waschzettel mit bekannten Positionen vor und verläßt bei der ersten Diskussionsfrage fluchtartig wieder den Saal. Zurück bleibt eine regelmäßig konsternierte ärztliche Versammlung, die für ihre Stellungnahmen auch noch den letzten Adressaten verloren zu haben glaubt.

Als sei das Haus damit nicht genug gestraft, wurde in das Gesundheitsministerium auch noch die ehemalige DDR-Volkskammerpräsidentin und Radiologin Sabine Bergmann-Pohl abgeschoben, die seit der Wende im Jahre 1989 vornehmlich durch ihr Faible für Mode aufgefallen ist. Als Aufpasser stellte Helmut Kohl dem Damenduo seinen ihm treu ergebenen ehemaligen Sozialreferenten Baldur Wagner als weiteren Staatssekretär an die Seite. Seitdem herrscht im Bundesministerium für Gesundheit, was Attacken gegen die pharmazeutische Industrie anbelangt, verläßliche Funkstille.

Dabei gibt es im Hinblick auf den deutschen Pharmamarkt nach wie vor reichlich Anlaß zur Beschwerde. Selbst der zu zurückhaltenden Äußerungen neigende Sachverständigenrat der Konzertierten Aktion im Gesundheitswesen beklagt in seinem 88er Gutachten wesentliche »Steuerungsmängel«: Vom »eingeschränkten Wettbewerb auf dem Arzneimittelmarkt« und der »geringen Markttransparenz« über die »Verordnung zu vieler, zu teurer und nicht selten unwirksamer Arzneimittel« bis zum »fehlenden Instrumentarium für die Durchsetzung des Wirtschaftlichkeitsgebotes« reicht die Litanei der sachverständigen Beschwerden.

Nirgendwo sonst nämlich wird die Wandlung der Medizin von der ärztlichen Heilkunst zum multinationalen Mega-Busineß deutlicher als in der pharmazeutischen Industrie, dem Herz und Motor des medizinisch-industriellen Komplexes. Mehr als 22 Milliarden Mark sind 1991 für Tabletten, Pillen, Zäpfchen, Tinkturen und Salben in der Bundesrepublik allein zu Lasten der Gesetzlichen Krankenversicherung ausgegeben worden. Für die Hersteller hat es sich gelohnt:

Nirgendwo auf der Welt sind Medikamente so teuer wie in der Bundesrepublik Deutschland. Gemessen an den Pharmapreisen ist die Republik eine Mischung aus Fifth Avenue, Champs-Élysées und Züricher Bahnhofstraße.

Zur Pflege der guten Geschäfte achtet die Pharmaindustrie auf die engstmögliche Verzahnung mit der klinischen Medizin. In einer Art werblichen Klammergriffs werden die Ärzte in Kliniken und eigenen Praxen in einer Intensität bearbeitet, die sich keine andere Branche leisten kann. Mehr als 400 Fachzeitschriften, viele von ihnen komplett von der Industrie ausgehalten, sollen den Kassenarzt informieren, auf den im Schnitt 13,1 dieser Blätter pro Woche niederrieseln. Die meisten tragen wenig zum pharmakologischen Verständnis bei und werfen allenfalls Schlaglichter auf einen beim besten Willen nicht mehr überschaubaren Präparatedschungel. Aber auch wer nicht liest, bleibt von werblicher Zuwendung nicht verschont. Bis zu fünfmal pro Tag erhält jeder niedergelassene Doktor Vertreterbesuch.

Auf fünf Kassenärzte kommt ein Pharmareferent, der die Rezepte schreibende Hand des Arztes vor dem Erlahmen bewahren soll. Ein solcher Besuch, so haben die Marketingstrategen ausgerechnet, kostet 150 Mark und lohnt sich dennoch: Die ganz Hartgesottenen unter den Pharmareferenten bringen es auf bis zu 2,3 Millionen Mark Umsatz pro Jahr. Für fast jeden Mittwoch- oder Freitagabend gibt es Einladungen zu Fortbildungsveranstaltungen mit anschließendem Abendessen – selbstverständlich zu Lasten der Industrie. Wer eine sehr große Praxis betreibt, braucht sich um die Reisekosten zu internationalen Kongressen nicht mehr zu sorgen, und selbstverständlich darf die Gattin mitfliegen. Mancher Arzt genießt bei der Lufthansa schon fast Vielflieger-Status, bevor er durch Zufall entdeckt, daß ein Linienflug nach New York 3700 Mark kostet.

Doch bei aller fürsorglichen Belagerung ist sich kaum einer der Umworbenen darüber im klaren, wie dicht bei jeder ärztlichen Verrichtung die Pharmaindustrie als Schattenpartner hinter ihm steht und wieviel er dafür zu zahlen hat. Auf jeden Hundertmarkschein an Honoraren für ärztliche Bemühungen kommen 80 Mark Umsatz für die pharmazeutische Industrie. Der Kontakt zum niedergelassenen Arzt wäre für die Pharmahersteller selbst dann noch lohnend, wenn sie die komplette Einrichtung und Miete der Praxis übernehmen und dem Kassenarzt kostenlos zur Verfügung stellen müßten – nahezu die Hälfte dessen, was der ärztliche Partner in seiner Praxis an Umsatz verbucht oder Aufwendungen veranlaßt, geht ohnehin auf ihre Rechnung.

Den Einflüsterungen der Marketing-Profis aus den Werbeetagen der Pharmaindustrie stehen die Ärzte hilflos gegenüber. Denn spätestens in der Praxis rächt sich das Ausbildungsdefizit, das von Kritikern der Approbationsordnung für Ärzte (AOÄ) seit langer Zeit beklagt wird: Die pharmakologische Ausbildung kommt im Medizinstudium chronisch zu kurz.

Viele Professoren des Fachbereichs Medizin vermitteln bis heute ihren Studenten den Eindruck, die Lehre von den Arzneimitteln, ihren Wirkungen und Wechselwirkungen sei für Ärzte eigentlich ein Thema zweiter Klasse und allenfalls für Forscher oder Apotheker interessant. Insbesondere die wirtschaftlichen Auswirkungen von Arzneimittelverordnungen waren in den Hörsälen der medizinischen Fakultäten bislang kaum der Rede wert. Zwar wurde 1978 die Pharmakologie durch Einführung zweier Pflichtkurse aufgewertet. Aber an vielen Universitäten findet dieser Kurs der Überfüllung wegen als Vorlesung statt, die mancher nur vom Flur aus hört. In der Prüfung werden den angehenden Ärzten nach dem Multiple-choice-System isolierte Detailfakten, nicht aber die Kenntnis pharmakologischer Zusammenhänge abverlangt. Und die Allgemeinmedizin, wichtigste ärztliche Relaisstation bei der Steuerung des pharmazeutischen Milliardenstromes, führt in den auf die Spitze des wissenschaftlichen Fortschritts orientierten Universitäten ohnehin ein Schattendasein. So kommt es, daß »Allgemein-Ärzte« im Verlauf einer 30jährigen Praxistätigkeit Pharmaumsätze von mehr als 40 Millionen Mark im Blindflug steuern, ohne die wirtschaftlichen Auswirkungen auch nur annähernd zu durchschauen.

Der gesundheitspolitischen Naivität leisten weitere Eigentümlichkeiten der Medizinerausbildung Vorschub. So erfreuen sich Hersteller etablierter Medikamente eines werblichen Vorteils, der bei normalen Markenartikeln als seltener Glücksfall gilt: Die meisten Mediziner kennen bei Arzneimitteln nur den pharmazeutischen Markennamen, nicht aber den »generic name«, also die Bezeichnung der pharmakologischen Grundsubstanz. So wie der Verbraucher »Polaroid« sagt, wenn er eine Sofortbildkamera meint, sagen viele Ärzte nicht, wie es wissenschaftlich korrekt wäre, »Diazepam«, sondern Valium®. Dadurch wird nicht nur eine Markenbindung von außerordentlicher Festigkeit geschaffen, sondern gleichzeitig auch das kostensenkende Bewußtsein vernebelt, daß Valium zwar das bekannteste, aber keineswegs einzige Diazepam-Präparat ist. Vor allen Dingen ist es keineswegs das billigste: Das erfolgreichste Nachahmerpräparat Diazepam ratiopharm kostet per Tagesdosis 18 Pfennig, das Original-Valium mit 57 Pfennig per Tagesdosis dreimal soviel, ohne daß zwischen beiden Präparaten wesentliche Unterschiede in der Bioverfügbarkeit zu erwarten wären. Trotz des enormen Preisunterschieds hält sich Valium® aber an der Spitze der Umsatzstatistik bei den Diazepamen. Die Markentreue der Ärzte nur zu diesem einen Präparat hat die Gesetzliche Krankenversicherung allein im Jahre 1989 mehr als 5,2 Millionen Mark gekostet.

In ihrer Ausbildung in der Universitätsklinik oder im Krankenhaus werden die jungen Ärzte überdies konsequent auf medikamentöse Gleise gesetzt, die mancher in der eigenen Praxis nur mehr ungern verläßt. Häufig werden die Therapieschemata weitergeführt, die man im Krankenhaus erlernt und mit denen man, was noch wichtiger ist, seine Erfahrungen gesammelt hat. Angesichts der Tatsache, daß der Chefarzt eines größeren Krankenhauses in seiner Laufbahn rund 200

Fachärzte ausbildet und hinsichtlich ihres Verordnungsverhaltens prägt, wird das außerordentliche Interesse der Pharmaindustrie an diesen Schlüsselstellen deutlich.

Es gilt zum einen den Chefärzten, zum anderen den Krankenhäusern als medikamentösen Hauptumschlagsplätzen. Die Chefärzte werden in ihrer Eigenschaft als »Opinionleader« umworben wie keine andere Arztgruppe, und auf die Krankenhausapotheken werden die Profis unter den Pharmareferenten angesetzt. Sie wissen, daß jeder Abschluß doppelten Nutzen bringt: Das Präparat wird nicht nur in die Klinik, sondern auch in die ärztliche Weiterbildung eingeführt. Deshalb wird mit Preislisten hantiert, auf denen die Rabatte fast ins Bodenlose fallen.

Die scheinbar grenzenlose Kulanz, über die sich mancher Krankenhausapotheker freut, hat allerdings einen wohlberechneten Zweck. Die Assistenzärzte der Klinik erhalten beim Blick auf die Klinikpackungen systematisch verzerrte Preisinformationen, um in der eigenen Praxis dann eine kostenträchtige Überraschung zu erleben. Da gelten die stark reduzierten Klinikpreise für Medikamente nicht mehr, und die wahre Rechnung wird zu Lasten der Gesetzlichen Krankenversicherung fällig. Die Weiterbildung eines Arztes zum Facharzt mitsamt der klinischen Niedrigpreis-Suggestion dauert vier bis sechs Jahre. Etwa 30 Jahre währt die anschließende Verordnungskarriere eines Kassenarztes.

Gerät dessen Grundausstattung an Verordnungsregeln einmal ins Rutschen, gibt es bald kein Halten mehr. In einer vielbeachteten Studie (»Dortmunder Transparenz-Studie«) stellte sich heraus, daß Allgemeinärzte und Internisten im Durchschnitt pro Quartal über 570 verschiedene Medikamente verordnen. Der Spitzenreiter hatte sogar mehr als 1100 verschiedene Präparatenamen auf seine Rezepte geschrieben – Ausdruck einer Wahllosigkeit, die nur den Mangel an pharmakologischen Kenntnissen beweist.

Die direkte Interdependenz von Arzthonoraren und Pharmaumsätzen hat schon vor einigen Jahren zu der Überlegung geführt, dem Arzt das Arzneimittelbudget mitsamt Honorar zu überweisen, um dann jede Medikamentenverordnung zu seinen Lasten gehen zu lassen. Dadurch würde der Arzt zweifelsohne zu sparsamer Verordnung angehalten, der reflexartige Griff zum Rezeptblock verlangsamt. Aber dieses Regelungsmodell wird nicht nur seitens der Industrie mit dem Hinweis auf mögliche ethische Konfliktsituationen des Arztes verworfen. Er müsse dann ja, so das Argument, bei jeder Verordnung abwägen zwischen seinem eigenen finanziellen und dem gesundheitlichen Interesse des Patienten – als ob es diesen Konflikt nicht in allen Arztpraxen ohnehin überreichlich gäbe.

Jedem Arzt schwant natürlich, daß es auf dem Sektor der medikamentösen Therapie nicht um Details von Kosten und Verordnungszahlen geht, sondern um grundsätzliche Tendenzen, die mancher nicht mehr in Einklang mit seinem Selbstverständnis zu bringen vermag. Zwar weiß jeder Arzt, daß Medikamente unverzichtbare Instrumente ärztlichen Handelns sind und bei richtigem Einsatz ein besseres Kosten-Nutzen-Verhältnis aufweisen als die operative Therapie oder der stationäre Aufenthalt. Ebenso unbestritten ist, daß der pharmakologische Fortschritt die Prophylaxe oder gar Ausrottung der großen Seuchen wie Diphtherie, Pest, Pocken und Cholera ermöglicht hat. Genauso fest steht aber auch, daß mancher mögliche Erfolg durch das erste Hauptproblem des Pharmaeinsatzes wieder zunichte gemacht wird: die hemmungs- und bedenkenlose Übertherapie.

Das Kind wird antibiotisch »abgedeckt«, wenn es nur zwei Tage Fieber hat, der übergewichtige Diabetiker erhält sein Euglucon® auch ohne die eigentlich notwendige energische Diätberatung. Die gemeine Grippe des Erwachsenen ist, obwohl kein medikamentöses Thema, gleichwohl ein pharmazeutisches Milliardengrab. Genau 817,2 Millionen Mark haben die Gesetzlichen Krankenversicherungen allein im Jahre 1989 für die Indikationsgruppe der Husten- und schleimlösenden Mittel (»Antitussiva und Expektorantien«) bezahlen müssen. Der Pharmakologe Björn Lemmer kommt bei der Bewertung dieser Arzneimittelgruppe zu einem deprimierenden Ergebnis. Nur ein Prozent dieser Verordnungen, so der Professor am Zentrum der Pharmakologie der Universität Frankfurt, entfällt »auf die therapeutisch sinnvollen Monopräparate der Antitussiva«. Das meiste vom Rest hätte man sich sparen und den Patienten dennoch besser helfen können. Denn die häufigste Ursache des chronischen Hustens ist nach wie vor das Rauchen, und wenn man einem Raucher den Husten mit Tabletten austreiben will, addiert man nur zwei schädigende Substanzen, wo das Weglassen beider die einzig sinnvolle Maßnahme wäre. Und die beste schleimlösende Therapie, auch das weiß jeder Praktiker, besteht nicht aus Medikamenten, sondern in literweiser Zufuhr von Flüssigkeit. Der medikamentöse Holzhammer bei Husten ist ein banales, die übermäßige Chemotherapie bei Krebspatienten ein tragisches Beispiel dafür, daß die Medizin beim Pilleneinsatz das Maß verloren hat.

Fast wie eine Anklage liest sich, was der Sachverständigenrat in seinem Gutachten 1990 zu diesem Thema ausführt. Bösartige Tumoren folgen in der Rangfolge der häufigsten Todesursachen nach den Herz-Kreislauf-Erkrankungen (ca. 50 Prozent) mit ca. 25 Prozent an zweiter Stelle. Die Fortschritte der bildgebenden Diagnostik durch Computer-(CT)- oder Kernspintomographie (MRT) und Ultraschall haben eine genauere Stadieneinteilung, eine bessere Lokalisation und teilweise auch die frühere Erkennung bösartiger Geschwülste, sogenannter Malignome, möglich gemacht. Dennoch gibt es trotz großer Fortschritte auch bei den therapeutischen Verfahren wie den Tumor-Operationen nach wie vor nur eine begrenzte Zahl von möglichen Heilungen. Da die Krebsursachen nicht bekannt sind, können in der Krebstherapie immer nur die Symptome bekämpft werden: Dem Patienten kann meist nur Linderung verschafft werden. Allenfalls möglich ist eine Lebensverlängerung oder zumindest Verbesserung der Lebensqualität.

Neben die klassischen Verfahren der Chirurgie und Strahlentherapie trat im Laufe der Zeit die Chemotherapie mit den sogenannten Zytostatika, die sich, anfänglich nur bei hoffnungslosen Fällen angewandt, schnell zu einer eigenständigen Therapieform entwickelte. Bei bestimmten Leukämieformen oder manchen Keimzelltumoren ermöglicht die Chemotherapie sogar eine Heilung, hauptsächlich eingesetzt wird sie aber vor allem als begleitende Behandlung vor oder nach einer Operation oder Strahlentherapie.

Die unabweisbaren Vorteile dieser brachialsten aller medikamentösen Therapieformen müssen mit enormen Nebenwirkungen bezahlt werden. Als »Zellgifte« schädigen Zytostatika besonders Gewebe mit hoher Zellteilungsrate, neben den Tumorzellen also auch Darm- und Blutzellen. Keine andere Medikamentengruppe verlangt eine solche Sorgfalt in der Auswahl, Dosierung und Überwachung, bei keiner anderen Medikamentengruppe ist die therapeutische Breite, also der Sicherheitsabstand zwischen wirksamer und toxischer Dosierung, so gering. Keine andere Therapie belastet den Patienten physisch und psychisch so stark.

Dennoch werden laufend inoperable Karzinome und andere bösartige Tumoren chemotherapeutisch behandelt, bei denen selbst für eine kurze Lebensverlängerung keine Chancen mehr gegeben sind. In einer aufsehenerregenden Studie konnte Ulrich Abel 1989 nachweisen, daß abgesehen von wenigen Tumoren wie dem kleinzelligen Bronchialkarzinom keine Beweise für eine Lebensverlängerung durch Chemotherapie bei fortgeschrittenen epithelialen (griech., der obersten Zellschicht der Haut) Tumoren vorliegen. Diese Tumoren machen 80 Prozent aller Krebstodesfälle aus. Die positive Einschätzung der Chemotherapie in der Fachliteratur führt Abel auf »mannigfaltige Fehlinterpretationen« zurück. Keinen wissenschaftlichen Grund gibt es nach Meinung des Forschers für eine chemotherapeutische Behandlung von Patienten mit fortgeschrittenen epithelialen Malignomen in der beschwerdefreien Zeit.

An der Chemotherapie kann somit musterhaft aufgezeigt werden, wie eine bei richtigem Einsatz segensreiche medikamentöse Therapie durch Übermaß zur bloßen Inhumanität verkommt. Denn in der falsch eingesetzten Chemotherapie wird der unrettbare Patient einerseits durch die Verwechslung von Therapieerfolg und Spontanremission in falsche Hoffnung versetzt; andererseits werden die Krebskranken so belastet, daß mancher die Therapie abbricht, sich von der klinischen Medizin insgesamt ab- und alternativen Heilmethoden beim Heilpraktiker zuwendet. Der Sachverständigenrat sieht im Ausufern der Chemotherapie sogar eine unter vielen Ursachen für die akute Pflegekrise in den deutschen Krankenhäusern: »Wachsende Zweifel am Sinn von Teilbereichen des Medizinbetriebes und die Einsicht in die Zwecklosigkeit vieler Maßnahmen« trieben die Schwestern aus den Kliniken und hielten den Nachwuchs fern.

Besonders problematische Wirkung zeitigt die medikamentöse Übertherapie bei denjenigen, die immer mehr zur Hauptklientel des medizinisch-industriellen Komplexes werden – bei den Älteren und Hochbetagten. Bei ihnen kann es Gesundheit im klassischen Sinne kaum noch geben, sondern der Normalzustand wird geprägt von unterschiedlich starken, gewissermaßen physiologischen Störungen verschiedener Organfunktionen. Zu den beinahe immer vorhandenen Herz-/Kreislauf- und Bronchialerkrankungen kommen im Laufe der Zeit fast regelhaft altersspezifische Beeinträchtigungen wie die Arteriosklerose, die Osteoporose, die Inkontinenz, funktionelle Bewegungsstörungen oder die Demenz in unterschiedlicher Ausprägung. Besonderes Kennzeichen des älteren Patienten ist darüber hinaus die Multimorbidität, also das gleichzeitige Vorliegen mehrerer, fast immer auch noch chronischer Krankheiten. Während 25- bis 34jährige durchschnittlich zwei Diagnosen aufweisen, sind es bei 55- bis 64jährigen drei und bei 85jährigen im Mittel fast vier.

Als gäbe es diese beinahe banalen Erkenntnisse nicht, wird von wohlmeinenden Praktikern jedes einzelne Krankheitssymptom des alten Menschen der geballten Kraft moderner Pharmakotherapie unterzogen, um die altersentsprechend gestörte Funktion »einzustellen«. Manche Senioren müssen deshalb zum Arztbesuch die Einkaufstasche mitbringen, um all die Medikamente ihres täglichen Pensums vorzuzeigen. Nach amerikanischen Studien erhalten alte Menschen zwischen drei und zwölf Medikamente pro Tag, die rezeptfreien Substanzen nicht eingeschlossen. Da manche Pillen nur einmal, andere aber drei- oder gar viermal täglich genommen werden müssen, sind bis zu 60 einzelne Medikamentendosen pro Tag nichts Ungewöhnliches. Für manchen Greis wird der Tagesablauf strukturiert von der Befolgung medikamentöser Therapieschemata, die weder der Patient noch der Arzt mehr hinreichend überblicken.

Dabei kann, so sinnvoll der gezielte Einsatz eines Medikaments im Einzelfall sein mag, doch niemals der Alterungsprozeß aufgehalten oder gar rückgängig gemacht werden. Im Gegenteil: Der pharmakologische Overkill schadet den Patienten manchmal mehr als das Gesundheitsproblem, das damit therapiert werden soll. Denn aufgrund seines nur noch eingeschränkt funktionierenden Stoffwechsels muß die Medikamentendosierung des alten Patienten sehr viel sparsamer und gezielter erfolgen und wesentlich häufiger kontrolliert werden als beim jüngeren. Der ältere Mensch braucht nicht mehr, er braucht weniger Medikamente, und diese müssen auch noch viel vorsichtiger gehandhabt werden als schon normalerweise ratsam. Statt dessen werden ältere Patienten mancherorts im Zustand der chronischen Arzneimittelvergiftung gehalten, wenn der körpereigene Abbau eingenommener Medikamente mit dem Nachschub nicht mehr Schritt hält.

Die Erfolge sind entsprechend: Bei 70- bis 80jährigen kommt es doppelt so häufig zu Nebenwirkungen wie bei 40-bis 50jährigen, die meist auch noch dramatischer ausfallen als bei den Jüngeren. Ungefähr fünf Prozent aller Krankenhauseinweisungen alter Menschen, so schätzen deutsche

Studien, sind die Folge medikamentöser Nebenwirkungen. Amerikanische Autoren halten sogar bei rund 40 Prozent aller Krankenhauseinweisungen unwillentliche Einnahmefehler des Patienten oder falsche Verordnung des Arztes für ursächlich.

Einig sind sich die internationalen Studien in einem: Drei Viertel dieser Komplikationen sind vorhersehbar und hätten zum größten Teil vermieden werden können. Als besonders riskant gelten beispielsweise Medikamente, zu deren bekannten unerwünschten Wirkungen Depressionen oder Herzrhythmusstörungen gehören. Gefürchtet sind auch die sogenannten Anti-Cholinergika, eine Wirkstoffgruppe, zu der unter anderem depressionslösende oder rhythmusstabilisierende Medikamente zählen. Die Einnahme dieser Medikamente führt bei alten Menschen gehäuft zu Nebenwirkungen wie Fieber, Harnverhalt oder Verstopfung, Halluzinationen oder sich bis zum Koma steigernder Schläfrigkeit. Diese unerwünschten Wirkungen werden entweder ihrerseits wieder medikamentös therapiert oder, schlimmer noch, als »altersbedingt« abgetan. Unter Umständen können sie dann die Einweisung des vergifteten Patienten in die nächste psychiatrische Anstalt unter der Einweisungsdiagnose Delirium, Psychose oder Demenz in Gang bringen. »Das«, so merkt der Sachverständigenrat in seinem Gutachten 1990 hierzu trokken an, »verdeutlicht den Stellenwert iatrogener (ärztlich verursachter; Anm. des Autors) Gesundheitsstörungen im höheren Lebensalter.« Im Klartext: Die medikamentöse Übertherapie fördert nicht das Wohlergehen des Patienten, sondern seine Einweisung ins Krankenhaus.

Dessen unbeschadet ist der enorme Arzneimittelverbrauch der Senioren eine unermüdliche Ertragslokomotive für die Pharmaindustrie. Je älter die Patienten werden, um so mehr Medikamente verbrauchen sie; je älter die Bevölkerung wird, desto stärker steigt der Gesamtumsatz. Mit Erreichen der Altersgrenze braucht ein männlicher Patient im statistischen Mittel nahezu achtmal so viele medikamentöse Tagesdosen wie mit 25 Jahren. Der 85jährige benötigt nach neueren Studien das Fünfzehnfache eines Zehnjährigen. Erst im neunten Lebensjahrzehnt kommt die jährliche Steigerung der Verbrauchskurve auf einer Art Hochplateau zum Stillstand. Ein Greis in diesem Alter braucht dann so viele Medikamente wie zehn Männer im Alter zwischen 30 und 34 Jahren.

Zum therapeutischen Unsinn im einzelnen tritt also noch ein volkswirtschaftlicher Schaden in beträchtlicher Größenordnung hinzu. Über die Hälfte des Arzneimittelverbrauchs – genau 56 Prozent – entfällt auf die über 60jährigen, die aber nur 22 Prozent der Bevölkerung ausmachen. Das werktätige Kernsegment der bis 40jährigen – immerhin 52 Prozent der Bevölkerung – kommt mit nur 19 Prozent unseres Pharmavolumens aus. Das bedeutet, daß wir im Jahre 1992 mehr als zwölf Milliarden Mark für die pharmakologische Therapie in einem Alterssegment ausgeben, in dem dieser Arzneimitteleinsatz oft mehr schadet als nützt. Nicht die hohen Medikamentenkosten der alten Leute sind, wohlgemerkt, das Problem: Schlimmer ist, daß wir ihnen mit all den Milliarden auch noch einen Tort antun und das direkte Gegenteil von dem erreichen, was in gutem Glauben beabsichtigt war.

Ist die bestenfalls sinnlose, häufig aber gefährliche Übertherapie der eine Übelstand, so ist der geradezu erstaunliche Anteil an unwirksamen Medikamenten im deutschen Pharmarepertoire der zweite. All jene deutschen Anlagenbauer, Hersteller von Automobilen, Druckmaschinen, Flugzeugen oder Feinmechanik, für die das »Made in Germany« wichtigstes verkaufsförderndes Markenzeichen ist, kämen angesichts manchen Pharmaprodukts, um es mit einem Bonmot André Hellers zu sagen, »mit dem Genieren kaum noch nach«: Präparate, deren einzig gesicherte Wirkung in der Bewegung der Umsatzkonten der Hersteller besteht.

Zu den größten pharmakologischen Erfolgsstorys der letzten zehn Jahre zählen beispielsweise Mittel zur Förderung der Durchblutung. Namentlich bei alten Menschen besteht prinzipiell großer Bedarf an Medikamenten, die die Merkfähigkeit erhöhen, die Vergeßlichkeit reduzieren und die Sinneswahrnehmungen verbessern sollen. Ist allerdings schon bei Beschwerden wie dem hirnorganischen Psychosyndrom, der Migräne, oder verschiedenen Funktionsstörungen des Innenohrs nicht immer klar, ob die Ursache wirklich in einer Störung der Durchblutung liegt, so herrscht zur Frage der Wirksamkeit durchblutungsfördernder Mittel fast noch größere Verwirrung als in den Köpfen der armen Patienten. Zwar liegen für die Umsatzrenner Bufedil®, Dusodril® und Trental® in ihren oralen Anwendungsformen Hinweise auf eine klinische Wirksamkeit zumindest beim Stadium II oder sogenannten peripheren arteriellen Durchblutungsstörungen vor. »Für die große Mehrzahl der in ständig steigendem Umfang verordneten Präparate«, so mäkelt der Pharmakologieprofessor Ulrich Schwabe im »Arzneiverordnungs-Report 90« der Krankenkassen jedoch, »fehlt der Nachweis klinischer Wirksamkeit, so daß durchblutungsfördernde Mittel auch als ›Massenplacebos‹ bezeichnet werden ...«

Vielleicht haben die Forscher auf der bislang vergeblichen Suche nach Wirksamkeitsbeweisen auch nur die falschen Parameter untersucht. An der Umsatzkurve der durchblutungsfördernden Medikamente beispielsweise hätte sogar der anspruchsvollste Statistiker seine helle Freude: Sie steigt statistisch signifikant nach oben.

Die durchblutungsfördernden Medikamente sind ein besonders krasses, aber keineswegs das einzige Beispiel für Medikamente, die verordnet werden, ohne daß ein einziger fundierter Wirksamkeitsnachweis erbracht worden wäre. So wurden im Jahre 1989 für Gallenwegstherapeutika 141,2 Millionen Mark und für die sogenannten Leberschutzpräparate mehr als 110 Millionen Mark zu Lasten der Gesetzlichen Krankenversicherung ausgegeben. Im Verzicht auf die ersteren sieht der Tübinger Internist Professor Dölle »einen wichtigen Beitrag zur Senkung der Arzneimittelkosten«, da »wesentliche therapeutische Effekte ... kaum anzunehmen« seien. Statt der Verordnung von ebenfalls hochgradig fragwürdigen Leberschutzpräparaten empfiehlt er eine effektivere, billigere und vor allem nachgewiesen wirksame Therapie: die »völlige Alkoholabstinenz«.

Den Wirkungsnachweis schuldig geblieben sind auch mehr als zwei Drittel der urologischen Medikamente. Zwar haben die Hersteller in den vergangenen Jahren um die Gruppe der sogenannten »anticholinergischen Spasmolytika«, denen krampf- und schmerzlösende Wirkung nachgesagt wird, besonders viel Wind gemacht. Fast alle Präparate dieser Gruppe, die bei den Gesetzlichen Krankenkassen 1990 mit nicht weniger als 34,03 Millionen Mark zu Buche schlugen, hält der Hamburger Pharmakologe W. Schmitz jedoch für »relativ teure Placebos«.

Noch schlechter werden die meisten urologischen Kombinationspräparate auf Pflanzenextraktbasis beurteilt. Die Durchspülungsbehandlungen von Harnwegsinfektionen mit den außerordentlich umsatzträchtigen Harn- und Nierentees stelle, so zürnt der Pharmakologieprofessor, ein »völlig veraltetes Therapiekonzept« dar. Die seit langem alljährlich neu publizierten Mahnungen haben allerdings bislang keinerlei kostendämpfende Wirkung entfalten können: Von 1989 auf 1990 stiegen die Kosten allein dieser umstrittenen Präparategruppe um mehr als 20 Millionen auf 234 Millionen Mark.

In der Orthopädie wurden im Jahre 1990 für 239,5 Millionen Mark Rheumasalben verordnet, von denen der Göttinger Pharmakologe Gerhard Schmidt bezweifelt, »...ob sie in irgendeiner Form der traditionellen Wärmetherapie mit physikalischen Mitteln«, also der Wärmflasche, überlegen sind. Und in der Augenheilkunde wurden im Jahre 1990 für mehr als 20 Millionen Mark Tropfen gegen den Grauen Star angeschafft, die selbst im Kreise der nutzlosen Medikamente insofern eine Sonderstellung einnehmen, als noch nicht einmal die Hersteller eine Wirksamkeit behaupten. 700 000 Patienten werden im Jahr mit diesen Tropfen behandelt, obwohl jeder Augenarzt weiß, daß es gegen den Grauen Star nur eine wirksame Therapie gibt: die Operation.

Die Verordnung unwirksamer Präparate geschieht denn meistens auch in der Vorstellung, dem Patienten werde wenigstens psychisch geholfen: Das Placebo, so argumentiert mancher Praktiker, entfalte seine Wirksamkeit in der Erhaltung des Seelenfriedens und sei deshalb ein legitimes ärztliches Instrument. Und wenn es pharmakologisch nichts nütze, so schade es zumindest auch nicht. Vergeblich haben Pharmakologen in den letzten Jahren versucht, gerade diesen Irrtum im ärztlichen Verständnis zu korrigieren. Denn ein Placebo ist keineswegs immer harmlos. Meist ist es ein Medikament, das die gewünschte Wirkung nicht entfaltet, aber die unerwünschte, also die Nebenwirkung, behält. Die Augentropfen gegen den Grauen Star (Antikataraktika) enthalten häufig Jod, dessen regelmäßige Zufuhr mittels der wertlosen Tropfen einer Überfunktion der Schilddrüse Vorschub leistet. Fast alle unwirksamen Medikamente können durch regelmäßige Zufuhr allergische Reaktionen auslösen, die den Einsatz lebenswichtiger Arzneien im Ernstfall schwer beeinträchtigen.

Große Vorbehalte werden deshalb auch gegen die lukrative Indikationsgruppe der Venenmittel vorgebracht, mit denen Krampfadern entlastet und den Thrombosen vorgebeugt werden soll. Im Jahre 1990 wurden stattliche 547 Millionen Mark mit diesen Präparaten umgesetzt, denen kaum heilsame Effekte, aber Nebenwirkungen wie allergische Reaktionen, gastrointestinale Störungen oder Leberschäden nachgesagt werden. An der Haupttherapie führt bei venösen Klappeninsuffizienzen ohnehin kein Weg vorbei: Stützstrümpfe zur Linderung der Symptome, das operative »Venen-Stripping« zur Behebung der Ursache.

Besser eingespart würde auch ein gut Teil der Kosten, die für Kombinationspräparate in der Behandlung der Eisenmangelanämie verordnet werden. Der Heidelberger Pharmakologe Klaus Mengel sieht in den meisten Medikamenten aus der rund 100 Millionen Mark (1990) schweren Indikationsgruppe »Schrotschuß«-Präparate, die zwar »keineswegs den therapeutischen Effekt von Eisen« verbessern, dafür aber der zweifelsfreien Diagnostik einer Eisenmangelanämie behindernd im Wege sind. Hoch im Kurs bei Blutbildungsstörungen steht auch die Injektion von Vitamin B_{12}, die 1990 immerhin mit 31,5 Millionen Mark zu Buche schlug. Nachdem die American Medical Association schon 1986 darauf hingewiesen hat, daß für diese Injektion bei Bluterkrankungen lediglich eine Allergiegefährdung, aber keinerlei therapeutischer Nutzen zu erwarten sei, verzichten jetzt zunehmend Patienten auf die von ihnen früher so ausdauernd geforderte Fortführung dieser Injektionsbehandlung.

Ganz besonders übel angesehen sind freilich die von Orthopäden und Sportärzten eingesetzten Knorpelschutzmittel, die sogenannten Chondroprotektiva. Ihre Wirkung ist zwar größtenteils weder pharmakologisch noch klinisch gesichert, ihre Nebenwirkungen können jedoch lebensgefährlich sein. So ist das Präparat Arteparon® dadurch bekannt geworden, daß es nicht nur lokale Entzündungsreaktionen, sondern auch anaphylaktische Schocks auszulösen vermag, die bei höheren Dosen in Einzelfällen tödlich verliefen.

Weil dann auch nach Einsatz des Knorpelschutzmittels Arumalon® anaphylaktische Schockreaktionen auftraten, hatte schon die für Rheumatologie zuständige Aufbereitungskommission B2 beim Bundesgesundheitsamt 1987 die Nichtzulassung dieser beiden Präparate, zu denen jegliche Wirksamkeitsnachweise fehlten, empfohlen. Doch erst ein weiterer Todesfall in der Schweiz veranlaßte die Berliner Gesundheitsschützer, am 6. Mai 1988 das befristete Ruhen der Zulassung anzuordnen. Es half alles nichts: Durch einen Beschluß des Oberverwaltungsgerichts Berlin vom Mai 1990 erschien das umstrittene Medikament wieder in alter Frische auf dem Markt und stieg pfeilgerade in die Liste der 2000 meistverordneten Medikamente auf. Zwar hat das Bundesgesundheitsamt am 24. April 1989 mit dem Widerruf der Zulassung für »Dona 200 S-Injektionslösung« einen weiteren Kandidaten aus dieser Arzneimittelgruppe vorerst aus dem

Verkehr gezogen, weil das Risiko von Infektionen, Hautausschlägen und Blutbildungsstörungen nicht mehr zu leugnen war. Dennoch, so merkt der »Arzneimittelreport '91« resigniert an, hat die Verschreibung 1990 wieder deutlich zugenommen. Mehr als 92 Millionen Mark hat die Versichertengemeinschaft in diesem Jahr für diese Arzneimittelgruppe bezahlt. Über deren Marktführer, die hierzulande unter dem Markennamen AHP 200 erhältliche Substanz Oxaceprol, heißt es in der 11. Ausgabe des Standardwerks »Meyler's Side Effects of Drugs«, die Wirksamkeit sei »noch nicht einmal näherungsweise dokumentiert«.

Sind Präparate dieser Art schon nicht wirksam, so sind sie eines doch allemal: teuer. Auf 33,9 Prozent des gesamten Arzneimittelmarktes wird das Volumen jener 252 Millionen Verordnungen des Jahres 1990 veranschlagt, das auf Medikamente mit umstrittenen oder unsicheren therapeutischen Konzepten entfällt. Viele dieser Arzneimittelgruppen sind in den USA, in Großbritannien oder in den skandinavischen Ländern – mutmaßlich zum Nutzen der Bevölkerung – erst gar nicht erhältlich. In der Bundesrepublik Deutschland haben sie 1990 nicht weniger als sechs Milliarden Mark gekostet. Und zumindest in einem Parameter erweisen sich die teuren Placebos als ganz normale Produkte am Gesundheitsmarkt: Die Kosten steigen ständig. Von 1989 auf 1990 erhöhte sich die Rechnung allein für die umstrittenen Arzneimittelgruppen um 700 Millionen auf sechs Milliarden Mark.

Wo schon die Preise für Placebos steigen, werden Medikamente mit erwiesenem Nutzen erst recht teurer. Hier wird das Preiskarussell hauptsächlich durch Veränderungen der Darreichungsformen in Schwung gehalten. So ist die Behandlung des Bluthochdrucks in den letzten Jahren, wie der Sachverständigenrat in seinem Jahresgutachten 1988 beklagt, um fast 30 Prozent teurer geworden, ohne daß sich die Qualität der Versorgung beweisbar gebessert hätte. Imposante 2,2 Milliarden Mark, also ein Zehntel der Arzneimittelkosten, haben die Gesetzlichen Krankenversicherungen 1989 für die Hochdrucktherapie ausgegeben, obwohl gerade für Substanzgruppen mit dem höchsten Umsatzzuwachs noch keine die Wirksamkeit beweisenden Langzeitstudien vorliegen.

Vor allem werden die nichtmedikamentösen Behandlungsformen wie die Einschränkung der Kochsalzzufuhr oder die Reduktion des Körpergewichts zuwenig genutzt. Mehr als hundert verschiedene Präparate, zu denen jährlich weitere hinzukommen, enthalten immer neue Kombinationen derselben kleinen Anzahl wirksamer Grundsubstanzen. Selbst der sorgfältigste Beobachter des Marktes der Antihypertensiva hat längst die Unterscheidungskraft darüber verloren, was echter Fortschritt und was werbewirksame Behauptung ist.

Nun steht bei all den zu teuren, zu häufig verordneten, zuwenig wirksamen oder in den Nebenwirkungen zu gefährlichen Medikamenten gottlob nicht zu befürchten, daß der solchermaßen Therapierte in eine Art medikamentöses Dauerkoma geraten könnte. Denn der Normalpatient in unserem Gesundheitswesen hat einen ebenso einfachen wie probaten Schutzmechanismus gegen das pharmakologische Dauerbombardement entwickelt: Er nimmt die verordneten Medikamente nicht ein, sondern wirft sie in den Abfall.

In der Bundesrepublik landen so viele Pillenschachteln und Tablettenpackungen im Mülleimer, daß der Anteil von Pharmaprodukten im Hausmüll mittlerweile zu einem kommunalen Entsorgungsproblem geworden ist. Sammelaktionen wie »Medikamente für Rumänien« sind Ausdruck des Bemühens von Apothekern und Kommunen, wenigstens einen Teil jenes gigantischen Medikamentenberges sinnvoll zu nutzen, der sich jährlich auf deutschen Müllkippen findet.

Die gutgemeinten Aktionen basieren allerdings sämtlich auf einem Verständnisfehler: Niemand macht durch das Abliefern seiner Pillen gern öffentlich, daß er die ihm zu Lasten der Versichertengemeinschaft verordneten »Sachleistungen« in Wirklichkeit gar nicht zu nutzen gedenkt. Die Nichteinnahme verordneter Medikamente ist vielmehr ein heimliches Problem, das der Patient sogar demjenigen verschweigt, der es am ehesten wissen müßte: seinem Arzt. Denn die »Non-Compliance«, wie die Nichtbefolgung ärztlicher Einnahmeregeln mit einem medizintypischen Wortungetüm heißt, ist nichts anderes als Ausdruck der Vertrauenskrise zwischen Arzt und Patient.

Mit einseitigen Schuldzuweisungen an die Verbraucherseite ist dem Phänomen freilich nicht beizukommen. Die Non-Compliance ist ein Problem von Arzt und Patient. Wo immer der Patient statt eines Gesprächs mit einem Rezept abgespeist wird, wo immer in Praxen Hektik und Patientenandrang ärztliche Zuwendung in den Zweiminutentakt zwängt, sackt nach allen Erkenntnissen die Bereitschaft zur Befolgung der Einnahmeverordnung geradewegs nach unten.

Der volkswirtschaftliche Schaden ist beträchtlich. Zwischen 30 und 50 Prozent aller verordneten Medikamente, so schätzen die wenigen Studien in diesem nur schwer untersuchbaren Bereich, werden nicht eingenommen. Bei einer Überprüfung von 431 Haushalten in der ehemaligen DDR wurden in jedem Haushalt im Durchschnitt 23 Arzneimittel vorgefunden. 50 Prozent waren zu weniger als der Hälfte aufgebraucht, rund 30 Prozent noch nicht einmal geöffnet – und dies in einem Land, in dem Medikamente wesentlich knapper waren als bei uns.

In einer in Zusammenarbeit mit neun niedergelassenen Internisten durchgeführten Studie der Medizinischen Universitätsklinik Tübingen wurden bei Patienten die Blutspiegel herzwirksamer Glykoside gemessen und mit den Verordnungen korreliert. Dabei zeigte sich, daß aus der 200köpfigen Versuchsgruppe die Hälfte der Patienten überhaupt keine Plasmaspiegel aufwiesen. Diese Patienten hatten also selbst jene Medikamente nicht eingenommen, die für sie sehr wichtig waren und an deren Einnahme sie eigentlich ein vitales Interesse hätten haben müssen.

Die stille Verweigerung hat kostentreibende Folgen. Denn da der Patient dem Arzt die Nichteinnahme des verordneten Medikaments in aller Regel nicht gesteht, glaubt dieser, das

Medikament habe »nicht angeschlagen«. Ergebnis: die Verordnung eines anderen oder des gleichen Medikaments in stärkerer Dosierung.

Die Non-Compliance vernebelt auch den ärztlichen Blick für wirksame oder unwirksame Medikamente: Wenn der Arzt noch nicht einmal weiß, ob sein Patient die Arznei überhaupt genommen hat, kann er die Wirksamkeit schon gar nicht beurteilen. Daß das Ausbleiben der erwarteten Wirkung eines Medikaments prompt die Verordnung eines weiteren nach sich zieht, qualifiziert Arzneimittel vollends als Produkte mit absolut paradoxen Markteigenschaften.

Sie können in einem weiteren Biermannschen Paradoxon wie folgt zusammengefaßt werden:

> *8. Bei Unwirksamkeit oder Nichteinnahme eines Medikaments geht sein Umsatz nicht zurück, sondern er steigt.*

Bei aller engen Verzahnung von Medizin und Pharmaindustrie bleibt den Ärzten dennoch bewußt, daß die Pharmahersteller stets auf mehreren Gleisen fahren. Zwar sind die Ärzte die wichtigste Relaisstation bei der Lenkung der Pharmaumsätze. Die Industrie mischt jedoch auch im innerärztlichen Wettbewerb kräftig mit.

Durch die Plazierung von neuen Produkten lassen sich beispielsweise Patientenströme beeinflussen und Gewichte zwischen konkurrierenden Arztgruppen verschieben. So forciert die Industrie die Verschreibung von Breitbandantibiotika für die allgemeinärztliche Praxis, die sich bei den verschiedensten Krankheitsbildern gleichermaßen gut und gleichermaßen unspezifisch einsetzen lassen. Wenn der Allgemeinarzt damit die Mittelohrentzündung behandelt, begibt sich der Patient nicht in Hals-Nasen-Ohren-ärztliche Behandlung. Wird dem Praktiker von der Pharmaindustrie suggeriert, Nierenbeckenentzündungen seien auch für ihn mühelos behandelbar, fehlen die Patienten dem Urologen. Dem Internisten kommen die Patienten abhanden, denen der Praktiker kardiologische Spezialitäten verschreibt.

Und alle rivalisierenden Arztgruppen zusammen müssen aufpassen, daß die Industrie nicht auf zwei bislang noch wenig entwickelte Nebenmärkte setzt: auf das Segment der als »OTC-Präparate« bezeichneten rezeptfreien Medikamente beispielsweise, die es in Apotheken oder Drogerien gibt. Je spezifischer die mit OTC-Mitteln mögliche Therapie wird, desto weniger Patienten gehen überhaupt zum Arzt, sondern lassen sich statt dessen vom Apotheker beraten. Reservepartner der Pharmaindustrie sind außerdem die Anbieter der sogenannten Heil- und Hilfsmittel wie Optiker und Optometristen, Hörgeräteakustiker, Masseure oder auch Heilpraktiker, die ebenfalls mit zunehmender Tendenz zum Rezeptblock greifen.

So bilden Pharmahersteller und Ärzte eine dichte Partnerschaft mit ungleichen Gewichten: Die Industrie hat Wahlmöglichkeiten, die Ärzte haben sie nicht.

Dabei steht den Medizinern in ihrem wissenschaftlichen Selbstverständnis der größte Einflußverlust erst noch bevor. Bislang herrschte eine Art stillschweigender Hierarchie-Konsens zwischen Industrie und forschenden Ärzten in den Universitätskliniken. Die Industrie unterstützte und finanzierte die Forschung, deren Richtung und Inhalte von den Ärzten souverän bestimmt wurde. Kein Klinikchef wäre auf die Idee gekommen, sich in seine wissenschaftliche Arbeit von irgendwelchen Firmen hineinreden zu lassen, selbst von jenen nicht, die diese Forschungsprojekte finanzieren.

Diese Art der Arbeitsteilung dürfte sich bald erledigt haben. Die Einführung der Gentechnologie mit ihren maßgeschneiderten Wirkstoffen und Eigenschaften zeitigt nämlich nicht nur eine neue Ära der Pharmakologie, sondern auch den Abschied der Ärzte von der wissenschaftlichen Richtlinienkompetenz in einem Schlüsselsektor unserer Forschung.

Schon seit zehn Jahren zeichnet sich eine Verschiebung des Schwerpunktes der pharmakologischen Grundlagenforschung in der Bundesrepublik Deutschland aus den Universitäten in die Labors der Pharmariesen ab. Als 1985 Georges Köhler den ersten deutschen Medizin-Nobelpreis für nach dem Zweiten Weltkrieg erbrachte Leistungen erhielt, wurde eine zu wesentlichen Anteilen in den Labors von Hoffmann-La Roche geleistete Arbeit prämiiert. Seitdem hat das relative Gewicht der Industrieforschung gegenüber der wissenschaftlichen Tätigkeit der Universität kontinuierlich weiter zugenommen.

Verantwortlich sind zwei Gründe: Zum einen sind die Europäer, egal ob Industrie oder Hochschule, auf dem Gebiet der Gentechnologie gegenüber den Amerikanern weit zurückgefallen. Zum zweiten sprengen die Investitionen in die gentechnische Forschung endgültig den Rahmen der Möglichkeiten einer unter den Bedingungen des öffentlichen Dienstes organisierten Forschungsförderung. Beim Milliardenspiel der Gentechnologie können die Haushalte von Bund und Ländern nicht mehr mithalten. Und zum dritten kommt es bei den »Gen-Jockeys«, wie die Bio-Forscher im Fachjargon heißen, vor allem auf Geschwindigkeit an: Das Wissen verdoppelt sich alle 24 Monate. Geschwindigkeit aber ist das, was den deutschen Hochschulen mit ihrem zur Trägheit neigenden beamteten Forscherapparat am schwersten fällt.

Was die Gentechnik anlangt, so haben sich selbst die mit der Interessenvertretung der Hochschule betrauten Wissenschafts- und Forschungsministerien von den Universitäten ab- und den schnellen kleinen Firmen zugewandt. Ob das erste gentechnisch hergestellte Human-Insulin, der Blutbildner Erythropoietin (EPO), humanes Wachstumshormon, die Zauberdroge Alpha-Interferon oder der Thrombosekiller Tissue Plasminogen Activator (TPA) – sie alle sind außerhalb der universitären Pharmakologie-Institute und Kliniken entstanden.

Wenn aber die Grundlagen für die Therapie der Zukunft in

den Labors der Industrie gelegt werden, muß das Gewicht der Ärzte in der klinischen Medizin abnehmen. Wer heute in den Biowissenschaften hoch hinaus will, mag sich ohnehin schon im stillen fragen, ob er nicht am besten gleich bei Genentech, Amgen, Genzyme oder Immunex anheuert. Bei diesen vier bislang erfolgreichsten Gentechnik-Firmen dürften die Nobelpreis-Chancen derzeit wesentlich höher liegen als an irgendeiner deutschen Universität. Für den Patienten sind die revolutionären Erfolge der gentechnisch hergestellten und modifizierten Arzneimittel ein großer Schritt nach vorn. Für die Balance zwischen Industrie und klinischer Medizin sind sie ein Schritt zurück.

Aus dem direkten Bezug zwischen Kosten des Gesundheitswesens und Ausgaben für Arzneimittel ergibt sich das geringe Interesse der Pharmaindustrie an einer Senkung der Gesundheitsausgaben insgesamt. Denn in bemerkenswerter Gleichmäßigkeit korreliert der Anteil der Ausgaben der Gesetzlichen Krankenversicherung für Arzneimittel nicht nur mit den ärztlichen Honoraren, sondern auch mit dem Gesamtvolumen. Seit 20 Jahren oszilliert der Pharmaanteil an den Gesamtausgaben um die 15-Prozent-Marke. Von daher sorgt die Dynamik des Gesundheitswesens für ständiges Umsatzwachstum im Pharmabereich selbst dann, wenn die Preise nicht erhöht werden. Wenn die Ausgaben für das Gesundheitswesen wachsen, klettern die Ausgaben für Arzneimittel ganz von allein mit.

Gelegentlich fällt dann sogar, ohne die Fakten allzusehr zu biegen, noch Material für statistische Publicity-Stunts ab. So weist die Industrie darauf hin, daß die Preise für Medikamente in der Bundesrepublik seit 1979 geringer gestiegen seien als die Lebenshaltungskosten. Tatsächlich wuchs beispielsweise der Konsumenten-Preisindex von 100 im Jahre 1977 auf 130,3 im Jahre 1984, während der Heilmittelpreisindex im gleichen Zeitraum mit einem Anstieg auf 129,5 knapp darunter blieb. Nimmt man allerdings die Steigerungen der Ausgaben der Gesetzlichen Krankenversicherung für Arzneien, Heil- und Hilfsmittel über den längeren Zeitraum von 1970 bis 1984, so stiegen diese von 4,2 auf 16,6 Milliarden Mark um das Vierfache, während sich das Volkseinkommen pro Kopf im nämlichen Zeitraum gerade mal verzweieinhalbfachte. Hier schlägt das eingangs beschriebene Mengenwachstum durch; die relevante Frage ist nicht, warum die Pharmapreise nicht stärker gestiegen sind. Ausschlaggebend ist die Frage, warum sie bei einer so beispiellosen Ausweitung der Menge nicht gesunken sind.

Der dichten, nahezu symbiotischen Verzahnung von klinischer Medizin, öffentlichem Gesundheitswesen und Pharmaindustrie stehen nicht nur die Ärzte, sondern auch die Politiker nahezu hilflos gegenüber. Denn genau wie die Ärzte auf den Goodwill ihres wichtigsten Rohstofflieferanten angewiesen sind, kämpft auch der Gesundheitspolitiker mit seinen immer neuen und immer hektischeren Regulationsversuchen und Markteingriffen letztendlich gegen Windmühlenflügel. Viel zu mannigfaltig sind die Ausweichstrategien der Pharmaindustrie und mit viel zu großem taktischem Geschick inszeniert.

Dabei geht es nicht unbedingt immer zart zu. Auf jedwede Schwierigkeit antwortet die Branche vielmehr mit dem rituellen Vorzeigen von Knüppeln unterschiedlicher Stärke. Wenn hierzulande beispielsweise die Umweltschutzauflagen zu teuer, die Genehmigungsverfahren für gentechnische Forschung zu langwierig oder Bürgerinitiativen an Werksstandorten zu lästig werden, fährt die Branche ihr massivstes Geschütz auf: die Drohung, auf ausländische Produktionsstandorte auszuweichen. So kündigte Bayer-Vorstandsvorsitzender Hermann Josef Strenger zur Jahresmitte 1991 an, sein Unternehmen werde Teile der inländischen Produktion stillegen, falls Bundesumweltminister Töpfer die geplante Abfallabgabe verwirklichen wolle.

Die Drohung fällt den Multis um so leichter, als der deutsche Arzneimittelmarkt im internationalen Vergleich nur ein

Nebenspielfeld darstellt, auf das ganze acht Prozent vom Weltpharmamarkt entfallen. Die Japaner, ohnehin Weltmeister im Pillenschlucken, bringen es auf einen Anteil von rund 21 Prozent und die Amerikaner sogar auf 29 Prozent vom Weltpharmakonsum. Da läßt sich deutschen Politikern trefflich Schrecken einjagen mit dem Hinweis, man erwäge die Verlagerung der Produktion in die Gebiete mit dem höchsten Verbrauch. Das Argument zeigt regelmäßig Wirkung, denn 1989 war die pharmazeutische Industrie mit einem Exportüberschuß von 4,5 Milliarden Mark einer der Hauptleistungsträger im deutschen Außenhandel.

Trotzdem ist die Drohung mit der Republikflucht nur eine politische Mogelpackung. Die Multis müssen nämlich, wollen sie weiterwachsen und international wettbewerbsfähig bleiben, unabhängig von allen Entscheidungen auf deutscher Ebene verstärkt im Ausland investieren. Konkurrenten aus Japan, Südkorea und Taiwan mit niedrigen Löhnen und fehlenden Umweltschutzauflagen lassen sich auf ihren heimischen Märkten nur von Wettbewerbern schlagen, die dort auch produktionsseitig vertreten sind. Auf dem asiatischen Chemiemarkt hat beispielsweise der Weltkonzern BASF einen Marktanteil von nur rund einem Prozent. Selbst um diese »bescheidene Position« (Wirtschaftswoche) halten zu können, müssen die Ludwigshafener in den nächsten Jahren Milliarden investieren. Bei der Frankfurter Hoechst AG soll der Anteil an den Forschungsaufwendungen, der in Deutschland ausgegeben wird, von 62 Prozent im Jahre 1990 auf etwa 50 Prozent bis zum Jahre 2000 reduziert werden. Planmäßig ausgebaut werden dafür die Hoechst-Forschungsetats in Japan (rund 50 Millionen Mark in 1990) und in Amerika.

Manchmal geht es allerdings auf dem politischen Parkett auch eine Nummer kleiner, erfolgt die Feinabstimmung deutscher Gesundheits- und Sozialpolitik ohne großen Theaterdonner bei Pfälzer Wein im Kanzlerbungalow. Auf diesem kleinen Dienstweg lief beispielsweise der Blümsche Vorstoß mit dem Solidarbeitrag von 1,7 Milliarden Mark ins Leere. Im

Rahmen des zum 1. 1. 1989 in Kraft getretenen Gesundheitsreformgesetzes (GRG) wurden die Beitragszahler sofort zur Kasse gebeten, die Unternehmen jedoch erst sehr viel später. Deshalb sollte die Pharmaindustrie, so hatte es sich Norbert Blüm gedacht, den gemessen am Umsatz überschaubaren Jahresobolus überweisen. Nachdem sich die Chefs von Hoechst, Bayer und Merck im kleinen Kreis mit dem Kanzler getroffen hatten, war das Thema vom Tisch.

Nicht viel besser ging es mit der Blüm-Idee, für die wichtigsten Arzneimittel sogenannte »Festbeiträge« einzuführen, mit denen für Medikamente eine Erstattungsgrenze festgeschrieben werden sollte. Rund zwei Milliarden Mark wollte der Minister pro Jahr mit der Festbetragsregelung einsparen, die für 80 Prozent der Medikamente gelten sollte. Der Plan schlug fehl. Bislang hat die Pharma-Lobby erfolgreich verhindern können, daß die Festpreisliste überhaupt fertig wird. Im September 1991 waren erst 96 Wirkstoffe, entsprechend 7100 Präparaten und gerade sechs Prozent des Marktes, in die Liste einbezogen, deren Fortschreibung im Schneckentempo vorangeht. Die bewirkte Einsparung von knapp einer Milliarde Mark pro Jahr (1990) wurde durch den normalen jährlichen Preisanstieg für Medikamente vollständig aufgezehrt.

Wider Erwarten doch auftretende Spareffekte schöpft die Industrie durch Verteuerung der festbetragsfreien Medikamente ab. Das Wissenschaftliche Institut der Ortskrankenkassen (WIdO) kalkulierte für den Zeitraum von der Ankündigung der Festbeträge am 1. 2. 1989 bis zum 15. 4. 1990 eine jährliche Entlastung in Höhe von ca. 513 Millionen Mark, der eine jährliche Belastung von ca. 470 Millionen Mark aufgrund von Preiserhöhungen jener Medikamente gegenüberstand, die noch nicht gelistet sind.

Vor allem aber freut sich die Industrie, daß sie neben den Ärzten einen unerwarteten zweiten Partner bei der Abwehr lästiger dirigistischer Eingriffe gewonnen hat: die Patienten. Sie unterlaufen die mit einer Zuzahlungspflicht gekoppelte Festbetragsregelung durch den Griff zur größeren Packung, um für ihre Zuzahlung möglichst viele Pillen zu ergattern. Wo die Verbraucher noch nicht selbst auf den Trick mit der größeren Schachtel gekommen sind, hilft die Industrie diskret nach: Von vielen Medikamenten, so jammert der Sachverständigenrat in seinem Gutachten 1991, sind die »therapiegerechten Packungsgrößen« vom Markt verschwunden.

Ergebnis: Schon im zweiten Jahr der Blümschen »Jahrhundertreform« steigt der Pharmaumsatz in der Bundesrepublik Deutschland wieder zweistellig und mehr als doppelt so stark wie die Lebenshaltungskosten. Und wo die Packungen immer größer werden, legt auch das Arzneimittelaufkommen auf bundesdeutschen Müllkippen noch einmal kräftig zu.

Für den eher unwahrscheinlichen Fall, daß doch einmal eine Sparverordnung greifen oder eine Vereinbarung der Beteiligten der Konzertierten Aktion im Gesundheitswesen zu Lasten der Pharmaindustrie gehen sollte, haben die Pillenhersteller vorgesorgt durch eine Art Cordon sanitaire, der sich schützend um die Branche schmiegt: den Arzneimittel-Groß- und Einzelhandel. Nur etwa 47 Prozent des Medikamentenpreises in der Apotheke entfallen auf den Hersteller-Abgabepreis. Den Rest von 53 Prozent teilt sich der Zwischenhandel. Dadurch kommen von 1000 Mark, die aus dem Arzneimittel-Ausgabenkuchen herausgeschnitten werden, weniger als 500 Mark als Umsatzeinbuße bei der Industrie an. Wären, so rechnet der Sachverständigenrat in seinem Gutachten 1987 vor, die Ausgaben der Krankenversicherung für Arzneimittel im Jahre 1985 um zehn Prozent oder 1,6 Milliarden Mark geringer gewesen, so hätte sich dies bei den Herstellern wegen der Handelsspannen nur mit 760 Millionen Mark niedergeschlagen. Und wenn die Industrie den 17910 Apotheken (1989) auch noch die Rabatte kürzt, trifft das Sparprogramm nur noch die Kleinen.

Genau wie bei den Ärzten hat die Pharmaindustrie auch mit den Apothekern ein nahezu vollständig gleichgerichtetes Interesse an steigenden Umsätzen, ohne daß einer der beiden Partner aus einer Vertretung des dritten, des Patienten also, einen Vorteil zöge. Das Ergebnis sind die sprichwörtlichen Apothekenpreise. Sie entstehen gemäß der vom Bundesminister für Wirtschaft erlassenen Arzneimittelpreisverordnung dadurch, daß der Apotheker einen vorgeschriebenen prozentualen Aufschlag auf den Herstellerpreis erhebt. Diese Prozentregelung stellt zuverlässig sicher, daß der Apotheker nicht an niedrigen, sondern im Gegenteil nur an möglichst hohen Hersteller-Abgabepreisen interessiert ist. Würde die kostentreibende Prozentregel durch Festzuschläge ersetzt, könnten die Apotheker wenigstens einen Teil der nachfrageseitigen Kontrolle ausüben, die dem Pharmamarkt so bitter fehlt. Unglücklicherweise haben an einer Stärkung der Apotheker wiederum die Ärzte kein Interesse, so daß von dieser Seite kein Gegengewicht zur Herstellerseite zu erwarten ist.

Das bislang weitgehend kongruente Interesse von Pharmaherstellern und Apothekern hat sich auch als effektive Bremse gegen eine weitere oft geforderte Einsparungsmöglichkeit erwiesen: den Reimport von Arzneimitteln aus Ländern, in denen gleiche Medikamente bedeutend billiger sind als im Hochpreisland Bundesrepublik. Da kein betriebswirtschaftlich denkender Apotheker seinen Umsatz freiwillig zu halbieren bereit ist, zeigt die große Koalition gegen den Import der niedrigen Preise bislang eine selbst für das Gesundheitskartell außergewöhnliche Geschlossenheit: Im Jahre 1985 betrug der Umsatzanteil der Arzneimittelimporteure am Gesamtvolumen der Medikamentenausgaben sage und schreibe ein Prozent.

Zu einem Glanzstück selbst für die Profis von der Pharma-Lobby gedieh die Art, wie das Blümsche Sparmodell für die Pharmapreise in den neuen Bundesländern zu dem umfunktioniert wurde, was eigentlich hatte verhindert werden sollen: zu einem grandiosen Geschäft. Zwar verpflichtete sich die westdeutsche Pharmaindustrie in salbungsvoll formulierten Vereinbarungen, in den neuen Bundesländern nicht gegen die eingeführten Präparate von ostdeutschen Herstellern zu konkurrieren, um der ostdeutschen Pharmaindustrie nicht abrupt den Boden unter den Füßen wegzuziehen. Bis Ende 1992 wollten die westdeutschen Firmen ihren neuen Industriekollegen Schonzeit gewähren und in dieser Zeit nur jene Präparate in die östlichen Bundesländer liefern, die aus heimischer Produktion nicht erhältlich waren. Die wohlklingenden Erklärungen, so stellte sich bald heraus, waren jedoch nichts anderes als ein PR-Gag. Noch während die Vertreter vom Bundesverband der Pharmazeutischen Industrie mit ihren Kollegen vom neugegründeten ostdeutschen Verband der Pharmaindustrie am Verhandlungstisch saßen, hatten die generalstabsmäßig organisierten Drückerkolonnen der westdeutschen Pharmariesen schon zur Landnahme angesetzt.

Zunächst wurden die ostdeutschen Polikliniken und Krankenhäuser mit einem Bombardement von Ärztemustern sturmreif geschossen, um auch der letzten Krankenschwester den neuen Westwind auf dem Pharmamarkt vorzuführen. Auf manchen Klinikfluren stapelten sich die Kartons mit den Gratispackungen so dicht, daß sich die Ärzte auf dem Weg in die Krankenzimmer Schneisen durch die Musterberge schlagen mußten. Gleichzeitig wurden die durch Auflösung des »Germed«-Kombinats selbständig gewordenen Apotheken vom westdeutschen Pharmagroßhandel an die Kandare genommen. Er erfüllte sich bei der Gelegenheit gleich auch noch einen seit Jahrzehnten gehegten Traum: den sogenannten »Brauerei-Vertrag«, der die Apotheken auf Dauer fest an einen einzigen Lieferanten binden sollte. Bei der pharmazeutischen Flurbereinigung legten die Gesandten des Zwischenhandels ein solches Tempo an den Tag, daß das Bundeskartellamt mit seinen Einsprüchen gar nicht mehr nachkam. Erst im Dezember 1990 gelang es den Berliner Wettbewerbsschützern, die westdeutschen Pharmagroßhändler darauf zu verpflichten, wenigstens in den nächsten zwei Jahren keine neuen Übertölpelungs-Verträge abzuschließen. Der Preis für die kurze Atempause: Die bislang abgeschlossenen Verträge werden ungeachtet ihres Seriositätsgehaltes vom Kartellamt toleriert.

Der hemdsärmelige Einsatz zeitigte schon bald die schönsten Früchte. Bereits im ersten Jahr, vom Juli 1989 bis Juli 1990, schaffte die wiedervereinigte Pharmaindustrie eine Preiserhöhung von 20 Prozent. Zum brancheneigenen Aufschwung Ost wurde das Pharmageschäft aber erst durch die eigentlich als Sparmaßnahme gedachte Blümsche Preisabsenkung. Ursprünglich hatte der Minister die Pharmaindustrie darauf verpflichten wollen, ihre Präparate beim Verkauf in den neuen Bundesländern mit einem Abschlag von 55 Prozent auf die Herstellerabgabepreise zu verkaufen. Wegen des niedrigeren Lohnniveaus, so die ministerielle Begründung, seien auch die Krankenkassenbeiträge niedriger. Um die Ernsthaftigkeit der Sparabsicht zu dokumentieren, wurde der Pharmaindustrie eine Ehrung ganz besonderer Art zuteil: Das Preisdiktat wurde als einzige Klausel dieser Art im Einigungsvertrag zwischen den beiden deutschen Staaten kodifiziert.

Es half alles nichts: Auch mit dieser Blüm-Idee mochten sich die Pharmafirmen partout nicht anfreunden. Mit dem Abschlag wäre nämlich das auf internationalem Top-Niveau liegende West-Preisgefüge ins Rutschen gekommen, weil sich der Pharma-Zwischenhandel beim Einkauf in den neuen Ländern zu Abschlagspreisen bedient hätte, um die billig erstandenen Pillen in den alten Bundesländern zu Westkurs unters Volk zu bringen. »Die Pharmapreis-Regelung des Einigungsvertrages«, so ängstigte sich das »Handelsblatt«, »stiftet in der Branche Unruhe«; in der deutschen Arzneimittelbranche herrschten wieder einmal »Empörung und Ratlosigkeit«. Zumindest letztere hielt nicht lange an.

Im November 1990 legten drei Firmen Beschwerde gegen die Regelung beim Bundesverfassungsgericht ein. Die Karlsruher Richter nahmen die Verfassungsbeschwerde jedoch erst gar nicht an, sondern schickten die Hersteller statt dessen mit der staatsbürgerlichen Belehrung nach Hause, sie betrachteten die Stabilität der Gesetzlichen Krankenversicherung als »Gemeinwohlaufgabe von hohem Rang«. Angesichts solchen

Mangels an Hilfsbereitschaft schaltete der Bundesverband der Pharmazeutischen Industrie auf stur und ließ abwechselnd Muskeln und Kontakte spielen. Während die westdeutschen Hersteller einen Lieferboykott inszenierten, legten ihre Ostkollegen nach nur kurzer Einarbeitung in bundesdeutsche Pharma-Usancen eine unvermutet schwungvolle Reifeprüfung ab. Kurz vor Jahresende 1990 hoben sie ihre Preise derart an, daß der Abschlag nahezu neutralisiert wurde. Schon am 3. Januar 1991 gab Blüm entnervt auf. Die Pharmahersteller drückten ihre Preise in den neuen Bundesländern mit der Zusicherung durch, sie würden sich anteilsmäßig am Defizit beteiligen, das bei einem Anstieg der Arzneimittelausgaben über die Marke von 15,6 Prozent der Beitragseinnahmen der Krankenkassen Ost entstünde.

Im Klartext: Nicht nur bleibt das überhöhte deutsche Preisgefüge intakt, der Pharmaindustrie wird auch noch ihr 15prozentiger Anteil an den Gesundheitsausgaben quasi von Amts wegen garantiert. Nun brauchen die deutschen Pharmakonzerne nur noch dem stetigen Anstieg der Gesundheitskosten in der ehemaligen DDR zuzuschauen, ohne sich selbst exaltieren zu müssen. Der Rest ist eine Frage der Zeit.

So hat sich im steten Wechsel zwischen Eingriff der einen und Ausweichmanöver der anderen Seite das Verhältnis zwischen Industrie und Politik zu einem unentwirrbaren Knäuel geschürzt. Der Arzneimittelmarkt ist heute der mit Abstand überreguliertеste Markt in der Bundesrepublik Deutschland. Selbst das Geschäft mit spaltbarem Material für Kernkraftwerke kommt mit einfacheren und vor allem weniger Richtlinien aus als der Handel mit Pillen und Tabletten. Ergebnis des ständigen Hickhacks ist eine Katze, die sich in den Schwanz beißt, sich dabei aber mit immer größerer Geschwindigkeit dreht. Die Pharmaindustrie erzielt horrende Gewinne, weil das Gesundheitssystem als Ganzes nicht marktwirtschaftlich orientiert ist, sondern sich zu einer gigantischen Umverteilungsmaschinerie entwickelt hat. Weil die Industrie hohe Gewinne macht, versucht die Politik mit immer mehr und immer tiefergehenden dirigistischen Eingriffen die Erzielung dieser Gewinne zu erschweren, ihre Höhe zu begrenzen oder ihr Volumen abzuschöpfen. Ins Uferlose wächst die Anzahl der Regelungen, Verordnungen und Erlässe, Bestimmungen und Gesetze, mit denen der Pharmamarkt reguliert werden soll. Festbetragsregelungen, Positiv-, Negativ- und Preisvergleichslisten, Höchstgrenzen für die Arzneimittelverordnung, Zuzahlungen und Rezeptblattgebühren haben sich zu einem Verordnungsdickicht verfilzt, durch das kein Mensch mehr durchblickt. Der Arzt, der heute nur ein einfaches Medikament auf das Rezept schreiben soll, ist, wie der niedersächsische Ärztefunktionär Hartmut Kossow bitter beklagt, »von Gesetzen umstellt«.

Aber jeder neue Eingriff, der auf Spareffekte zielt, dreht in Wirklichkeit weiter an der Kostenschraube, denn der Pharmamarkt ist ja nicht nur überreguliert, weil er zu teuer ist, sondern im Umkehrschluß auch teuer, gerade weil er überreguliert ist. Und jeder neue dirigistische Eingriff entfernt das System weiter von den Prinzipien der Marktwirtschaft in Richtung der volkswirtschaftlichen Staatsplanung.

Den Zentralfehler des Systems können dabei alle dirigistischen Eingriffe nicht korrigieren: die Trennung des Konsumenten von der Preis- und Qualitätskontrolle. »Third party payment« nennen englische Gesundheitsökonomen das Prinzip, daß einer bezahlt, zwei andere sich aber über Preis und Leistung einigen. Am Pharmamarkt kauft der Verbraucher keine Waren, er erhält sie zugeteilt. Ihren Preis kennt er nicht, ihre Zusammensetzung bleibt ihm ein Rätsel, mit der Qualitätskontrolle ist er meist überfordert. Für ihn macht es keinen Unterschied, ob das Medikament teuer ist oder billig, manchmal noch nicht einmal, ob er es einnimmt oder wegwirft.

Erst richtig vertrackt wird das Problem bei dem Versuch, den gordischen Knoten vermittels vermeintlicher Patentrezepte zu lösen. Eine konsequente Umstellung des Arzneimittelmarkts auf Selbstzahlungsbasis wäre sicherlich noch vor wenigen Jahren eine gute Idee gewesen. Aber gerade die

Auswüchse der Pharmatherapie haben im Einklang mit der demographischen Entwicklung dazu geführt, daß echte Selbstbeteiligung heute sogar bei politischer Einigkeit der Beteiligten kaum mehr möglich erscheint. Arzneimittelausgaben sind zu einem Problem der Rentner geworden – jenes Bevölkerungsteils also, der einkommensmäßig die finanziellen Auswirkungen einer konsequenten Selbstbeteiligung am wenigsten zu tragen in der Lage wäre. Den 25jährigen Bankkaufmann würde die Zahlung seiner Medikamente ebensowenig belasten wie den Studenten, der sich einen vollständigen »Selbstbehalt« der Arzneimittelkosten bei kaum spürbarem Konsumverzicht leisten könnte. Beide müßten nämlich, von wenigen extremen Ausnahmen abgesehen, selten mehr als 140 Mark pro anno berappen. Aber ein 80jähriger hätte im Durchschnitt pro Jahr nicht weniger als 900 Mark auf den Apothekentisch zu legen, ein 75jähriges Rentnerpaar mehr als 1600 Mark. Wer also das Problem unserer ins Riesenhafte gewachsenen Arzneimittelausgaben mit vermeintlich einfachen Rezepten beheben will, bringt damit nur das nächste Streitthema auf den Tisch: die Frage nach den Grenzen der Solidarität zwischen den Generationen. Durch jeden zusätzlichen regulatorischen Eingriff wird so der Pharmamarkt weiter kompliziert, ohne die strukturelle Malaise zu beheben.

Wo Ärzte und Gesundheitspolitiker ihren Einfluß auf den mächtigsten Teilbereich des medizinisch-industriellen Komplexes verloren haben, kann die Kontrolle nur aus einer Richtung kommen: von innen, aus den eigenen Reihen der Industrie. Tatsächlich ziehen sich über der Branche nach dem jahrzehntelang genossenen Glanz zweistelliger Umsatzrenditen die Gewitterwolken zusammen. »Die hiesige Pharmabranche wird total umgekrempelt«, sorgt sich Dieter Laengenfelder, Leiter des Geschäftsbereichs Pharma bei der Hoechst AG. Zwei Entwicklungen setzen der Industrie ungleich stärker zu als Blüm, Hasselfeldt & Co. Zum einen holen die Hersteller preiswerter Nachahmerpräparate trotz propagandistischen Sperrfeuers der etablierten Konzerne mächtig auf. Und auf dem internationalen Forschungsparkett sind die Japaner und Amerikaner auf der Überholspur an den Deutschen vorbeigezogen.

Der ehemalige Pharma-Vorstand Prof. Schraufstätter von der Bayer AG ist sich nicht mehr sicher, ob »... die Bundesrepublik auch im Jahre 2000 noch eines der führenden Länder in der internationalen Pharma-Industrie sein soll oder will«.

Unter den Firmen, die keine eigene Forschung betreiben, sondern ausschließlich Medikamente mit ausgelaufenem Patentschutz kopieren, sind einige den »großen Drei« auf die Pelle gerückt. So stieß der billige Jakob unter den Nachahmern, die Firma ratiopharm, 1987 mit einem Marktanteil von zwei Prozent bis auf Platz zehn der nationalen Umsatzrangliste vor. Seitdem ist die Verordnung der No-name-Tabletten weiter gestiegen. Mittlerweile gibt es von 306 Wirkstoffen preiswerte Kopien, denen die Ärzte schon in 55 Prozent der Verordnungen den Vorzug gegenüber dem teureren Original geben. Immerhin zwei Milliarden Mark, so haben die Krankenkassen errechnet, wurden dadurch im Jahre 1990 eingespart.

Der Weg dorthin war allerdings steinig. Denn mit Zähnen und Klauen verteidigen namentlich »die großen Drei« ihre eingeführten Markenpräparate, von denen manches allein auf dem deutschen Markt für soviel Umsatz gut war wie ein gutsituiertes mittelständisches Unternehmen. So setzte Bayer erst einmal eine Prozeßlawine in Gang, als am 15. 3. 1985 der Patentschutz für den Herzmittelklassiker Adalat® ausgelaufen war und sich nicht weniger als 15 kleine Hersteller auf die Rezeptur stürzten. Die Pharma-Winzlinge Stada AG aus Bad Vilbel und Siegfried GmbH aus Bad Säckingen wurden unter ein Dauerfeuer von Einstweiligen Verfügungen genommen, mit denen der Leverkusener Multi das Landgericht Köln in Serie beschäftigte. Aber obwohl Bayer in einer ganzen Reihe von Einzelfällen obsiegte, geriet der Umsatz mit dem bewährten Herzmittel von dem Tag an ins Rutschen, an dem der

Patentschutz ausgelaufen war. Hatte das Hitpräparat 1984 noch rund 360 Millionen Mark in den deutschen Apotheken eingespielt, von denen nach Abzug der Handelsmargen 191 Millionen Mark in Leverkusen ankamen, sackte der Monatsumsatz bald auf wenig mehr als zehn Millionen pro Monat ab. Zwar erholten sich Marktanteil und Umsatz nach dem tiefen Fall langsam wieder, seine frühere Leuchtkraft hat der strahlendste Stern am Pharmahimmel aber nicht mehr zurückgewinnen können.

Wieder einmal war es ausgerechnet Norbert Blüm, der der um ihre Markenartikel fürchtenden Industrie mit einem eigentlich als Spar-Coup geplanten Eingriff beisprang. Als nämlich die von der Industrie nach Kräften torpedierte Festbetragsregelung eingeführt wurde, gingen die Hersteller von Markenpräparaten, deren Festbetragsregelung sie nicht hatten verhindern können, im Preis auf die Erstattungsgrenze zurück. Damit waren zwar Umsatzeinbußen verbunden; die Annäherung des Preises des teuren Originalpräparats an den des Nachahmers läßt aber gleichzeitig Ärzte wieder stärker zum Original greifen, wodurch die Generika an Wettbewerbskraft verlieren und die Macht der etablierten Konzerne auf niedrigerem Preisniveau erneut gestärkt wird. Da die meisten Generika-Hersteller ebenso wie die kleineren auf den deutschen Markt konzentrierten Unternehmen dem Preiswettbewerb auf Dauer nicht gewachsen sind, wird der Umstrukturierungsprozeß viele kleine Pharmahersteller treffen. Von ihnen werden, wie der Medizin- und Pharma-Marketingspezialist Harald Friesewinkel meint, in den neunziger Jahren bestenfalls die Hälfte überleben. Und wer übrigbleibt, der hat zur Sorge noch Anlaß genug. Denn mit Macht drängen sich die internationalen Konkurrenten auf jene Plätze im Weltmarkt, die die Deutschen bislang so fest im Griff hatten.

Erfolgreich sind sie dabei ausgerechnet auf dem Sektor, um den die deutsche Pharmaindustrie seit jeher viel Aufhebens macht: auf dem Gebiet der Forschung. Zwischen 1983 und 1987 entwickelten japanische Firmen 68, amerikanische Industrieforscher 70 neue Wirkstoffe; ihre deutschen Kollegen hingegen mußten sich in der gleichen Zeit mit nur 34 Substanzen begnügen. Das Verhältnis verschiebt sich dabei zunehmend zu deutschen Ungunsten, während die Japaner immer stärker werden. So entwickelten die Amerikaner im Jahre 1987 immerhin zehn neue Wirkstoffe, während es die Deutschen gerade mal auf eine einzige Neuerfindung brachten. Die Japaner schafften in diesem einen Jahr mit 17 neuen Substanzen anderthalb mal soviel wie die Deutschen und Amerikaner zusammen.

Einer der Hauptgründe für den Rückstand der früheren Weltmeister liegt in Berlin. Unter chaotischen Bedingungen kämpft sich das dortige Bundesgesundheitsamt (BGA) durch einen Berg von fast 11 000 unerledigten Zulassungs- und Registrierungsanträgen. Zwar fällt den Herstellern durch ihre Marketingstrategie ein gerüttelt Maß an Mitschuld am Kollaps der Behörde zu. Diese Strategie besteht darin, den Pharmamarkt mit einer verwirrenden Fülle von Medikamenten zu überschwemmen, die freilich meist nur die gleichen Wirkstoffe in wechselnden Kombinationen enthalten; zwischen den Zulassungsanträgen, die in den zu Rumpelkammern herabgekommenen Aktenlagern des Bundesgesundheitsamtes teilweise jahrelang unbearbeitet verstauben, stecken jedoch auch echte Innovationen, deren schnellere Zulassung notwendig wäre.

Das Berliner Chaos wächst sich mittlerweile zu einem veritablen Handicap deutscher Hersteller auf den internationalen Märkten aus. Ein Ende des für bundesdeutsche Verhältnisse nahezu unbegreiflichen Versagens einer wichtigen Behörde ist nicht abzusehen. Nur Newcomer auf der Pharmaszene versuchen noch, auf das BGA Druck zu machen, und lassen Dienstaufsichtsbeschwerden über die Gesundheitsschützer niederregnen in dem vergeblichen Bemühen, den schneckenhaften Bearbeitungsgang ihrer Zulassungsanträge zu beschleunigen. Manchmal erhalten sie auch von diesen Beschwerden noch nicht einmal Eingangsbestätigungen. Routiniers unter den deutschen Pharmamanagern haben längst resigniert und verfallen beim Gedanken an das Bundesgesundheitsamt in tiefe Melancholie.

Der Zulassungsstau ist nicht die einzige Ursache für die zunehmenden Schwierigkeiten deutscher Pharmahersteller, mit der japanischen und amerikanischen Innovationsrate Schritt zu halten. Die Nation, die sich auf ihre glanzvolle Wissenschaftstradition soviel zugute hält, steht ihren Spitzenforschern heute skeptisch gegenüber. Argwohn schlägt besonders den Biologen und Biochemikern entgegen, die sich mit dem Zukunftsfach der Pharmaforschung beschäftigen, der Gentechnik. Bürgerinitiativen, Einsprüche vor Verwaltungsgerichten und Widerstand in den Parlamenten sorgen dafür, daß Genforscher in der Bundesrepublik Deutschland einen immer größeren Teil ihrer Zeit mit dem Ausfüllen von Formularen, Anträgen und Begründungen verbringen müssen. Dabei wird die Zeit knapp: Nach einer Untersuchung der Arthur Young High Technology Group produzierten 1989 schon 76 Prozent aller US-Pharmaunternehmen mit Hilfe der Gentechnik, bei Diagnostika sogar 96 Prozent.

Dabei erhalten sie kräftigen Rückenwind von Amts wegen. Die mehr als eintausend amerikanischen Gentechnik-Labors, zumeist im Silicon Valley zwischen San Francisco und Los Angeles angesiedelt, erhielten schon 1987 fünf Milliarden Mark Forschungs- und Entwicklungsgelder aus Washington. Die Staaten der EG brachten es zur gleichen Zeit mit 1,65 Milliarden Mark gerade auf ein Drittel öffentlicher Fördermittel, wenn auch der deutsche EG-Kommissar Martin Bangemann tönte, er halte die Biotechnologie »für die Schlüsselindustrie des 21. Jahrhunderts«.

In Deutschland machen solche Prophezeiungen wenig Eindruck, wird es statt dessen immer schwieriger. Zwar versucht Bundesforschungsminister Heinz Riesenhuber (»Man kann nicht gleichzeitig von einer Wissenschaft die Früchte verlangen und sie verbieten!«), den gentechnischen Output in Deutschland mit einer Finanzspritze von immerhin 1,7 Milliarden Mark bis 1994 anzukurbeln. Auch die deutschen Unternehmer konnten mit der Verabschiedung des am 1. 7. 1990 gegen die Stimmen der SPD und der Grünen in Kraft getretenen Gentechnik-Gesetzes wieder Hoffnung schöpfen. »Wir begrüßen dieses Gesetz, weil es die Unsicherheiten beseitigt«, frohlockte beispielsweise Prof. Hans Uwe Schenck, Leiter des Pharmabereiches der BASF und Vorstandsvorsitzender der Tochterfirma Knoll. Aber noch immer fehlen Durchführungsverordnungen, um beispielsweise das Genehmigungsverfahren für Produktionsanlagen zu regeln. Vom Betreiber müssen, bevor sich irgend etwas bewegt, die Anträge in zehnfacher Ausfertigung bei den zuständigen Behörden eingereicht werden. Dort liegen sie oft monatelang, weil die Ämter es bislang kaum geschafft haben, sich den notwendigen Sachverstand anzueignen.

Dafür gehen, kaum ist ein solcher Antrag gestellt, die Wogen öffentlicher Erregung hoch. Als der Forscher Peter Meyer vom Kölner Max-Delbrück-Laboratorium im Frühjahr 1991 ein gentechnisches Freilandexperiment beantragte, bei dem 10000 genmanipulierte Petunien auf ein Versuchsfeld gepflanzt werden sollten, gingen 1600 Einwendungen gegen das Vorhaben ein. In zwei öffentlichen Anhörungen stritten sich Forscher, Sachverständige und Kritiker über den Freilandversuch, bei dem es sich nur um Grünzeug handelte. Kein Wunder, daß mancher Forscher entnervt aufgibt und seine Arbeit lieber in Amerika fortsetzt.

Davon abgesehen sind die Forschungsaufwendungen deutscher Pharmaunternehmen auch insgesamt viel geringer als bei den internationalen Wettbewerbern. Durchschnittlich 250 Millionen Mark kostet die Forschung und Entwicklung eines neuen Wirkstoffes, wenn man die Kosten fehlgeschlagener Projekte mitrechnet. Die Erfolgsquote bei der Entwicklung eines neuen Medikaments beträgt etwa 1:6000. Ist man auf eine erfolgversprechende Substanz gestoßen, sind von den ersten Synthesen bis zum fertigen Arzneimittel etwa 800 Arbeitsschritte notwendig. Diese Arbeitsschritte tun die deutschen Pharmahersteller scheinbar, aller Propaganda zum Trotz, in zu geringem Umfang. Während die Pharmakonzerne in der Bundesrepublik 1987 3,5 Milliarden Mark in die Forschung investierten, waren es im selben Jahr in Japan 4,7 und in den USA sogar zehn Milliarden Mark. Denn Forschung ist mitnichten, wie selbst der Bundesverband der Pharmazeutischen Industrie verschämt zugibt, die Lieblingsbeschäftigung deutscher Pharmafirmen. Von den rund tausend deutschen Herstellern geben sich im Gegenteil 950 mit Forschung kaum ab, wenn man einmal von der Marktforschung absieht. Echte Grundlagenforschung betreibt nur ein Dutzend Firmen, Forschungsetats von mehr als einer Million Mark leisten sich nur zwei Dutzend.

In den Image-Anzeigen der pharmazeutischen Industrie werden zwar gern weißhaarige Naturforscher in ein publikumswirksames Licht gerückt, die mit dampfenden Reagenzgläsern in der Hand rastlos um die Rettung der Welt bemüht sind. In Wirklichkeit entfallen auf die pharmazeutische Industrie aber gerade nur sieben Prozent der Forschungsleistung des verarbeitenden Gewerbes in Deutschland insgesamt. Viermal soviel wie die Pillenhersteller gibt beispielsweise die deutsche Elektrotechnik für Forschung und Entwicklung aus, und selbst die profanen deutschen Autohersteller schlagen die Pharmaindustrie in puncto Forschungsausgaben um das Doppelte. Nimmt man, wie es der Bundesverband der Pharmazeutischen Industrie gern tut, den prozentualen Anteil vom Umsatz als Maßstab für die Forschungsaktivität, langt es immer noch nicht zu einem ersten Platz: Ihn beanspruchen die Flugzeugbauer, deren Forschungsanteil in Prozent vom Umsatz mit 26 Prozent fast doppelt so hoch ist wie bei der Pharmaindustrie.

Dabei wird es höchste Zeit, daß nicht nur die Deutschen, sondern auch die Europäer mit ihren Forschungsanstrengungen vorankommen. In den nächsten zehn Jahren werden die internationalen Märkte vollständig neu verteilt. Das Umsatzpotential für die moderne Biotechnik ist dabei kaum zu überschätzen. Die Senior Advisory Group Biotechnology (SAGB), ein Setzling des Europäischen Chemieverbandes CEFIC, rechnet mit rund 166 Milliarden Mark Umsatz im Jahr 2000, 80 Milliarden davon im pharmazeutischen Sektor und knapp 48 Milliarden Mark in der Pflanzenzucht und Nahrungsmittelgewinnung. Schon 1989 setzten amerikanische Firmen drei Milliarden Dollar mit gentechnischen Produkten um und konnten diesen Beitrag 1990 noch verdoppeln. Im japanischen Wirtschafts-Superministerium MITI glaubt man, daß die Gentechnik bis zur Jahrtausendwende zum führenden Wirtschaftszweig avancieren und damit selbst die Mikroelektronik überholen werde. Amerikanische Wissenschaftler nehmen an, daß schon Mitte der neunziger Jahre jedes zweite Medikament, das in den USA zugelassen wird, mehr oder weniger aus gentechnischer Fertigung stammen dürfte.

Und die Europäer? Ihnen bleibt, wo die eigene Forschung nicht mehr ausreicht, ihre überwältigende Kapitalkraft. Das stetige Wachstum des medizinisch-industriellen Komplexes und die hohen Renditen in den Pharmasparten haben die Kriegskassen der großen Konzerne wohl gefüllt. Was sie nicht selbst erfinden, wird gekauft.

Der größte Coup gelang dabei der Schweizer La-Roche-Holding, die sich im Frühjahr 1990 beim amerikanischen Gentechnologie-Pionier Genentech zu 60 Prozent einkaufte und mit weiteren kleineren Gen-Schneiderwerkstätten wie Cetus, Genetics Institute oder Amgen Kooperationsverträge abschloß. Bayer Leverkusen engagiert sich mit einer neuen Forschungsstätte für ca. 300 Mitarbeiter in New Haven in den USA oder in Osaka in Japan.

Zu Beginn der neunziger Jahre steht die Pharmaindustrie vor entscheidenden Umbrüchen. Ihre Rolle übersteigt längst die des bloßen Lieferanten von Roh- und Hilfsstoffen zur Erzeugung des Gesundheitsproduktes. Im großen Dreieck zwischen Arzt, Patient und Industrie haben sich die Gewichte unumkehrbar verschoben, denn wo Gesundheit zur

Industrie wird, macht das Rennen, wer das Geschäft industriell betreibt.

Die Pharmaindustrie der nächsten Generation wird weniger Rücksicht nehmen auf diejenigen, die ihr beim Aufstieg zur Superbranche der Zukunft geholfen haben. Ärzte, die sich heute noch erhaben wähnen über die pharmatypische Verquickung von Medizin und Kommerz, täuschen sich über die Radikalität, mit der sich die Gewichte umkehren werden. In Zukunft wird es viel weniger auf die Informationen ankommen, die die Pharmaindustrie bislang noch aus Universitätskliniken, Krankenhäusern und Praxen erhält. Wahrscheinlicher ist, daß Entscheidungen über Forschungsziele und die Richtung der biomedizinischen Wissenschaft ganz woanders getroffen werden: in den Börsensälen von London, Tokio und Wall Street. Was Fortschritt ist, werden nicht mehr Ärzte definieren, sondern Marketingexperten der Pharmaindustrie. Gesundheit ist auf dem unumkehrbaren Weg, ein Produkt zu werden, das handelbar ist wie jedes andere auch.

An Einfluß verlieren wird ebenfalls die Politik, deren Versuche der regulatorischen Beeinflussung des Pharmamarktes allesamt kläglich gescheitert sind. Dies ist in gleichem Maße beruhigend wie Anlaß zur Sorge. Beruhigend, weil Politik in Märkten ohnehin nichts zu suchen hat. Anlaß zur Sorge, weil dem Wachstum unseres Gesundheitssystems, ohnehin bereits jetzt das größte Busineß der Welt, der letzte begrenzende Rahmen abhanden zu kommen droht.

Die letzten 40 Jahre waren für die Pharmaindustrie die Ära eines einzigen ununterbrochenen Aufstiegs. Die Zukunft wird noch besser.

Medizintechnik: Von der Schönheit unserer Apparate

Die Praxis liegt im Hinterhof einer unansehnlichen Häuserzeile an einer vielbefahrenen Ausfallstraße der rheinischen Großstadt. Ein asphaltierter Innenhof führt auf eine große Rampe, wie man sie von Lagerhäusern kennt. Alles sieht nach Gewerbebetrieb aus, nichts erinnert auch nur entfernt an klinische Medizin.

»Ab sechs Uhr abends«, erklärt der Radiologe, »fangen wir an zu verdienen. Solange arbeiten wir für die Kiste.« Die Kiste steht leise brummend im Nebenraum, umgeben von Schläuchen, Kabeln, Drähten und Zuleitungen. Der matte Schein von Digitalanzeigen und Warndioden taucht den Raum in ein geheimnisvolles Halbdunkel. Im Nebenraum zeigt ein Dutzend Monitore Bildsequenzen; knirschend raspeln sich die Laufwerke eines Großrechners durch riesige Datenmengen. Hinter einer Glasscheibe sieht man einen Patienten in einer Röhrenkonstruktion stecken, die entfernt an eine Abschußrampe für V-Raketen erinnert. Unvermittelt fällt einem »Die lebende Kanonenkugel« ein, die es früher im Zirkus als Attraktion gab.

Immer kleiner sind Warteraum und Arztzimmer nach jedem Technologieschub geworden. Nun ist die Praxis bis in die Besenkammer vollgestopft mit der kompliziertesten, störanfälligsten und teuersten Technik. Immer härter muß auch der Arzt arbeiten. Zwar fühlt er sich, wie er selber sagt, mittlerweile wie der »Kellner in einem Automatenrestaurant«, trotzdem aber ist er stolz: Er hat sich einen jener nur 80 Magnetresonanz-Tomographen geleistet, die es in der

Bundesrepublik bislang in privater Hand gibt. Und beklagen tut er sich auch nicht. Zwar kommt er kaum mehr einen Abend vor 23 Uhr nach Hause. Aber wenn die anderen Feierabend haben, beginnt für ihn der eigentlich lukrative Teil des Tages: Dann ist das tägliche Umsatzsoll zur Amortisation der fünf Millionen Mark teuren Maschine geschafft, und an den Untersuchungen nach 18 Uhr verdient der Doktor. Elf Stunden hat er für den Maschinenpark gearbeitet. Am Abend arbeitet er für sich selbst.

Immer stärker wird die klinische Medizin geprägt von Apparaten und komplexer Technik. Die heilende Hand des Arztes vermittelt sich dem Patienten nur noch selten direkt, sondern durch Laserstrahlen oder Magnetimpulse; sein diagnostischer Blick trifft ihn per Ultraschall und Fernsehkabel. Der Patient ist zum digitalisierten Datengerüst geworden, dessen Vitalfunktionen den Arzt über On-Line-Datenleitung erreichen, per Averager gemittelt und in Sinus-Kurven dargestellt. Das moderne Bild der Krankheit wird auf Datenträger abgespeichert, um per Knopfdruck als Bildschirmfigur in farbcodierter, dreidimensionaler Computergraphik neu zu entstehen. Bildgebende Verfahren liefern vermittels Ultraschall, Röntgen- oder Schnittbildtechnik, Computer- oder Magnetresonanz-Tomographie immer bessere Bilder, Lasersysteme zum Schneiden, Verdampfen, Anheften oder Veröden von Gefäßen und Geweben erweitern die Grenzen der Chirurgie. Während Endoskope in die unzugänglichsten Körperhöhlen vordringen, machen Intraokularlinsen am Star Erblindete sehend, Gefäßprothesen Lahme gehend. Der letzte Blick des Sterbenden in unseren Intensivstationen, so merkt Walter Krämer bitter an, trifft nicht mehr das Holzkreuz an der Wand, sondern ein chromblitzendes Firmenschild mit der Aufschrift »Siemens«.

Der Vormarsch der mikrochipgesteuerten Arzthelfer bringt allenthalben Segen und Besorgnis zugleich. Zwar werden die diagnostischen Möglichkeiten immer mehr verfeinert, haben viele vormals größere Operationen durch die schonenden neuen Techniken der »Minimal invasiven Chirurgie« ihren Schrecken verloren. Je weiter jedoch die schöne neue Welt der Medizintechnik von der Heilkunst Besitz ergreift, desto größer werden die Scharen der Patienten, die ihr fliehend den Rücken kehren. Sie fühlen sich in Praxen, die immer mehr zu Rechenzentren werden, hilflos und nicht angenommen. Je präziser die Diagnose, je technischer die Therapie, um so stärker leiden Ärzte und Patienten am Verlust einer ganzheitlichen Wahrnehmung von Patientenpersönlichkeit und Krankheit. Was in der modernen Medizin mit Computern nicht erfaßt, gemessen und gespeichert werden kann, droht unter den Tisch zu fallen.

Die Entwicklung läßt sich freilich nicht mehr umkehren. Im Gegenteil: Gegen die Apparate in der Medizin zu Felde zu ziehen wäre für viele Ärzte Bilderstürmerei, denn gerade die Maschinen haben der Medizin die grandiosesten Erfolge beschert. Der Preis dafür ist allerdings hoch. Denn während die diagnostischen und therapeutischen Möglichkeiten der Medizintechnik stark gestiegen sind, sind die Kosten explodiert. Zwar gibt es im Gegensatz zum Pharmabereich bei medizinischen Geräten, haben sie erst einmal die Einführung in die klinische Routine geschafft, deutliche Preissenkungen in den Anschaffungskosten. Sie werden aber mehr als wettgemacht durch eine Mengenausweitung der mit ihnen durchgeführten Untersuchungen, gegen die sich selbst die Steigerungsraten unseres Tablettenkonsums bescheiden ausnehmen.

Das Prinzip dabei ist immer gleich. Am Anfang steht eine neue Methode, ein neues Gerät, ein neues technisches Verfahren. Jahrelang nimmt nur eine kleine Zahl von Spezialisten an nur wenigen Zentren davon Kenntnis. Sobald diagnostische oder therapeutische Vorteile offenkundig werden, beginnen sich mehr Kliniken für die innovative Technik zu interessieren. Während die Veröffentlichungen über die Vorteile der neuen Methode zunehmen, arbeitet die Industrie mit Hochdruck an den Geräten für eine erste Großserie. Mit der Abwanderung von Assistenzärzten, die die neue Technik in der

Klinik kennengelernt haben, in die eigene Praxis beginnt der Prozeß, den die Sachverständigen als »Diffusion der Technik« bezeichnen. Die jungen Ärzte mögen auf die Vorteile der neuen Methode, mit der sie so gute Erfahrungen gemacht haben, auch im eigenen Behandlungszimmer nicht verzichten und schaffen sich selbst entsprechende Apparaturen an. Ärzte, die bislang noch skeptisch waren, wollen nicht ins Hintertreffen geraten und ziehen nach. Und plötzlich breitet sich die neue Methode boomartig aus, wird zum neuen Standard der Diagnose oder Therapie.

Hinfort steht neben jedem Arzt ein elektronischer Helfer, der seine Dienste freilich keineswegs unentgeltlich anbietet, sondern im Gegenteil unverzüglich Ansprüche anmeldet. Wie der Familienvater seine Kinder muß der Kassenarzt seine Geräte ernähren. Und das geht nur, in dem er sie ausgiebig nutzt und durch möglichst viele Untersuchungen amortisiert. So steigt das Umsatzvolumen jeder Praxis allein durch die Anschaffung neuer Geräte. Neben den Arzt, der sich selbständig macht, und die Pharmaindustrie, die von ihm lebt, tritt der Maschinenpark als eigene und zunehmend bestimmende Leistungs- und Kostenquelle.

Die Entwicklung der Ultraschall-Untersuchungen liefert hierfür ein gutes Beispiel. Anfang der achtziger Jahre konnte sich die Sonographie als einfache, beliebig wiederholbare und nicht belastende Untersuchung zur Frühdiagnostik von Tumoren nach kurzer Einführungsphase in den Universitätskliniken schnell als Routinemethode in allen Krankenhäusern und Praxen durchsetzen. Fortlaufende Verbesserung der Technik und erzeugten Bildqualität führte zur ständigen Erweiterung der diagnostischen Möglichkeiten und Indikationen. Bald war die Ultraschalluntersuchung diagnostische Methode der ersten Wahl in der Inneren Medizin, der Augen-, Hals-Nasen-Ohren- und Kieferheilkunde, Urologie, Gynäkologie, Kinderheilkunde und in der Orthopädie. Folge: In nur zehn Jahren, von 1979 bis 1989, stieg die Zahl der sonographischen Untersuchungen um 840 Prozent.

Nicht immer, wenn ein Ultraschallkopf Patientenkontakt bekommt, liegt auch wirklich ein diagnostisches Erfordernis vor. Manche Ärzte sind beispielsweise von den technischen Möglichkeiten so fasziniert, daß sie ihre Patienten gern daran teilhaben lassen und ihnen in der Praxis die bewegten Bilder aus dem eigenen Innenleben als private Videoshow vorführen. Trocken konstatiert der Sachverständigenrat in seinem Jahresgutachten 1991 bei Ultraschalluntersuchungen »eine medizinisch unbegründete Mengenausweitung«.

Der Gedanke dürfte auch angesichts der Entwicklung der computertomographischen (CT) Untersuchungen nicht ganz falsch sein. Deren Anzahl stieg von 1979 bis 1989 um 643 Prozent auf insgesamt 990 424. Und dieser Anstieg hält ungebremst an: Allein zwischen 1988 und 1989 wurden 12,5 Prozent mehr CT-Untersuchungen angeordnet.

Eine rasante Entwicklung zeigt auch die Inanspruchnahme der Traummaschine jedes niedergelassenen Radiologen, des Kernspintomographen (MRT). Die Kernspintomographie liefert Schnittbilder in jeder gewünschten Ebene mit der von allen bisherigen bildgebenden Verfahren höchsten Auflösung. Dadurch konnten im Gegensatz zur klassischen Röntgentechnik auch Weichteilstrukturen dargestellt werden, womit beispielsweise der MRT-Einsatz in der Funktionsdiagnostik des Herzens möglich wurde. Weitere Domänen sind die Erkrankungen des Gehirns und seiner Hüllen, des Rückenmarks und der Wirbelsäule. Die Vorteile für den Patienten liegen im Fehlen ionisierender Strahlungen, wie sie bei allen anderen bildgebenden Verfahren mit Ausnahme des Ultraschalls angewandt werden. Nachteil der Geräte: Die durchschnittlichen Anschaffungskosten belaufen sich in Abhängigkeit vom Magnettyp und der Feldstärke der Geräte auf 2,2 bis 5,1 Millionen Mark. Darüber hinaus sind wegen des starken Magnetfeldes erhebliche bauliche Veränderungen an den Gebäuden zur Aufstellung des Geräts notwendig. Daraus errechnen sich bei 2000 Untersuchungen pro Jahr Betriebskosten von 1,5 bis 2,5 Millionen Mark jährliche pro Gerät.

Trotz der enormen Kosten steigt die Anzahl der Maschinen von Jahr zu Jahr. Waren Anfang 1984 erst 18 der High-Tech-Apparate installiert, so lag die Zahl 1988 schon bei 78, stieg im nächsten Jahr auf 118 und erreichte 1991 ungefähr 160.

Exemplarisch aufzeigen läßt sich daran vor allem die paradoxe Auswirkung des Konkurrenzdruckes in der Medizin, der für den Anstieg der Gerätezahl und der Kosten sorgt. Praxen niedergelassener Radiologen versuchen, den örtlichen Krankenhäusern durch frühere Aufstellung eines Kernspintomographen zuvorzukommen. Dies gelingt ihnen regelmäßig, da die Selbständigen im Gegensatz zu ihren Kollegen im Krankenhaus nicht erst Dutzende von Anträgen an Ministerien, Regierungspräsidenten oder Kostenträger ausfüllen müssen. Da sich aber kein Krankenhaus von einer ortsansässigen Praxis zur technisch zweitklassigen diagnostischen Einrichtung degradieren lassen möchte, folgt der Aufstellung eines Kernspintomographen in einer Radiologenpraxis fast zwangsläufig die Aufstellung eines weiteren Geräts im nächstgelegenen städtischen Krankenhaus. Wie sich an der Aufteilung der Geräte ablesen läßt, funktioniert dieser Wettbewerbsmechanismus auffallend zuverlässig. Exakt 50 Prozent der bundesdeutschen Kernspintomographen stehen in Krankenhäusern, die andere Hälfte in Privatpraxen.

Genauso zuverlässig funktioniert allerdings auch ein anderes Gesetz – das der apparateinduzierten Kosten. Wo vorher kein Gerät war, sind es plötzlich zwei. Da keines der beiden Geräte auch nur annähernd ausgelastet ist, wird mit beiden auf Teufel komm raus untersucht, um wenigstens in die Nähe der Rentabilität zu kommen. Schon schießen die Diagnostikkosten steil in die Höhe. Das Überangebot hat noch weitere Nachteile. Die Halbierung der Fallzahl an jedem der beiden Geräte führt auch dazu, daß die beiden betreibenden Radiologen-Teams doppelt soviel Zeit zur Sammlung von Erfahrung brauchen wie bei Nutzung einer einzigen Maschine.

So ist im Verlauf nur weniger Jahre eine kostenträchtige MRT-Überkapazität entstanden. Berechnet man einen durchschnittlichen Zeitaufwand von 70 Minuten pro Untersuchung und eine jährliche Bruttobetriebszeit von 3000 Stunden, was immerhin schon einer neunstündigen Laufzeit des Gerätes an sechs Tagen ohne jegliche Ferienzeit entspricht, können mit jedem Gerät pro Jahr rund 2500 Untersuchungen durchgeführt werden. Allein in den alten Bundesländern steht damit eine rechnerische Kapazität von 400 000 Kernspin-Untersuchungen pro Jahr zur Verfügung. Das dürfte ein Mehrfaches des diagnostisch tatsächlich Notwendigen sein. Zwar gelang von 1988 auf 1989 durch zunehmende Ausweitung der Indikationen innerhalb nur eines Jahres ein Anstieg der ambulanten MRT-Untersuchungszahlen um nicht weniger als 57 Prozent auf 108 000 Untersuchungen. Aber damit wurden vom Hirntumor bis zum Bandscheibenvorfall schon so ziemlich alle Befunde kernspintomographisch untersucht, bei denen die Methode mit diagnostischem Gewinn hätte eingesetzt werden können.

Ob tatsächlich ein Vierfaches dieser Untersuchungen notwendig ist, wird deshalb vom Sachverständigen-Gutachten 1991 mit Recht angezweifelt. Um die enormen Kapazitäten auszulasten, müßte dann nämlich pro Monat in den alten Ländern die Bevölkerung einer mittleren Kleinstadt durch die Röhren eines jener Tomographen wandern, von denen es bis zur Öffnung der Grenze in der DDR, immerhin modernstes Land des Ostblocks, nur ein einziges gab. Es ist unwahrscheinlich, daß dies diagnostisch wirklich sinnvoll ist. Viel wahrscheinlicher ist, daß an die 300 000 Untersuchungen diagnostische Ergebnisse zutage fördern, die auch mit einfacheren und billigeren konventionellen Verfahren hätten eingefahren werden können.

Die Kosten wären beträchtlich: Durchschnittlich schlägt eine MRT-Untersuchung mit rund 1000 Mark zu Buche. Die Auslastung der Kapazitäten des Jahres 1991 würde die Versichertengemeinschaft mit rund 400 Millionen Mark belasten, von denen rund 300 Millionen als zumindest zweifelhaft erscheinen.

Die Kernspintomographie ist keineswegs das einzige Beispiel für die Geschwindigkeit, mit der gerade bei den aufwendigsten Verfahren die Untersuchungszahlen hochschnellen. Zu den technischen Prunkstücken, mit denen sich zunehmend auch Einzelpraxen schmücken, zählen beispielsweise auch Angio-Kardiographie-Geräte. Mit ihnen sind Untersuchungen der Herztätigkeit in einer Differenzierung möglich geworden, die sich bei bislang nur schwer untersuchbaren Krankheitsbildern segensreich ausgewirkt hat. Schneller als der Zugewinn an diagnostischer Erkenntnis stieg allerdings die Zahl der kostenträchtigen Untersuchungen. Sie nahm allein in der kassenärztlichen Versorgung von 1979 bis 1988 von 940 auf 101 754 zu und hat sich damit verhundertfacht. »Es ist fraglich«, so merkt das Sachverständigengutachten 1991 nüchtern an, »ob die Indikation stets medizinisch gerechtfertigt ist oder auch im Interesse einer besseren Auslastung der Geräte erfolgt.«

Gute Frage, denn bei der rasanten Zunahme des technischen Aufwands und der damit verbundenen Kosten erweist sich stets ein gesundheitsökonomischer Lehrsatz als richtig, mit dem jedermann im täglichen Alltag bereits Erfahrungen gesammelt hat: Mit steigenden technischen Kosten wird der Zugewinn an Leistung geringer und sinkt, wie der Betriebswirtschaftler sagt, »der Grenznutzen«. Davon kann sich jeder überzeugen, der den Unterschied zwischen HiFi-Anlagen unterschiedlicher Preiskategorien erlauschen will. Während man den Klangunterschied von Anlagen zwischen 660 und 2000 Mark deutlich hört und zwischen 2000 und 6000 Mark immerhin noch wahrnehmen kann, entzieht sich die Klangverbesserung zwischen 6000 und 20 000 Mark der Differenzierungsfähigkeit des normalen Ohres. Der wesentliche Unterschied besteht dann meist nicht mehr im Klang, sondern in den rhetorischen Fähigkeiten des Verkäufers.

Deshalb wird gerade bei den aufwendigsten und teuersten Verfahren zunehmend die Frage nach dem wirklichen Nutzen gestellt. Er läßt sich, wie in der Medizin üblich, mit herkömmlichen Methoden kaum messen. In der klassischen Ökonomie wird der Nutzen einer Methode berechnet als Verbesserung des Verhältnisses von Aufwand (Input) und Ertrag (Output). Als Fortschritt gilt, wenn mit geringerem Aufwand ein gleiches oder gar besseres Ergebnis erzielt wird. Unterschieden wird weiterhin zwischen Produkt- und Prozeßinnovationen. Die ersteren führen, so die Lehrmeinung, zu steigendem, die letzteren zu sinkendem Aufwand. Der wirkliche Ertrag eines technischen Fortschritts ergibt sich aus der Addition der beiden Effekte. Typisches Beispiel ist die Einführung des Computers in das Büro der Neuzeit: Der Rechner mitsamt angeschlossenem Drucker kommt als Produktinnovation zwar in der Anschaffung teurer als die herkömmliche Schreibmaschine, führt jedoch durch Beschleunigung des Schriftverkehrs im Zuge einer Prozeßinnovation zur Kostensenkung.

So einfach liegen die Verhältnisse bei den technischen Neuerungen in der Medizin – wen wundert es? – leider nicht. So ist beispielsweise nach herkömmlichem Verständnis medizinischer Fortschritt definiert als Fortschritt der Therapie von Krankheiten. Auf therapeutische Verbesserungen entfallen jedoch nur 40 Prozent der technischen Fortschritte in der Medizin. In 60 Prozent sind es diagnostische Verfahren, die verbessert oder verfeinert werden. Durch die höhere Auflösung computertomographischer Bilder oder die Weichteildarstellung mit der Kernspintomographie werden zwar Krankheiten früher erkannt und treffsicherer untersucht – aber keine einzige dieser Krankheiten wird durch den diagnostischen Fortschritt gebessert oder gar geheilt. Die Diagnose einer Multiplen Sklerose kann durch den Kernspintomographen früher gestellt werden. Unheilbar bleibt das Krankheitsbild gleichwohl; manchem Patienten vergällt die frühe Diagnose allenfalls die Lebensfreude an den verbleibenden unbeschwerten Jahren. Viele Hirntumoren bleiben auch dann inoperabel, wenn ihre Ausdehnung kernspintomographisch millimetergenau vermessen werden kann.

Ein anschauliches Beispiel für die Schwierigkeiten der Kosten-Nutzen-Rechnung stellt die Bewertung eines der größten Fortschritte in den bildgebenden Verfahren dar: die Reduzierung der Dosisleistung für die Patienten. Durch Mikroelektronik, komplizierte Fernsehketten und neuartige Folien konnte der Dosisbedarf je Röntgenaufnahme bei vergleichbarer Bildqualität um den Faktor 10 gesenkt werden. Die Strahlenbelastung der Gesamtbevölkerung durch Röntgenaufnahmen ist damit, unterstellt man eine gleiche Anzahl von Aufnahmen, auf ein Zehntel des früheren Wertes gesenkt worden. Darüber hinaus können durch die digitale Röntgentechnik »Fehlschüsse« vermieden, mißratene Bilder neu aufgebaut, unklare Befunde durch Variation der Bildkontraste gesichert, die Bilder leichter gespeichert und aufbewahrt werden als vormals. Aber »trotz der zahlreichen Nutzen«, so merken die Sachverständigen in ihrem Gutachten 1989 an, habe »dieser Fortschritt keinen direkten Einfluß auf die Morbidität, die Mortalität und die ›Gesundheitlichkeit‹ der Bevölkerung«. Im Klartext: Auch durch die subtilste Röntgentechnik wird kein Kranker eher gesund. Meßbare Kostenspareffekte ergeben sich erst, wenn die Diagnostikmaschinen gleichzeitig therapeutisch eingesetzt werden.

Solcher Doppelnutzen bleibt aber eher die Ausnahme. Angiographieanlagen können außer für die Diagnostik auch zur Durchführung transluminaler Katheterdilatationen bei peripheren Gefäßverschlüssen eingesetzt werden, wodurch sich erhebliche Kostenvorteile gegenüber der gefäßchirurgischen Versorgung ergeben. Eine höhere Versorgungsqualität läßt sich auch durch die computertomographisch gesteuerte Berechnung zementfrei einzusetzender Endoprothesen für den Gelenkersatz in der Orthopädie erzielen. Für die Zahnheilkunde bedeutsam sind neue Geräte, die Hohlräume an Zähnen austasten und die Herstellung keramischer Füllkörper ermöglichen. Über diese und andere Anwendungen geraten zwar Ärzte und Patienten gleichermaßen in Entzücken wie durch die immer besseren Bilder aus bislang unzugänglichen

Körperregionen. Das amerikanische Office of Technology Assessment des Kongresses bemüht sich jedoch bislang vergeblich, anläßlich von Entscheidungen über die Aufnahme neuer Technologien in die Erstattungspflicht durch die großen US-Versorgungssysteme Medicaid und Medicare die relative Kostenwirksamkeit zu ermitteln. Meistens nämlich läßt sich der Fortschritt mit ökonomischen Kriterien nicht fassen, bleibt der Nutzen unklar.

An unklaren Vorstellungen über den Nutzen leiden freilich nicht alle, die auf dem großen Gerätekarussell mitfahren. Wo immer in Deutschland Ultraschallwellen erzeugt, Röntgenfilme geschwärzt oder Laser-Impulse freigesetzt werden, darf sich darüber zumindest eines von vier Unternehmen freuen, die den Medizintechnik-Markt in Deutschland ähnlich fest im Griff halten wie die »großen Drei« den Pharmasektor. Siemens ist der Marktführer bei den Apparaten, General Electric, Philips und Toshiba sind die zwar hartnäckigen, aber immer noch weit entfernten Verfolger. Alle zusammen balgen sich um einen gigantischen Markt.

44 Milliarden Mark werden weltweit alljährlich für medizintechnische Geräte ausgegeben. Etliche davon landen auf Konten in Erlangen, München oder Hamburg, denn die deutsche medizintechnische Industrie genießt auf den Weltmärkten einen geradezu legendären Ruf. Genau wie ihre Kollegen aus der Pharmabranche halten es die deutschen Gerätetüftler mit dem gesunden Verhältnis von Aufwand und Ertrag. Zwar entfallen nur 3,5 Prozent der elektrotechnischen Produktion der Bundesrepublik auf Medizintechnik – das sind aber 18 Prozent der Weltproduktion.

Etliche dieser Prozente erhalten ihre Impulse aus Erlangen. Der Technik-Multi Siemens hat sich auf manchen Sektoren des Weltmarkts eine teilweise erdrückende Dominanz herausgespielt. Rund 7500 medizintechnische Geräte, so merkt die »Wirtschaftswoche« anerkennend an, bieten die Franken an – vom Zahnarztstuhl über Herzschrittmacher, Beatmungs- und Narkosegerät, Kernspintomographen und Ultraschallgerät bis zu den weltweit leistungsfähigsten Magnetoenzephalographen. Kein anderer Hersteller verfügt über eine derart breite Palette. Auf dem lukrativen Markt der Computertomographen konnte Siemens trotz heftigsten Wettbewerbs eine fast einzigartige Alleinstellung behaupten: Bis heute sind die Erlanger der einzige europäische CT-Hersteller überhaupt geblieben. Nachdem sich der Multi auch den einzigen ostdeutschen Röntgenhersteller, die »Dresdner Transformatoren- und Röntgenwerk« (TuR), sichern konnte, steht einer weiteren Expansion nichts mehr im Wege.

Denn so gut die Geschäfte bislang für die Erlanger auch gelaufen sind, es gibt noch viel zu tun. Von den 2200 Röntgengeräten in der ehemaligen DDR sollen bis 1995 400 ausgemustert und 1200 neu angeschafft werden. Kosten: 600 Millionen Mark. Hauptsächlich auf Siemens-Konten landen dürften auch die 273 Millionen Mark für die rund 4000 neuen Ultraschallgeräte, die bis 1995 in die neuen Länder zu liefern sein werden. Und was die Kernspintomographie anlangt, war die DDR mit nur einem einzigen Gerät ein reines Entwicklungsland. Wenn 1995 ein Dutzend der teuren Geräte den Betrieb aufgenommen hat, dürften wiederum die Erlanger den Umsatz verbuchen. Und nimmt man alte wie neue Bundesländer zusammen, so könnte es sein, daß der eigentliche Großgeräte-Boom noch bevorsteht. CT-Geräte sind hierzulande nämlich im internationalen Vergleich geradezu spärlich gesät. Während in Deutschland neun Computertomographen auf eine Million Einwohner kommen, sind es in den USA 24 und in Japan mit 47 sogar mehr als fünfmal soviel.

Die meisten Ärzte, die in ihrer Praxis von aufwendigster Technik umstellt sind, haben jedoch zu solch frohem Zukunftsblick wenig Anlaß. Sie werden vom Zwang, den Maschinenpark zu amortisieren, unter nervenaufreibenden Kostenstreß gezwungen. Mancher Radiologe oder Internist mit Ausbildung in Harvard oder Stanford findet sich in seiner

Praxis vornehmlich damit befaßt, über Investitionsfinanzierungen oder Abschreibungszeiten zu brüten, Wartungsverträge zu überwachen oder mit Verbrauchsmittellieferanten zu feilschen. Durch die Größenordnung der Investitionen und die häufig notwendigen größeren baulichen Veränderungen verwandelt sich manche Praxis in einen mittelständischen Gewerbebetrieb, der mit einer freiberuflichen Wirkungsstätte nur noch wenig zu tun hat. In technischen Disziplinen ist die Einzelpraxis längst untergegangen, der Heilberufler zu einem akademischen Unternehmer geworden. Nur noch sein Produkt, nicht aber seine Sorgen unterscheiden ihn noch von Mittelständlern aus produzierenden Bereichen.

Eigentümlicherweise aber zahlt sich die Einführung der größeren betriebswirtschaftlichen Kategorien für die Ärzte kaum aus. Mit der Größe des Rades, das sie drehen, steigt immer das Risiko, viel seltener der Ertrag. Denn mit den grandiosen Ertragsmöglichkeiten der Großgeräte ist es wie mit den Fragen an Radio Eriwan: Sie sind im Prinzip möglich, können jedoch erst erzielt werden, nachdem hohe Sockelbeträge für die Geräteamortisation eingespielt worden sind, was wiederum durch die Überkapazitäten immer schwieriger wird. Ergebnis: Ausgerechnet bei den teuersten Ausstattungsgütern der freiberuflichen ärztlichen Praxis sind die Renditen am geringsten. Der Honoraranteil bei den Aufwendungen für CT-Untersuchungen liegt nur bei 1,129 Prozent, und bei der noch teureren MRT-Technik sind es gar nur 0,205 Prozent. 1000 Mark muß der Doktor einnehmen, um zehn zu behalten.

Manchen sitzt dabei die Angst im Nacken. Denn an einem der größten und teuersten Geräte, dem Ultraschall-Lithotripter zur Therapie von Nieren- und Gallensteinen, läßt sich nicht nur der Wildwuchs, sondern auch betriebswirtschaftlicher Glanz und Elend von Großtechnik in der Medizin eindrucksvoll demonstrieren. Ende der siebziger Jahre entwikkelte die Dornier AG ein Verfahren zur Zertrümmerung von Gallensäuren- und Nierenkonkrementen mit Ultraschall. Die

»Badewanne« wurde in breiten Patientenkreisen schnell populär und galt bald als Synonym für medizintechnischen Fortschritt. In weiser Voraussicht des zu erwartenden Booms beauftragten die Spitzenverbände der Gesetzlichen Krankenversicherung das »Kuratorium für Dialyse und Nierentransplantation« (KfH) im Jahre 1982, die extrakorporale Stoßwellenlithotripsie (ESWL) bundesweit einzuführen und im Zusammenwirken mit insgesamt 22 urologischen Zentren, die meisten davon Universitätskliniken, die Versorgung »flächendeckend und homogen« sicherzustellen. Auf der Grundlage dieser Vereinbarungen, mit der die neue Technik so kontrolliert und wirtschaftlich wie möglich in den Patientenmarkt eingeführt werden sollte, konnten bis 1989 annähernd 100 000 Lithotripsiebehandlungen durchgeführt werden. Zum beträchtlichen Nutzen für die Patienten: Ihnen blieben die bei vielen Patienten angstbesetzten Gallen- und Nierensteinoperationen erspart.

Die Rechnung mit der kontrollierten Einführung, so sollte sich schnell zeigen, ging allerdings nicht auf. Angereizt von der großen Popularität der Methode bei Patienten und den unter Konkurrenzdruck stehenden Ärzten stürzten sich auch die anderen großen medizintechnischen Hersteller auf das Verfahren und entwickelten ihre Geräte mit Hochdruck zur Serienreife. Sie wurden zunächst in Kliniken zur Erprobung aufgestellt und nach erfolgreichem Test zu immer günstigeren Preisen auf den Markt gebracht. Zwar erfüllten nicht alle Geräte die Anforderung der universellen Anwendbarkeit bei allen in Betracht kommenden Nieren-, Harnleiter-, Gallengang- und Gallenblasensteinen, für die zusätzlich noch eine Röntgen- und Ultraschallortungseinrichtung benötigt wird. Auch zeigte eine prospektive Studie, daß nur zehn Prozent aller Gallensteinpatienten für eine extrakorporale Stoßwellenlithotripsie in Frage kommen. Nichtsdestotrotz wuchs die Zahl der Geräte, begannen sich die Kapazitäten auszuweiten.

Schon 1988 war mit 53 Geräten in der Bundesrepublik der ursprünglich auf 73 Geräte kalkulierte Bedarf voll gedeckt.

Dennoch stieg die Zahl der »schmerzfreien Bröselmaschinen« (Wirtschaftswoche), deren Stückpreis sich von zunächst sechs Millionen Mark zwischenzeitlich auf drei Millionen Mark halbiert hatte, unvermindert an. Da wurden plötzlich die zu therapierenden Nieren- und Gallensteine knapp. Von 1988 auf 1989 ging die Zahl der Behandlungen, die bis dahin kontinuierlich gestiegen war, pro Quartal von 7621 auf 6660 – um 12,6 Prozent – zurück. Seitdem sinkt bei steigender Zahl der Geräte die Auslastung der einzelnen Anlage weiter. Zwar sind die Anschaffungskosten zwischenzeitlich bei nur noch 1,5 Millionen Mark angelangt; auch die Betriebskosten sind auf ein Sechstel des ursprünglichen Betrags geschrumpft. Dennoch naht der Zeitpunkt, so witzeln Urologen, zu dem auf jeden bundesdeutschen Nierenstein ein Lithotripter kommt.

Etliche der zu Boomzeiten angeschafften Anlagen in privater Hand dürften sich zu einem betriebswirtschaftlichen Fiasko auswachsen, denn im Gegensatz zu diagnostischen Leistungen lassen sich Nieren- oder Gallensteine selbst in einer zu Fettleibigkeit neigenden Bevölkerung nun einmal nicht beliebig vermehren. Zur Vermeidung solcher kostenträchtigen Fehlentwicklungen wird in Niedersachsen im Modellversuch das sogenannte »Mobile Großgerät« erprobt. Um möglichst viele Kliniken davon abzuhalten, sich selbst eins der teuren Geräte anzuschaffen, fährt ein Lithotripter die Krankenhäuser an. Die Patienten verbleiben in ihren ortsnahen Kliniken, werden weiterhin von ihren bekannten Ärzten versorgt, und der kostentreibende Konkurrenzkampf wird entschärft.

Aber nicht nur die Jumbos unter den Geräten treiben die medizintechnischen Kosten steil nach oben. Auch das Kleingerät will ausgelastet sein und schlägt über die Mengenkomponente vernehmlich zu Buche. Insbesondere die Laborgerätschaften führen nach bescheidensten Anfängen mittlerweile ein kostenträchtiges Eigenleben.

Ursprünglich wurden Laboruntersuchungen grundsätzlich im Labor des einzelnen Arztes und nur nach strenger Indikation durchgeführt. Aus jener Zeit, in der sich der Arzt des Abends nach Praxisschluß noch selbst über die Reagenzgläser beugte, stammt eine relativ großzügige Honorierung für Blut-, Urin- und Stuhluntersuchungen. Mit der zunehmenden Technisierung wurden Laborleistungen immer mehr zu rein apparativen Verrichtungen, die zum Schluß nur mehr von Automaten, sogenannten Multikanal-Analysern, durchgeführt werden konnten. Sie vermochten eine ganze Reihe von Parametern in einer einzigen Probe gleichzeitig zu untersuchen. Dadurch wurden die Einzeluntersuchungen immer billiger. Da die Honorierung aber hoch blieb, konnten fortan durch Laborleistungen hohe Rationalisierungsgewinne besonders dann erzielt werden, wenn sich mehrere Ärzte zu einer sogenannten Laborgemeinschaft zusammentaten und die Analyseautomaten gemeinsam betrieben.

Das Verpulvern von Laborleistungen lernt nämlich jeder Mediziner bereits in der Universitätsklinik. Noch bevor der eingewiesene Patient überhaupt in seinem Bett liegt, wurde ihm schon das erste Mal Blut abgezapft, um im Rahmen der Routine zwischen fünf und zehn Laboruntersuchungen durchzuführen. Denn bei der morgendlichen Chefarzt-Visite hält der junge Assistenzarzt lieber zwei Dutzend überflüssiger Befunde in der Hand, als den einen relevanten vergessen zu haben.

Auf den Anforderungsscheinen für Laboruntersuchungen, die die Stationsschwester schon bei der Aufnahme des Patienten vorbereitet, steht allerdings selbst für die kostenintensivsten »Assays« kein Preis. Stets macht das Aussuchen einzelner Tests viel mehr Arbeit als das Ankreuzen des großen Kringels mit der Überschrift »Alles«.

Kaum waren die ersten Automaten außerhalb der Klinikmauern installiert, wurde auch in deutschen Praxen die sogenannte »Laborlatte« kleinste Maßeinheit: Statt der gezielten Fahndung nach einem bestimmten pathologischen Wert wurden bei jeder Analyse Dutzende von Werten im Sinne einer Schrotschußdiagnostik untersucht. Waren die meisten davon zur Diagnose auch völlig entbehrlich, schlugen sie doch in den Ausgaben der Krankenversicherungen nachhaltig zu Buche. 1986 durften die Kassenärzte bei den Laborkosten Gipfelkontakt melden: Mit mehr als 2,3 Milliarden Mark Laborkosten zu Lasten der Gesetzlichen Krankenversicherung hatten die Bundesbürger, so kritisierte der Sachverständigenrat in seinem Gutachten 1988, »einen Spitzenplatz in der Welt bei der klinisch-chemischen Analyse« erklommen. Mehr als 337millionenmal waren die unermüdlichen Analyse-Automaten des Jahres 1986 dafür kostenpflichtig tätig geworden, ohne freilich den Fortschritt diagnostischer Bemühungen nachhaltig zu beeinflussen.

»Der medizinische Wert der Laborleistungen«, so meckerten die Sachverständigen, sei »nicht so groß, wie man bei dem hohem Leistungsvolumen vermuten könnte«. Im Gegenteil: »Die wegen mäßiger methodenabhängiger Spezifität bei weiter Indikationsstellung gehäuft falsch positiven Befunde ziehen weitere Untersuchungen und damit Folgekosten nach sich, was um so öfter der Fall sein wird, je mehr Leistungen erbracht werden.« Einfacher gesagt: In einer für den Medizinbetrieb typischen Kostenkapriole verdient der Laborautomatenbetreiber nicht nur an den vielen überflüssigen Untersuchungen, sondern auch noch an den dabei unterlaufenen Fehlern – sie führen nämlich zu weiteren kostenträchtigen Kontrolluntersuchungen.

Wo soviel Geld im Spiel ist, wird bisweilen auch die innerärztliche Solidarität strapaziert, gehen selbst gute Freundschaften zu Bruch. Dies gilt besonders, wenn die teueren Apparate als quasi maschinelle Nebenwirkung massive Umverteilungsprozesse in Gang setzen. So geschah es auch in diesem Fall.

Die schwunghafte Ausweitung der einträglichen Labordiagnostik in den Laborgemeinschaften der Kassenärzte ging nämlich der kleinen Gruppe von Laborfachärzten gegen den

Strich, die die Labordiagnostik bislang als ihre ureigene Domäne betrachtet und davon in der Vergangenheit so gut gelebt hatten, daß einige von ihnen zu Kongressen mit dem eigenen Hubschrauber einzuschweben pflegten. Mit abnehmenden Umsätzen ihrer Labors wuchs der Argwohn angesichts der durch die Automatisierung der Laborleistungen möglich gewordenen Umverteilung zu ihren Ungunsten. Im Jahre 1990 hatten sich vom Honorarkuchen der Laboruntersuchungen die Laborgemeinschaften 1,5 Milliarden Mark, die rund 300 spezialisierten Laborfachärzte aber nur 528 Millionen Mark abschneiden können. Besorgt um die zukünftigen Pfründen, schlugen die Spezialisten einen in Medizinerkreisen unüblichen Weg ein – sie wandten sich mit deftigen Beschwerden an die Öffentlichkeit. Jede zweite Mark, die für Blutuntersuchungen in den Laborgemeinschaften der niedergelassenen Kassenärzte ausgegeben werde, sei verpulvertes Geld, behauptete der Berufsverband der Laborärzte. Rund die Hälfte der Tests, wahrscheinlich sogar bis zu 70 Prozent, so kolportierte »Der Spiegel« genüßlich die Verbandsverlautbarung, würden in den Apparatezentren nicht aus medizinischen Gründen, sondern schlicht aus Profitgier veranlaßt.

Dabei hatten die Spezialisten nur lautstark in die Öffentlichkeit posaunt, was alle Querschnittsuntersuchungen der Krankenkassen ohnehin seit Jahren schon beweisen: Die Labordiagnostik und ihre Kosten folgen nicht so sehr diagnostischen Notwendigkeiten, sondern werden von Umfang und Struktur des Geräteparks bestimmt. Sobald beispielsweise bestimmte Tests für die Apparate einer Laborgemeinschaft zugelassen waren, ging ihre Häufigkeit sprunghaft in die Höhe. Umgekehrt sank die Zahl der angeforderten Bestimmungen von Magnesium von einem Quartal auf das andere um fast die Hälfte, als der Test den Kassenärzten entzogen und in die Fachpraxen der Laborärzte verlagert wurde. Und generell werden bestimmte Tests von Kassenärzten, die Mitglied von Laborgemeinschaften sind, wesentlich häufiger geordert als von solchen, die keinem Zentrum angehören.

Einmal in die Öffentlichkeit getragen, eskalierte der Streit in Windeseile. Gerade die Laborärzte seien doch, so konterten Kassenarztfunktionäre wütend, die Erfinder der sogenannten »Junk-Tests« und hätten sich damit goldene Nasen verdient. »Patientenfernes Treiben zwischen Maschinen und Automaten«, so wetterte der ohnehin nicht gerade für Zimperlichkeit bekannte Kassenarztverband »Hartmannbund«, habe bei den Laborärzten für »weltfremde, wirklichkeitsferne Orientierungen« gesorgt. Der Verband empfahl als disziplinarische Maßnahme für die renitenten Laborärzte »eine stärkere Einbindung in die Arztfamilie«.

In dieser kriselt es freilich immer, wenn medizintechnisches Gerät nicht nur die Umverteilung von Honoraranteilen, sondern auch die Verschiebung von Fächergrenzen fördert. So staunten die deutschen Chirurgen nicht schlecht, als sich Kollegen anderer Disziplinen mit zunehmendem Erfolg an einem bevorzugten Zielorgan chirurgischer Bemühungen zu schaffen machten: der Gallenblase. Ihre operative Entfernung war bislang der häufigste chirurgische Eingriff überhaupt. Nun wurden Gallensteine per Ultraschall von Urologen und Internisten entfernt, Gastroenterologen fischten bald auch die lästigen Konkremente per Endoskop aus der Gallenblase, die schließlich von Gynäkologen wie dem Kieler Semm durch ein dünnes Endoskop sogar ganz entfernt werden konnte – unter Hinterlassung winziger Spuren, wo vorher eine 15 Zentimeter lange Narbe geblieben war.

Möglich geworden waren Methoden wie die »Endoskopisch retrograde Cholangio-Pankreatographie« (ERCP) durch die Entwicklung immer feinerer Endoskope, die den großen Bauchschnitt zur Inspektion, Behandlung und manchmal selbst zur Entfernung kranker Bauchorgane zunehmend überflüssig machten.

Zwischenzeitlich ist die »Minimal invasive Chirurgie« zu einem ständig an Bedeutung zunehmenden Fach im Fache vieler Disziplinen geworden, das die Grundlagen Sauerbruchscher Schnittkunst zu erschüttern droht. Nur mühsam halten die Chirurgen Schritt mit der Entwicklung, die außer von ihnen auch von Gynäkologen, Urologen, Internisten und Radiologen vorangetrieben wird.

Für manchen Meister des Skalpells geht eine Ära zu Ende. Während bislang der Chirurg stolz war auf seine Handwerkskunst und den verhältnismäßig geringen instrumentellen Aufwand, bringt die endoskopische Chirurgie vor allem eines mit sich: den Einzug kompliziertester und teuerster Technik in die Operationssäle. Nicht mehr direkt inspiziert der Arzt den Bauchraum, sondern per Lichtleiterkabel und Video-Monitor. Nicht mehr der tastende Finger mit seiner unübertreffbaren Feinfühligkeit zählt; nicht mehr das geschickt geführte Skalpell schneidet das Gewebe, sondern surrende Elektromotoren.

Für die medizintechnische Industrie wird die Beschlagnahme der letzten echten Handwerkszunft in der Medizin zu einem einträglichen Geschäft. 716 Millionen US-Dollar gaben allein die amerikanischen Chirurgen 1990 für das neue endoskopische Werkzeug aus; 1994 sollen es schon 1,24 Milliarden US-Dollar sein. Hierzulande wurden im vergangenen Jahr, so ermittelte der Kölner Verband der deutschen feinmechanischen und optischen Industrie, mehr als 100 000 medizinische Endoskope im Wert von 324,1 Millionen Mark abgesetzt.

Auch das Skalpell, bislang des Chirurgen wichtigster Begleiter, hat weitgehend ausgedient. Excimer-Laser in der Augenheilkunde oder Orthopädie tragen winzige Gewebeschichten durch Verdampfung ab, mit CO_2-Lasern werden Schnitte von nur einem Zehntel Millimeter Tiefe möglich. Mit dem Argon-Laser lassen sich Blutschwämme behandeln oder Gefäßwucherungen an der Netzhaut von Diabetikern, der Neodym-YAG-Laser zersprengt Membranen und Gewebeplatten.

Und schon kündigt sich der nächste Quantensprung bei der Technik und den Kosten an: In vielen Kliniken und Labors wird fieberhaft an der »Computer Assisted Surgery«

(CAS) gearbeitet, die die automatisierte Schnitt- und Operationsführung in einer der manuellen Chirurgie weit überlegenen Präzision ermöglichen soll. In der Augenheilkunde werden Eingriffe an der Hornhaut zur Korrektur der Fehlsichtigkeit bereits rechnergestützt vorgenommen, auch Neurochirurgen vertrauen bei der Lokalisation und Ausschaltung fokaler Herde im Gehirn auf die Unterstützung der Computer. Schon träumt mancher von der automatisierten operativen Großserie, wie sie sich in den Fließband-Operationen des russischen Ophthalmochirurgen Fjodorow anzukündigen scheint. »I can do it from my sailing boat in the Bahamas«, jubelte ein New Yorker Chirurg angesichts der überraschenden Möglichkeiten der Automaten-Operationen. Manche sollten sich nicht zu früh freuen: Wo Maschinen ärztliche Leistungen vollbringen, werden beizeiten die Ärzte überflüssig.

Abseits aller Kostenprobleme zur Tragödie wird es allerdings, wenn in der Medizin die Apparate und ihre Amortisation zum entscheidenden Faktor werden und das Leben Zehntausender Patienten zu bestimmen beginnen. Ein Beispiel eigener Art ist, wie niereninsuffiziente Patienten in Deutschland an der Maschine gehalten werden.

Jahr für Jahr wächst in Deutschland die Zahl der Patienten, deren Nieren versagen. Entzündungen verschiedenster Art, Gefäßerkrankungen, Tumorleiden oder die Zunahme von Stoffwechselstörungen wie Gicht oder Diabetes vergrößern das Patientengut um 2400 neue Schicksale pro Jahr. In 20 Prozent der Fälle fordert der übermäßige Arzneimittelkonsum teuren Tribut: Der chronische Mißbrauch von Schmerzmitteln führt zur sogenannten Analgetika-Nephropathie, nach der hauptsächlich schädigenden Substanz auch »Phenacetin-Niere« genannt. Unbehandelt führt die Niereninsuffizienz in ihrem Endstadium zum urämischen Koma und zum Tod. Mehr als 23 000 Menschen allein in den alten Bundesländern sind deshalb zur Blutreinigung angewiesen auf externe Maschinen, die sogenannten »künstlichen Nieren«.

Die 1943 von dem holländischen Arzt Willem Kolff entwickelten Maschinen, in denen in einer Art Waschtrommel mit Hilfe eines Lösungsmittels und eines Filtersystems die blutreinigende Wirkung menschlicher Nieren nachgeahmt wird, waren bei ihrer zunächst zögerlichen Verbreitung in den fünfziger und sechziger Jahren bestaunte Wunder der Medizintechnik. Nur eine Minderheit der Patienten erhielt den überlebenswichtigen Zugang. In die Medizingeschichte eingegangen ist das Kunstnierenzentrum in Seattle im US-Staat Washington, wo eine Art Geschworenengremium aus Medizinern, Juristen und Bürgern der Stadt über die Zulassung von Patienten zu entscheiden hatte – jede Ablehnung kam, wie der »Der Spiegel« berichtete, einem Todesurteil gleich. Je weitere Verbreitung sie erfuhren, desto mehr offenbarten die Blutwaschmaschinen allerdings einen segensreichen Doppelnutzen: Dem Patienten brachten sie Zugewinn an Lebensjahren, dem Betreiber Reichtum. Aus den Dialyseapparaten waren Geldmaschinen geworden.

Ihr Betrieb konzentriert sich in der Bundesrepublik vor allem auf eine kleine Gruppe gemeinnütziger Vereine, die zwar nach eigener Satzung keine Gewinne machen dürfen, jedoch wie Wirtschaftsunternehmen expandieren. Ihnen kommt zugute, daß die Dialyse im ansonsten sorgfältigst nach Fachdisziplinen parzellierten Kassenarztrecht eine Art Niemandsland darstellt. Die Versorgung chronisch nierenkranker Patienten ist weder der ambulanten Versorgung zugeordnet noch der stationären. Sie ist nicht Teil des Sicherstellungsauftrags der Kassenärztlichen Vereinigungen und unterliegt auch nicht der Bedarfsplanung. So kam es, daß gemeinnützige Vereine in die Lücke stießen, die zwischen Kassenärzten und Krankenhäusern entstanden war.

Der größte dieser Vereine, das »Kuratorium für Dialyse und Nierentransplantation e.V.« (KfH) in Neu-Isenburg bei Frankfurt a.M. erlöst aus der Versorgung seiner ca. 9500 Patienten fast zwei Drittel Milliarde Mark pro Jahr. Das Geschäft ist einträglich. Der Gewinn aus dem Dialysebereich betrug zum Beispiel in den Jahren 1985 und 1986 mehr als 46 Millionen Mark. Das Grundstücksvermögen des Vereins hat sich zwischen 1981 und 1985 verdreifacht und betrug schon Mitte der achtziger Jahre zu damaligem Kurs 173 Millionen Mark. Vom Erfolg angelockte Konkurrenten wie die »Patienten-Heimversorgung« in Bad Homburg (PHV) oder die »Dialyse-Trainings-Zentren« in Nürnberg (DTZ) nahmen ebenfalls eine boomartige Entwicklung, ohne freilich ihr großes Vorbild zu erreichen. Im Einklang mit vielen Krankenhäusern, die mittlerweile in das Milliardengeschäft eingestiegen waren, ließen sie alle miteinander die Zahl der Behandlungen steil nach oben schießen. 1971 wurden beispielsweise erst 1104 Zentrumsdialysen durchgeführt. Zwanzig Jahre später hatte sich die Zahl auf 33000 im Jahre 1991 verdreißigfacht.

Ganz zum Schluß kamen dann noch die Dialysepraxen niedergelassener Ärzte, auf die mittlerweile rund ein Fünftel des Marktes entfällt. Viele der Inhaber profitieren von einer weiteren Anomalie des an Ungereimtheiten so reichen Dialysebetriebs: Eine Dialysepraxis kann jeder approbierte Arzt bereits zwei Jahre nach dem Staatsexamen eröffnen; zu ihrem Betrieb braucht er keine besondere Weiterbildung. Während die in der Diagnostik und Behandlung von Nierenkrankheiten tätigen Nephrologen ebenso wie die Transplantationschirurgen hochqualifizierte Mediziner mit mindestens sechsjähriger Weiterbildung sind, reicht für den lukrativsten Abschnitt der Versorgungskette außer dem Staatsexamen eine gute Nase fürs Geschäft. Es besteht vor allem darin, an die Krankenkassen sogenannte »Sachkosten« weiterzureichen, deren Höhe in weiten Grenzen gestaltungsfähig scheint.

Bei einem Vergleich der Sachkosten in verschiedenen Regionen der alten Bundesländer fielen Unterschiede der Pauschalen zwischen 230 und 435 Mark auf. Gewinn entstand in dem Moment, in dem ein kaufmännisch versierter Inhaber die tatsächlichen Sachkosten durch geschickte Verhandlungen mit seinen Lieferanten unter die von den Kassen erstatteten

Pauschalen zu drücken verstand. Clevere Dialyse-Anbieter brachten es so innerhalb weniger Jahre auf siebenstellige Zusatzgewinne neben dem ärztlichen Honorar.

Bald hatten auch die Krankenhäuser entdeckt, wie vorteilhaft sich eine Dialyseabteilung auf den Cash Flow des Hauses auswirkte. Sie vereinbarten für die Blutreinigung sogenannte »besondere Pflegesätze«, die nicht nur erheblich über die ohnehin schon teuren normalen Pflegesätze hinausragten, sondern von Krankenhaus zu Krankenhaus auch noch um fast 100 Prozent schwankten. Bei einem Vergleich von Krankenhäusern im Südwesten der Republik ergaben sich pro Dialysebehandlung in einem Haus Kosten von 408 Mark, während im Nachbarhospital 798 Mark fällig wurden.

Was Dialysen wirklich kosten, weiß außer den Anbietern aber immer noch niemand. »Von Dialysepraxen niedergelassener Ärzte sind«, so klagt das Sachverständigengutachten 1988, »Ist-Kostenrechnungen nur vereinzelt bekannt geworden«, und auch bei den großen Dialyse-Vereinen endet die Gemeinnützigkeit spätestens beim Blick in die Bücher: Sie seien, so die Sachverständigen bekümmert, »... nicht bereit, anstelle von Kalkulationen Ergebnisrechnungen vorzulegen«.

Vermittelt durch ein einträchtiges Zusammenwirken, kommt deshalb die prinzipiell segensreiche Wirkung künstlicher Nieren die Krankenversicherung teuer zu stehen: Mehr als 1,6 Milliarden Mark wurden allein 1989 für Dialyse ausgegeben, fast ein Prozent der Gesamtausgaben der Gesetzlichen Krankenversicherung für weniger als ein halbes Tausendstel der Versicherten. Jeder niereninsuffiziente Patient kostet soviel wie 30 andere mit durchschnittlicher Gesundheit. Mehr noch: Für die teure Behandlung gibt es keinerlei Zugangsbeschränkungen. In Großbritannien beispielsweise kommen nur Patienten an die Kunstniere, die nicht älter sind als 55 Jahre.

Nicht jedoch der überproportionale Aufwand, der der Bundesrepublik den internationalen Spitzenplatz in der Versorgungsstatistik der Nierenkranken zuweist, ist das Problem. Gerade dieser Einsatz entspricht ja dem Prinzip einer Solidargemeinschaft, in der zur Not alle für einen zahlen. Viel schlimmer ist, daß das »profitable Nierenkartell« (Der Spiegel) auf den Behandlungsgang entscheidenden Einfluß gewonnen hat. Denn neben dem hohen Versorgungsgrad springen noch zwei weitere Kennzeichen des bundesdeutschen Umgangs mit der Nierenschwäche ins Auge. Zum einen wird die Dialyse hierzulande in der technisch aufwendigsten und teuersten Variante als sogenannte Zentrumsdialyse in speziell eingerichteten hochtechnisierten Stationen durchgeführt, zum anderen werden in der Bundesrepublik nur sehr wenige Patienten von ihrem lebensbedrohenden Funktionsdefizit in der besten und schonendsten Weise befreit – durch die Transplantation.

Die Übertragung einer Niere verbessert jedoch nicht nur die Lebensqualität des Patienten entscheidend, sondern spart im Vergleich zur Dialyse auch noch Kosten. Für eine Transplantation werden, rechnet man alles in allem, derzeit ungefähr 50000 Mark fällig. Aber selbst wenn das Transplantat nur drei Jahre hält und dann wieder abgestoßen wird, beträgt die Ersparnis in dieser dialysefreien Zeit zwischen 100000 und 150000 Mark. Bei den in der Bundesrepublik bislang durchgeführten ca. 16000 Transplantationen, darauf weisen Gesundheitsökonomen und Transplantationschirurgen immer wieder hin, sind bereits jetzt rund 2,4 Milliarden Mark eingespart worden. Es hätte noch viel mehr sein können, wenn nicht eine Reihe mächtiger Interessenten das Geschäft mit der Nierenschwäche beherrschte.

Nur durch die wirtschaftliche Attraktivität der Zentrumsdialyse ist nämlich der skandalöse Befund zu erklären, daß im gleichen Zeitraum, in dem sich die Zahl der kosten- und technikaufwendigen Behandlungen in den Dialysezentren verdreißigfachte, jene beiden anderen Dialyseverfahren mengenmäßig weit zurückgeblieben sind, die sowohl preisgünstiger als auch erheblich weniger belastend für den Patienten sind: die »Continuierliche Ambulante Peritoneal-Dialyse« (CAPD), auch »Bauchfelldialyse« genannt, und die Heimdialyse. Bei der einen Methode können sich die Kranken selbst helfen, indem sie durch einen fest installierten Katheter in Nabel-Nähe Spülflüssigkeit in die Bauchhöhle einlaufen lassen. Sie gewinnen dadurch ihre persönliche und berufliche Unabhängigkeit zurück, viele CAPD-Patienten können normalen Berufen nachgehen. Aber obwohl nach nephrologischer Ansicht zwischen 20 und 25 Prozent der niereninsuffizienten Patienten für die CAPD in Frage kämen, nahm die Zahl der mit dieser Methode behandelten Kranken zwischen 1971 und 1987 nur von 57 auf 666 jährlich zu, spielt die Methode nach wie vor eine im internationalen Vergleich auffallend geringe Rolle. Daß von den 27000 Dialysepatienten im vereinten Deutschland (1990) mehr als 20000 dreimal pro Woche für mehrere Stunden ins Zentrum einrücken müssen, läßt sich nur dadurch erklären, daß die eigentliche Indikation nicht von Ärzten, sondern von »Unternehmern und Bankern« (Der Spiegel) gestellt wird. Während nämlich bei der Zentrumsdialyse die Sachkostenpauschale bei 300 Mark liegt, lassen sich bei der CAPD nur etwa 87 Mark abrechnen (1987). Auch der Anteil der Nierenkranken, die sich im Rahmen der sogenannten »Heimdialyse« mit einem Filtergerät neben dem Bett selbst dialysieren, nimmt seit Anfang der achtziger Jahre stetig und in einem rein medizinisch nicht zu erklärenden Maße ab.

Erklärbar ist dafür um so mehr das wirtschaftliche Interesse. Die Lukrativität der Apparate setzt, wie der amerikanische Autor und Nierenpatient Michael Kronman 1984 in einem Buch über das vergleichbare Dialysesystem in den USA geschrieben hat, aus medizinischer Sicht »perverse Anreize«. Sie lenken den stetig steigenden Strom der Nierenkranken dahin, wo mit ihrer Versorgung das größte Geld zu machen ist: in die Dialysezentren.

Den Schaden tragen die betroffenen Patienten und die Versichertengemeinschaft gleichermaßen. Während das Dialysegeschäft boomt, wird in vielen Bundesländern, so sorgt sich der Sachverständigenrat, eine Unterversorgung mit nephrologischen Abteilungen beklagt, die die wichtige Frühbehandlung leisten könnten. Da Patienten erst im Zustand der Niereninsuffizienz zu einer attraktiven Klientel würden, besteht nach Ansicht von Nephrologen ein »deutliches Mißverhältnis« zwischen der technikschwangeren Dialyse-Vollversorgung auf der einen und den unzureichend ausgeschöpften Frühbehandlungs- und Präventionsmöglichkeiten auf der anderen Seite. Danach wäre für etwa die Hälfte der Patienten die Aufnahme ins Dialyseprogramm vermeidbar oder wesentlich später notwendig geworden, in einer Vielzahl der Fälle hätte sich eine Verlangsamung des Abfalls der Nierenfunktion erreichen lassen.

Hängen die Patienten aber erst einmal an der teuren Maschine, gibt es seitens der Betreiber von Dialysezentren wenig Neigung, ihnen zur befreienden Nierentransplantation zu verhelfen. Um auf das Operationsprogramm eines westdeutschen Transplantationszentrums zu gelangen, ist die rechtzeitige Aufnahme in meist lange Wartelisten notwendig. Die Meldung zu den Wartelisten obliegt aber ausgerechnet den Dialysezentren oder Praxen, die dadurch den Zugang zu ihrer wichtigsten Konkurrenz kontrollieren. Niemand gibt lukrative Kundschaft gern ab, so daß im Bundesland Nordrhein-Westfalen nur zehn Prozent der Dialysepatienten zur Transplantation gemeldet sind, obwohl für ca. zwei Drittel eine Transplantation medizinisch in Frage käme. Es müsse gewährleistet werden, so stöhnt der Sachverständigenrat in seinem Gutachten 1990, »daß bei der Anmeldung nur medizinische und nicht wirtschaftliche Eigeninteressen eine Rolle spielen«.

Der Mangel an Spenderorganen wie die Zurückhaltung der Dialysebetreiber sorgen dafür, daß die Bundesrepublik bei den Kosten der Niereninsuffizienz zwar den internationalen Spitzenplatz einnimmt, beim Vergleich der Transplantationsraten aber auf einem der hintersten Ränge landet. In Schweden wird 55 Prozent aller chronisch Nierenkranken mit der chirurgischen Therapie geholfen, im Nachbarland Dänemark 41 Prozent. In Belgien erleben 30 Prozent, in der Schweiz 26,1 Prozent der Patienten die von vielen als neugewonnenes Leben empfundene Organübertragung. Selbst in der ehemaligen DDR, wo die Versorgung chronisch Nierenkranker wesentlich schlechter war als im westlichen Nachbarland, wurde immerhin einem Viertel der Patienten mit der definitiven Therapie geholfen. In der Bundesrepublik jedoch liegt der Prozentsatz der Transplantatpatienten unter 15 Prozent, und mit steigender Zahl der Bedürftigen wird nicht die Prozentrate besser, sondern die Warteliste länger.

Als im Jahre 1986 die bayerischen Krankenkassen und das bayerische Arbeits- und Sozialministerium das Kuratorium für Heimdialyse »dringend« um Unterstützung für ein Transplantationszentrum in München baten, um die hoffnungslos überfüllte Transplantationsabteilung im Klinikum Großhadern zu entlasten, kam es auf der Sitzung des im Ministerium tagenden Sachverständigengremiums zu einer Überraschung: Plötzlich war die Mehrheit des 14köpfigen Ausschusses dagegen. Zwar standen auf der Warteliste der Großhaderner Chirurgen 800 der 1300 zu diesem Zeitpunkt in Bayern zur Nierenverpflanzung angemeldeten Patienten, dennoch sah Kuratoriumsvorstand Klaus Ketzler, Mitglied ebendieses Ausschusses, keinen Bedarf für ein neues Transplantationszentrum. Statt dessen schlug er vor, auf dem Gelände des Klinikums ein neues Dialysezentrum zu errichten.

Doch das sind alles Gefechte der Vergangenheit. Heute steht für die Dialysebetreiber ein anderes Thema auf dem Programm: der Anschluß der neuen Bundesländer. In vorderster Front mischt, wen sollte dies überraschen, das »Kuratorium für Heimdialyse« mit. Fast fünf Prozent jener Soforthilfe von 520 Millionen Mark, die die Bundesregierung 1990 für das Gesundheitswesen der neuen Bundesländer bereitstellte, entfielen auf den zügigen Ausbau der Dialysekapazitäten. Unter der Regie des Kuratoriums werden 1000 zusätzliche Dialyseplätze eingerichtet. Im Herbst 1990 wurde die erste neue Dialysestation in Chemnitz in Betrieb genommen, bis Mitte 1991 war ein weiteres Dutzend betriebsbereit. Schlaff mahnte der Sachverständigenrat in seinem 1991er Gutachten (»Das Gesundheitswesen im vereinten Deutschland«) die mächtigen Interessenten, doch für die Blutwäsche immer das Verfahren zu wählen, das für den Patienten »am schonendsten« sei und »seine Lebensführung (z. B. Berufstätigkeit) am wenigsten beeinträchtigt«. Außerdem solle auf »die wirtschaftliche Vertretbarkeit der Behandlung geachtet werden«. Beide Kriterien, so die Gutachter, »erfüllt die Heimdialyse«.

Der weise Ratschlag wird, wenn nicht alles täuscht, ungehört verhallen. Auch in der ehemaligen DDR dürfte weniger die medizinische Indikation als der Zwang zur Amortisierung der Apparate und Profitmaximierung den Gang der Versorgung bestimmen. Er führt hier wie dort direkt in das Dialysezentrum.

Für die Patienten ist dieser Gang ein wahrer Kreuzweg. Dreimal in der Woche müssen sie die oft weite und beschwerliche Anreise auf sich nehmen, um sich für jeweils vier bis sechs Stunden neben die Maschine zu legen, die das Blut von giftigen Stoffwechselprodukten reinigt. Nur einer von vier Kranken arbeitet noch, mancher fühlt sich wie eine »Leiche auf Urlaub«. Da keine Maschine das Blut so fein zu säubern vermag wie die eigene Niere, kommt es im Verlauf der Behandlung oft zu Stoffwechselentgleisungen. Nach 13 Monaten leiden über 70 Prozent der Patienten an einer Entmineralisierung der Knochen, die von diffusen Knochen- und Gelenkschmerzen bis zu Brüchen vielfältig in Erscheinung tritt. Das mit der Dialyse vermehrt aufgenommene Aluminium kann sich in Muskeln und Knochen, aber auch im Gehirn ablagern und zu Sprachstörungen, Muskelzuckungen, Krämpfen oder zur Demenz führen. Da die Herz- und Blutgefäße der dauernden Überlastung durch die im Blut gestaute Flüssigkeitsmenge nicht standhalten, sterben Blutwäschepatienten am häufigsten an Hirnblutungen oder Herzinfarkten. In der Altersgruppe der 15- bis 34jährigen ist das Risiko des plötzlichen Herztodes 150mal höher als bei vergleichbaren Bevölkerungsgruppen.

Fast allen macht die existentielle Abhängigkeit vom Apparat psychisch schwer zu schaffen. Jeder vierte hat schon mit dem Gedanken gespielt, sich durch bloßes Fernbleiben aufzugeben. Die Suizidrate unter Dialysepatienten ist 15mal so hoch wie in der Normalbevölkerung.

Nur mit den Apparaten, da gibt es keine Schwierigkeiten: Sie sind nach vier Jahren amortisiert.

Versicherungen: Die hohe Schule der Verteilung

Wenn bei Lloyds die große Glocke dröhnt, wird es in der riesigen Halle des postmodernen Neubaus in der Londoner City plötzlich still. Die Broker halten inne, das Geraschel von Papier erstirbt. Wenn nämlich nach mehr als 300 Jahre gebräuchlichem Ritual die Glocke ertönt, ist auf einem der sieben Weltmeere ein Schiff untergegangen, eine Ölbohrinsel in Brand geraten oder ein Tanker leckgeschlagen – und Lloyds wird zahlen müssen. Jeder Schlag des Glockenklöppels, so hat ein Statistiker ausgerechnet, kostet ungefähr 75 Millionen Mark.

Gäbe es derartige althergebrachte Usancen auch in unserem Versicherungswesen, müßten die Büro-Insassen des Hauses Kortrijker Straße 1 in Bad Godesberg mittlerweile stocktaub sein. Zwar residiert der Bundesverband der Allgemeinen Ortskrankenkassen bei weitem nicht so repräsentativ wie die englischen Kollegen in dem vom Stararchitekten Richard Rogers entworfenen Lloyds-Gebäude in London, dafür hätte aber bei ihnen die Glocke an jedem normalen Arbeitstag schon bis zur Mittagspause zweimal geschlagen. In unserem Gesundheitswesen sind nämlich die Kostenkatastrophen Alltag. Auch bei ganz normalen Windverhältnissen gehen zu Lasten der Gesetzlichen Krankenkassen an jedem Tag ein bis zwei Super-Tanker verloren. Nur wird deshalb bei unseren Krankenversicherern niemand still, und zu panischem Erschrecken besteht nicht der geringste Anlaß.

Ganz im Gegenteil: Krankenversicherung ist ein höchst profitables Geschäft geworden, und alle Versicherer haben sich an jährliche Steigerungsraten gewöhnt, die andere Branchen nur in glückseligen Boomzeiten erleben dürfen. Und das altehrwürdige Versicherungsunternehmen von Edward Lloyds, immerhin der Welt größter Schiffahrts- und Katastrophenversicherer, ist von unserer Krankenversicherung schon vor geraumer Zeit überrundet worden.

Mehr als 143 Milliarden Mark sind im Jahre 1991 durch die Kassen der Krankenversicherungen allein in den alten Bundesländern gelaufen, soviel wie das Bruttosozialprodukt Griechenlands und der Türkei zusammen und neunmal soviel wie alle Lloyds-Prämien (16 Milliarden Mark).

So wie im Zuge des Wiedererstarkens der deutschen Industrie die Banken immer größer geworden sind, sind die Krankenkassen mit dem medizinisch-industriellen Komplex gewachsen. Die einen, allen voran die Deutsche Bank, versorgen die Privatwirtschaft mit Kapital, Finanzdienstleistungen und internationalen Verbindungen, die anderen, allen voran die AOK, stellen den reibungslosen Kapitalfluß im Gesundheitswesen sicher.

Sie sind dabei zu riesenhaften Clearing-Organisationen herangewachsen, die das ständig größer werdende Finanzvolumen des medizinisch-industriellen Komplexes einsammeln und an die einzelnen Anbieter weiterverteilen: an Ärzte, Zahnärzte, Apotheken, Krankenhäuser, Kuranstalten, Masseure, Optiker und Hörgeräteakustiker, Psychotherapeuten und ambulante Pflegehelfer. Wie alle Teilnehmer am Gesundheitsmarkt haben sie sich zur Erreichung ihrer imposanten Größenordnung noch nicht einmal besonders anstrengen müssen, sondern sind fast ohne eigenes Zutun einfach mitgewachsen.

Nur mit der Außendarstellung, da hapert es bisweilen noch. Während die Kollegen von der Deutschen Bank mit ihrem Wolkenkratzerduo an der Frankfurter Taunusanlage ein Zeichen ihres Selbstverständnisses gesetzt haben, das bei gutem Wetter rund 50 Kilometer weit zu sehen ist, haftet den Ortskrankenkassen weiterhin kleinbürgerlicher Mief an. In vielen der 2000 Geschäftsstellen wird noch täglich der Gummibaum abgestaubt, und auch das klassische Büroutensil der fünfziger Jahre, der Rolladenschrank, steht nach wie vor in hohen Ehren.

Dabei bräuchten sich beispielsweise die 53 000 Mitarbeiter der AOK nicht zu verstecken. Auf der Rangliste der deutschen Versicherungsindustrie stehen sie ganz oben, und selbst im erlauchten Kreis der Industrieunternehmen reicht es noch für einen vierten Platz – hinter Volkswagen und Siemens, aber vor BASF und Hoechst. Der Umsatz der Gesetzlichen Krankenversicherung ist sechseinhalbmal höher als der des Autobauers Opel, selbst die erfolgsverwöhnte Thyssen AG kommt gerade auf ein Viertel der Umsätze der GKV.

Mit dem Inkasso haben die Gesetzlichen Krankenversicherer keinerlei Schwierigkeiten. Das besorgen die Arbeitgeber, die den rund 40 Millionen Mitgliedern der GKV (1990) die 140 Milliarden Mark (1990) vom monatlichen Gehalt abziehen.

Dabei hatte alles einmal klein angefangen. Am 17. November 1881 forderte Kaiser Wilhelm I. den zur ersten Session der fünften Legislaturperiode zusammengetretenen Reichstag auf, über korporative Formen zum Schutze der Arbeiter bei Betriebsunfällen, bei Krankheit, im Alter oder bei Invalidität zu beraten und zu beschließen. Die kaiserliche Botschaft trug die Handschrift des damaligen Reichskanzlers Otto von Bismarck. Ausgerechnet er, der als »Sozialistenfresser« schon zu Lebzeiten gefürchtet war, sollte als Gründer des deutschen Sozialstaates in die Geschichte eingehen. Zunächst jedoch tat sich nichts. Wie in einer frühen Spiegelung der politischen Auseinandersetzungen, die einhundert Jahre später das Gemeinwesen auf ungleich höherem Kostenniveau bis an die Grenze seiner Leistungsfähigkeit belasten sollten, kam es zu Streit und Polemik, nicht aber zu den gewünschten Gesetzen. Anderthalb Jahre später, am 14. April 1883, mußte der Kaiser die Abgeordneten in einer erneuten Botschaft zu mehr Eifer bei der Beschlußfassung anhalten. Ihm, so ließ der Monarch die Abgeordneten mißbilligend wissen, oblägen schließlich die Fürsorgepflicht und der Schutz der arbeitenden Klassen. Ächzend nahm die deutsche Sozialgesetzgebung ihren mühsamen Anfang. Der Entwurf des Geheimen Regierungsrates Lohmann für ein Krankenversicherungsgesetz wurde am 29. April 1882 dem Reichstag vorgelegt und in 50 Sitzungen der dafür eingesetzten Kommission unter dem Vorsitz eines gewissen Freiherrn von Frankenstein beraten.

Unpopulär war die kaiserliche Initiative bei allen. Die Arbeitgeber sahen nicht die geringste Notwendigkeit für Investitionen in den sozialen Schutz von Arbeitern, die in ihren Augen nichts anderes waren als Verfügungsmasse, die aus dem nach Millionen zählenden Lumpenproletariat der Städte jederzeit nach Belieben ausgetauscht und aufgefüllt werden konnte. Die Sozialdemokraten witterten im Bismarckschen Konzept einer Sozialversicherung nicht nur den Versuch, sie der Arbeiterklasse zu entfremden, sondern auch ein Schutzmäntelchen, unter dem die Ausbeutung der Armen durch die immer reicher werdenden Kapitalisten um so schamloser vorangetrieben werden konnte. Sogar die Arbeiter waren dagegen, denn sie mochten von ihren kärglichen Einkünften nicht auch noch Versicherungsbeiträge zahlen. Deshalb stand von vornherein fest, daß das sozial fortschrittliche Konzept den Begünstigten nur als Zwangsversicherung beigebracht werden könnte.

Bismarck selbst hatte in den erbitterten Auseinandersetzungen die Freude an seinem kühnen Vorstoß verloren. Die Krankenversicherung, so bekannte er später resigniert gegenüber seinem Staatssekretär und langjährigen Mitstreiter von Bötticher, sei eigentlich ein ihm untergeschobenes Kind. Dennoch veranlaßte er die damals umfassendste Sozialgesetzgebung der Welt.

Als das Gesetz am 31. Mai 1883 zur Abstimmung kam, wurde es mit 216 gegen 99 Stimmen verabschiedet. Die Sozialdemokraten und die Liberalen stimmten dagegen. (Paradoxerweise sollte ebendiese politische Konstellation fast hundert Jahre später die größte Ausdehnung der Sozialgesetzgebung in der deutschen Geschichte in Gang setzen.) Am 1. Dezember 1884 nahm die Krankenversicherung ihre Arbeit auf, am 1. Oktober 1885 folgte die Unfallversicherung. Sechs Jahre später, am 1. Dezember 1891, wurde die Invalidenversicherung in Betrieb genommen.

Gedacht war bei alldem an viel weniger Leistungen für viel weniger Leute als heute. Nicht in erster Linie die Gesundheit des Arbeiters sollte versichert werden, sondern seine Arbeitskraft. Die stürmisch voranschreitende Industrialisierung und die millionenfache Zuwanderung der Arbeiter vom Land in die schnell wachsenden Städte ließen ganze Familien verelenden, wenn der Ernährer krank wurde. Die Krankenversicherung sollte durch Fortzahlung wenigstens einer Grundvergütung im Krankheitsfalle die Familie vor dem Schlimmsten bewahren. Die Kosten sollten solidarisch getragen werden. Egal wie krank oder gesund, so das Prinzip, jeder sollte einen bestimmten Anteil seines Einkommens in die Kasse einzahlen. Verdiente er viel, war ein höherer, verdiente er wenig, war ein niedrigerer Beitrag fällig.

Vereinbart wurde ein Programm der Minimalsicherung. 50 Prozent des Lohnes sollten nach drei Karenztagen weitergezahlt werden für einen Zeitraum von höchstens 13 Wochen. Der Versicherte sollte freie ärztliche Behandlung, kostenfreie Arzneimittel sowie kleinere Heilmittel, Brillen und Bruchbänder erhalten. Anstelle des Krankengeldes, nicht nebenher, konnten Behandlung und Verpflegung im Krankenhaus gewährt werden. Daneben gab es eine mindestens vierwöchige Wöchnerinnenunterstützung, und ein Sterbegeld sollte das ordentliche Begräbnis für diejenigen ermöglichen, bei denen alle diese sozialen Wohltaten nichts mehr genützt hatten. Die Familienangehörigen waren je nach Kassenlage mitversichert oder nicht. Wenn die Kassen im Plus waren, wurden Behandlungskosten auch für Ehefrauen und Kinder übernommen, ging es den Kassen schlecht, mußte die Familie in die eigene, meist nicht allzu tiefe Tasche greifen.

Der Leistungskatalog, der alle Elemente des modernen Krankenversicherungsschutzes enthält, war ein für heutige Verhältnisse unvorstellbares Discountangebot. Drei bis vier Prozent des Durchschnittslohns der Arbeiter wurden einbehalten, und dies auch nur bis zu einer Einkommensgrenze von vier Mark pro Tag. Besonders komfortabel fuhren die Arbeitgeber. Sie beteiligten sich nur zu einem Drittel an den Versicherungsprämien, zwei Drittel hatte der Versicherte selbst zu zahlen.

Etwas mehr als einhundert Jahre später ist die Gesetzliche Krankenversicherung zu einem Mega-Unternehmen geworden, das im medizinisch-industriellen Komplex eine mächtige Schlüsselstellung beansprucht. Was ursprünglich als soziale Sicherung für einen von Verelendung bedrohten Teil der Bevölkerung gedacht war, hat sich zum größten Erfolg in der deutschen Vereinsgeschichte entwickelt. 99,7 Prozent der Deutschen sind krankenversichert. Und obwohl die Deutschen der achtziger Jahre sich eines noch vor 40 Jahren undenkbaren Wohlstands erfreuten, hat gerade die als Schutzkasse für die Ärmsten geplante Zwangsversicherung den größten Zulauf. 92 Prozent der Bundesbürger kuscheln sich unter das Dach der Gesetzlichen Krankenversicherung, und im Zuge der Integration der neuen Bundesländer wird dieser Prozentsatz noch steigen.

Die Gesetzliche Krankenversicherung bietet allerdings längst nicht mehr das dürre Existenzsicherungsprogramm von vor hundert Jahren, sondern hat sich zu einem Supermarkt der Sozialleistungen entwickelt. Bismarcks Nachfahren haben nämlich mit der Krankenkasse viel bessere politische Erfahrungen gemacht als ihr knorriger Gründer, zu dessen Entlassung am 20. März 1890 seine fortschrittliche Sozialgesetzgebung maßgeblich beigetragen hat. Politiker der Neuzeit nutzen die Sozialversicherung vielmehr als Vehikel für ein sozialpolitisches Perpetuum mobile, mit dem der dauernde Nachschub an Wählerstimmen wie an politischen Themen zugleich gesichert werden kann.

Zur Tradition aller Sozialminister ist mittlerweile das Spiel geworden, das in einförmiger Art und Weise immer gleich abläuft. Vor Bundestagswahlen werden per gesetzlicher Auflage schnell noch einige Sonderleistungen in den Leistungsumfang der Krankenversicherung eingebaut, deren Pflichtenheft sich mittlerweile zum Warenhauskatalog aufgebläht hat. Zwar müssen alle Wohltaten vom Wahlvolk selbst bezahlt werden, natürlich zuzüglich Verwaltungskostenaufschlag, die Erhöhung der Versicherungsbeiträge erfolgt dabei jedoch immer mit einer Zeitverzögerung von zwölf Monaten. Das ist genau die Spanne, die Politiker brauchen, um Wahlen zu gewinnen, eine Koalitionsregierung zu bilden und auf die Bekanntgabe der nächsten Beitragserhöhung »besorgt und überrascht« zu reagieren. Kommissionen werden eingesetzt, um »Sparmöglichkeiten« zu untersuchen oder »Rationalisierungsreserven« bei jener Gesetzlichen Krankenversicherung ausfindig zu machen, die von den Politikern selbst in so unnatürlicher Weise aufgeblasen wurde. In Sichtweite der nächsten Wahl ändert sich dann wieder der Tenor. Für die Aufnahme weiterer Leistungen in den GKV Katalog wird »dringender Bedarf« konstatiert, wer Einwände erhebt, der »sozialen Kälte« geziehen. Und schon beginnt das Spiel wieder von vorn.

Nach zwölf Nachkriegs-Wahlperioden hat das Sortiment der Sach-, Geld- und Beratungsleistungen der Gesetzlichen Krankenversicherung einen solchen Umfang angenommen, daß Gesundheitsministerin Gerda Hasselfeldt eine Broschüre von nicht weniger als 146 Seiten braucht, um den neuen Bundesbürgern zu erklären, worauf sie durch Zahlung ihres monatlichen Beitrags alles Anspruch haben: ärztliche und zahnärztliche Behandlung, Krankenhauspflege, Mutterschaftshilfe, Arznei-, Verband-, Heil- und Hilfsmittel, Gesundheitsberatung, Schutzimpfungen, jährliche Krebsvorsorgeuntersuchungen, Unterstützung bei der Familienplanung einschließlich »nicht rechtswidriger Sterilisation und Schwangerschaftsabbruch«, Rehabilitationsmaßnahmen, Ersatz von Fahrtkosten, häusliche Krankenpflege, Haushaltshilfen, Betriebshilfen für Landwirte, Zuschüsse für Unterkunft und Verpflegung bei Kurbehandlungen, Krankengeld für Mütter bei Krankheit von Kindern bis zum achten Lebensjahr und, wenn wirklich alles nicht mehr geholfen hat, als letzte Leistung Sterbegeld.

In der Folge sind unsere Krankenkassen zu riesigen Umverteilungsmaschinen geworden, deren fiskalische Komplexität in schroffem Gegensatz zur traulichen Anmutung mancher Dienststelle der Ortskrankenkasse steht. Selbst Experten großer Unternehmensberatungen sind kaum mehr in der Lage, zu erfassen, welche Zahlungsströme wirksam werden, in welche Richtungen sie gehen, wer was bezahlt und wieviel, was wann wohin umverteilt wird. Fünf große Umverteilungsprozesse lassen sich schon auf Anhieb identifizieren. Jüngere und gesündere Mitglieder zahlen mit für ältere und kranke, männliche für ihre häufiger kranken weiblichen Altersgenossen. Ledige und Kinderlose subventionieren Verheiratete und Familien mit Kindern, Erwerbstätige müssen für Kassengenossen ohne Arbeit aufkommen. Mitglieder mit höherem Einkommen schließlich unterstützen Mitglieder, die nicht so erfolgreich sind. Zu diesen in ihrer Wechselwirkung nur mehr schwer einschätzbaren Zahlungsströmen kommen auf einer weiteren Ebene subtilere Umverteilungsvorgänge, wie sie beispielsweise durch Zahlungen des Bundes, selektiv greifende Steuervergünstigungen oder Verteilungswirkungen zwischen Gesetzlicher und Privater Krankenversicherung hervorgerufen werden. Als sei das Bild damit noch nicht schwierig genug, ändern sich auch fortwährend die Ausgangsbedingungen an der Finanzquelle der Gesetzlichen Krankenversicherung, den vom Bruttolohn abhängigen prozentualen Mitgliedsbeiträgen. Denn auf den Fall, daß Lohnerhöhungen nicht mehr bar, sondern in Freizeit ausgezahlt werden, kann das bestehende System ebensowenig reagieren wie auf Teilzeitverträge oder die Beschäftigung ausländischer Arbeitnehmer mit Familien in ihrem Heimatland.

So lassen sich in unserem Krankenversicherungssystem Ursache und Wirkung kaum noch trennen. »Irgendwie hängt«, wie der seinerzeitige SPD-Fraktionsvorsitzende Herbert Wehner meinte, »alles mit allem zusammen...«, und der Sachverständigenrat hat in seinem 87er Gutachten Probleme mit den »schwer zu durchschauenden Transfervorgängen«.

Der ursprünglich ausschlaggebende Solidaritätsgedanke hat sich bei diesem undurchdringlich dicht verwobenen Geflecht von, wie es im Sachverständigengutachten 1987 heißt, »Quer- und Längssubventionen« weitgehend verflüchtigt. Je größer die Krankenversicherung geworden ist, um so mehr haben sich die wirtschaftlichen Anreize in ihr Gegenteil verkehrt. Nicht mehr die Eigenverantwortlichkeit des einzelnen für die sparsame Nutzung der Ressourcen wird als einzelwirtschaftlich sinnvolles Verhalten belohnt, sondern statt dessen die bedenkenlose Nutzung der gesamten, ins Maßlose gewucherten Angebotspalette. Der Beitragszahler führt einen hohen Beitrag an die Krankenversicherung ab, aus dem für ihn nur ein sinnvolles Geschäft werden kann durch möglichst ausgiebige Inanspruchnahme aller Leistungen. Klug verhält sich nicht derjenige, der spart, sondern derjenige, der seinen Beiträgen einen möglichst hohen Gegenwert an bezogenen Leistungen gegenüberstellt, wodurch die Beiträge zwangsläufig weiter steigen.

Der von dem Sozialwissenschaftler Herder-Dorneich für dieses Verhalten geprägte Begriff der »Rationalitäten-Falle« ist zu einem geflügelten Wort der gesundheitsökonomischen Diskussion geworden. Die ursprüngliche Unterstützung aller durch alle hat sich, wie der Frankfurter Volkswirtschaftsordinarius Wolfram Engels anmerkt, zur »Ausbeutung aller durch alle« verändert. Das Verhalten des einzelnen zur Gesamtheit der Versicherten ist ein Musterbeispiel für die Art, wie unser Gesundheitswesen planmäßig falsche Signale setzt.

Den Krankenkassen ist die Aufblähung ihres Leistungsangebots im tiefsten Grunde recht. Denn wo soviel Geld bewegt wird, bleibt manche Mark hängen. Von jedem Hundertmarkschein, den die Kassen durch das System schleusen, behalten sie zwischen vier und fünf Mark für sich. Auf rund sieben Milliarden Mark dürften sich so die Verwaltungskosten der GKV-Versicherer 1991 addieren. Allein der Verwaltungsaufwand unserer Gesetzlichen Krankenversicherungen wäre, würde man ihn als Einzelunternehmen bilanzieren, gut für einen Platz unter den 40 größten deutschen Unternehmen.

Die Abhängigkeit der Verwaltungskosten von den Einnahmen bedingt eine Art gespaltenes Bewußtsein der Krankenkassen, wenn von den Gesundheitsausgaben die Rede ist. Einerseits schlüpfen die Kassenfunktionäre gern in die Rolle des Sachwalters der Patienteninteressen, andererseits können sie an einem sinkenden Volumen kein genuines eigenes Interesse verspüren. Zwar gebärden sich namentlich die AOK-Funktionäre alljährlich als Interessenvertreter des Beitragszahlers und leisten sich in der Öffentlichkeit manches Scharmützel mit Ärzteverbänden, Apothekerlobby oder Pharmaindustrie; gehen jedoch die Kostendämpfungsprojekte schief, ist es, gemessen am wirtschaftlichen Ergebnis, für die Krankenkassen auch nicht weiter schlimm. Immerhin wird, wenn die Aufwendungen für Gesundheit wieder einmal steigen, auch das Rad für die Versicherer größer.

Denn so mächtig die Krankenkassen angesichts ihrer zentralen Position im sozialpolitischen Zahlungsgefüge der Form nach sein könnten, in Wirklichkeit sind sie Papiertiger. Zwar wurden sie in jeder Legislaturperiode mit noch mehr Aufgaben und Kontrollbefugnissen ausgestattet, gleichzeitig aber auch immer stärkeren unternehmerischen Restriktionen unterworfen. Vorschriften regeln, wie hoch die Prämien und wie hoch die Ausgaben sein dürfen, wie viele Mitarbeiter die Kasse beschäftigen darf, wie und bei wem sie für welche Leistungen werben und wieviel wofür ausgegeben werden darf und was mit eventuellen Rücklagen zu geschehen hat. Allein oder gar unternehmerisch entscheiden darf eine Krankenkasse heute allenfalls noch die Teppichfarbe in der Geschäftsstelle, ansonsten fast gar nichts mehr.

Auch Wettbewerb ist zwischen Kassen kaum möglich, schon gar nicht über den Preis. Wenn überhaupt, konkurrieren die Kassen untereinander um die sogenannten »guten Risiken«, gesunde junge männliche Beitragszahler beispielsweise, die mehr einzahlen, als sie an Leistungen entnehmen. Um diese Klientel bei der Stange zu halten, versuchen sich die Krankenkassen in Wohltaten zu übertreffen. Da fällt der vom Sachbearbeiter gewährte Zuschuß für die Jacketkronen schon einmal höher aus als eigentlich notwendig, bei der Gewährung von Massagen oder Kuren selbst in jungen Jahren werden Ermessensspielräume großzügig genutzt. Ergebnis: Die von den Krankenkassen stets so vollmundig eingeforderte Kostendisziplin wird von ihnen selbst unterlaufen.

Auch der Versuch, jene zahlungskräftigen Klienten bei der Stange zu halten, deren Einkommen über der Versicherungsgrenze liegt, führt dazu, daß sich die Krankenkassen immer wieder in eigenen Interessenkonflikten verheddern. So obliegt ihnen beispielsweise in Honorarverhandlungen mit den Ärzteverbänden und Kassenärztlichen Vereinigungen die Festlegung der Höhe ärztlicher Honorare. Alljährlich begleitet lautstarker Theaterdonner die Verhandlungen. Wenn nun aber die AOK die Honorare zu sehr kappt oder die Gewährung einzelner Leistungen zu restriktiv handhabt, sehen auch die besserverdienenden AOK-Patienten in den Arztzimmern hauptsächlich muffige Gesichter; viele von ihnen kehren dann, sobald ihr Monatseinkommen die sogenannte Beitragsbemessungsgrenze überschreitet, der Gesetzlichen Krankenkasse fluchtartig den Rücken und wechseln zu den privaten Krankenversicherern über. Gerade die Versicherten mit den besseren Einkommen sind aber als Klienten besonders attraktiv. In manchen Ortskrankenkassen zahlen sie 80 Prozent der Beiträge, verbrauchen aber nur 30 Prozent der Leistungen.

Hat ein cleverer Manager durch sparsame Ausgaben und die Bindung eines halbwegs gesunden Versichertenbestandes tatsächlich einmal attraktive Beitragssätze erwirtschaften können, droht ihm dafür drakonische Bestrafung. Als ob unter dem Dach der Gesetzlichen Krankenversicherung noch nicht genug umverteilt würde, soll nämlich auch innerhalb der rund 1300 Krankenkassen ein eigenes Umverteilungssystem geschaffen werden. Unter dem Stichwort »Risikostrukturausgleich« sollen Kassen mit »guten Risiken« solche subventionieren, die mit einem höheren Anteil an alten und kranken Mitgliedern oder unwirtschaftlichem Ausgabenverhalten zu kämpfen haben. Damit wäre der Rationalisierungsgewinn aus kluger Geschäftspolitik wieder abgeschöpft.

Wo sowenig Gestaltungsspielraum bleibt, langt es meist nur zu publikumswirksamen PR-Auftritten ohne jegliche Kostenwirksamkeit. So freuten sich die AOK-Manager wie die Schneekönige, als ihnen mit Hilfe eines eigens entwickelten Computerprogramms 1985 erstmalig der Nachweis eines Preistricks der pharmazeutischen Industrie gelang, den jeder Kassenarzt seit Jahr und Tag zur Genüge kennt: das Aushebeln einer Preisverordnung durch Wechsel von »Darreichungsform« und Packungsgröße. 53 000 Medikamente in unterschiedlichen Schachtelgrößen hatten die fleißigen AOK-Helfer in ihr neues elektronisches Prunkstück eingegeben und durch eine Analyse des Verordnungsverhaltens beispielsweise nachgewiesen, daß der Preis des Beiersdorf-Renners »Novodigal®« 1986 um 2,4 Prozentpunkte gestiegen war, obwohl sich die Pharmaindustrie im Oktober 1985 aus Angst vor einem neuen Kostendämpfungsgesetz zu einem zweijährigen Preisstopp verpflichtet hatte. Über dieses rechnergestützte Intermezzo konnte man in der Pharmaindustrie freilich nur müde die Achseln zucken. Nach einigen kleinen Vernebelungsmanövern stieg im Jahre 1987 der Pharmaumsatz zu Lasten der Gesetzlichen Krankenversicherung wieder ungebremst weiter.

Ernster waren da schon die computerisierten Abrechnungsanalysen, mit denen besonders nordrhein-westfälische Ortskrankenkassen Ende der achtziger Jahre Kassenärzten in Dortmund, Hamm und anderen NRW-Städten auf die Pelle rückten. Durch Analysen der Abrechnungen hatten die

AOKs ermittelt, daß beispielsweise hausärztliche Leistungen an Patienten abgerechnet worden waren, die zum angegebenen Zeitpunkt im Krankenhaus oder gar schon auf dem Friedhof lagen. Andere Ärzte gerieten in Verdacht, mit ortsansässigen Apothekern kleine Geschäfte auf Gegenseitigkeit ausgekungelt zu haben, bei denen gegen Vorlage eines Medikamentenrezepts auch mal eine Flasche Schnaps über den pharmazeutischen Ladentisch gewandert war.

Schnell wurden die Auffälligkeiten an die große Glocke gehängt und eine auf dem Sektor der freien Berufe bislang beispiellose Hatz in Gang gebracht. Im gesamten Bundesgebiet kam es zur Einleitung von 5465 Ermittlungsverfahren, davon allein im Oberlandesgerichtsbezirk Hamm 2430. Im Bezirk Nordrhein wurde gar eine eigene Ermittlergruppe gegründet, besetzt mit einem Staatsanwalt, vier Amtsanwälten, drei Kriminalbeamten, drei Sekretärinnen, drei weiteren Angestellten und einem Buchhalter. »Ein Ende des gesamten Verfahrenskomplexes«, so stöhnte der Hammer Generalstaatsanwalt Wolfgang Geißel, sei »nicht abzusehen«, weil »ständig neue Erkenntnisse« gewonnen würden.

In mancher biederen Allgemeinpraxis stürmten Kriminalbeamte zu früher Morgenstunde die Untersuchungsräume, um die Patientenkartei zu beschlagnahmen, an anderen Stellen wurden die Unterlagen mitten im laufenden Praxisbetrieb bei vollbesetztem Wartezimmer konfisziert. Schnell sank an vielen Orten wie in Dortmund das Klima zwischen Ortskrankenkassen und Ärzteverbänden auf den Gefrierpunkt. Der Hartmannbund-Vorsitzende Horst Bourmer ließ wieder einen seiner berüchtigten »offenen Briefe« an den Bundeskanzler los, in dem er sich über die »ungeheuerliche Diffamierung« der Ärzte beklagte.

Am Ende der Treibjagd fiel die Strecke kläglich aus. Von den rund zweieinhalbtausend eingeleiteten Ermittlungsverfahren in Hamm wurden mehr als die Hälfte gleich wieder wegen mangelnden Tatverdachts eingestellt. Nur in 65 Fällen, also in weniger als drei Prozent, wurde überhaupt Anklage erhoben, davon auch nur in 19 Fällen gegen Ärzte. Alle bundesdeutschen Verfahren gegen Kassenärzte zusammengerechnet, kam es in sechs Prozent der Fälle zu einer Geldbuße und in noch nicht einmal drei Prozent zu einer Verurteilung wegen Honorarbetrugs.

Der Vergleich dieser Zahlen mit den in Betrugsdezernaten sonst üblichen Daten zeigt, daß die Ermittlungsserie gegen Kassenärzte hauptsächlich von heißer Luft getrieben wird. Normale Ermittlungsverfahren wegen Betrugs enden nämlich in einem Drittel der Fälle mit einem Strafbefehl oder Eröffnung einer Anklage, die Quote der rechtskräftigen Urteile ist viermal so groß wie in den Ärzteverfahren. Nicht die Delinquenz der Ärzte, so urteilte W. Krämer, ist angesichts des komplizierten Abrechnungssystems das überraschende, sondern »die hohe Zahl der Ehrlichen«.

Von solchen kleinen Störungen abgesehen, funktioniert das Verhältnis zwischen Krankenkassen und Leistungserbringern ansonsten ganz passabel. Unvergessen geblieben ist allen Beteiligten beispielsweise die schwungvolle Herrenpartie des Bundesvorstands der Ortskrankenkassen im Jahre 1986, bei der unter Führung der Vorstandsvorsitzenden Detlef Balzer und Wilhelm Heitzer ein erlauchtes Gremium von Gesundheitsinteressenten ins ferne Japan reiste. Mit dabei waren neben verschiedenen Gewerkschaftsgrößen auch der damalige Bayer-Pharmachef Professor Rudolf Kopf sowie Professor Hans-Rüdiger Vogel, der als Hauptgeschäftsführer des Bundesverbandes der Pharmazeutischen Industrie den Kassenfunktionären normalerweise als hartleibiger Kontrahent gegenübertritt. Von der Bundesvereinigung Deutscher Apothekerverbände (ABDA) mochte das Vorstandsmitglied Walter Leetsch nicht fehlen, und Siemens, Lieferant zahlreicher Datenverarbeitungsanlagen in den AOK-Rechenzentren, kommandierte gleich zwei Direktoren zur Begleitung der Reisegruppe ab.

Im Land der Kirschblüte wurden die Verwalter von 43 Prozent der deutschen GKV-Beitragseinnahmen schon auf dem

Flughafen Tokio manndeckend von der Pharma- und Geräte-Lobby in Beschlag genommen. Beim »Einführungsdinner« im Hotel New Otani Sheraton sprach Siemens-Japan-Repräsentant Wolfgang Raible, danach standen »Dinner und Gespräch mit Herrn Rhode, Bayer Japan« auf dem Programm. Nach ein paar Pflichtbesuchen bei der japanischen Ärztekammer oder beim ortsansässigen Arbeitgeberverband war wieder »Siemens Medical« dran. Gleich anschließend traf man sich zum »Besuch der Firma Fujitsu, Hersteller medizinischer Elektronik«. Nach per Schnellbahn vollzogenem Ortswechsel gab es »Sightseeing Osaka« – der Siemens-Dolmetscher übersetzte fleißig –, dann ein »Dinner bei Bayer Yakuhin« und bald darauf eine »Diskussion mit Repräsentanten der Firma Ciba-Geigy«. Kosten des zweiwöchigen Vorstandsausflugs: 182 000 Mark, zu jenem Zeitpunkt soviel wie 482 Monatsbeiträge der Allgemeinen Ortskrankenkasse. Für die Gespräche mit den Pharma-Lobbyisten hätte man allerdings nicht gar so weit zu reisen brauchen: Von Bonn aus kann man bei gutem Wetter das Leverkusener Bayer-Kreuz mit bloßem Auge sehen.

Dabei käme es auf die Krankenkassen jetzt besonders an. Nirgendwo fallen so viele Daten an wie hier; an keiner Stelle bündeln und überkreuzen sich die vielfältigen Interessenstränge und Zahlungsströme so wie hier. Wenn überhaupt eine Instanz zu grundsätzlichem Durchblick durch unser Gesundheitswesen imstande wäre, dann sicher die Krankenkassen. Immerhin versuchen sie, beispielsweise durch das sogenannte »Wissenschaftliche Institut der Ortskrankenkassen« (WIdO), in Analysen das Geflecht der wechselseitigen Interessen transparent zu machen. Der alljährlich von den Krankenkassen-Wissenschaftlern herausgegebene »Arzneimittel-Report« beispielsweise zeigt in 40 einzelnen »Indikationsgebieten« das ganze Elend der hierzulande üblichen pharmakologischen Über- und Fehltherapie auf. Ebenso deutlich beweisen AOK-Computer die grobe Unwirtschaftlichkeit der Krankenhäuser, den Einfluß der Arztzahlen auf den Krankheitsanfall der Bevölkerung oder den flagranten Ressourcenschwund im deutschen Kur- und Bäderwesen.

Das Problem ist, daß die Kassen selber nicht nur Teil des Interessengeflechtes sind, sondern durch ihre Immobilität und schiere Größe ebendieses System stützen, von dessen Unwirtschaftlichkeit ihre eigenen Untersuchungen das eindringlichste Zeugnis ablegen. Das System unserer Krankenversicherung hat im Laufe der letzten Jahrzehnte eine solch dichte Verwobenheit nicht nur mit dem Gesundheitswesen, sondern auch mit dem Sozialstaat erreicht, daß es selbst zu einer tragenden Säule ebendieses Sozialstaates geworden ist. Jegliche Reform der Krankenversicherung würde deshalb voraussetzen, zumindest eines der Solidaritätsprinzipien über Bord gehen zu lassen, die bislang die Grundlagen des sozialstaatlichen Gemeinwesens bilden.

Beispiel Selbstbeteiligung: Als allgemein konsensfähig gilt, daß im Fehlen wirtschaftlicher Anreize für den einzelnen eine der Wurzeln für die grassierende Ausgabensteigerung der Krankenkassen liegt. Naheliegend wäre also eine Selbstbeteiligung, die die häufige Inanspruchnahme der mannigfaltigen Leistungen des Gesundheitswesens auch im eigenen Geldbeutel spürbar werden läßt. Dies würde aber in der Praxis nichts anderes bedeuten als die Aufkündigung der Solidarität mit zwei bislang geschützten Gruppen: kinderreichen Familien und alten Leuten. Sie verursachen die meisten Ausgaben. Und mit steigender Selbstbeteiligung würde die Last der Gesundheitsausgaben zu immer größeren Teilen auf sie zurückverlagert.

Über die Größenordnung des Problems soll sich niemand täuschen. Bereits heute macht die Krankenversicherung der Rentner (KVdR) 40 Prozent aller Ausgaben der Gesetzlichen Krankenversicherung aus. Bald wird aber unsere Krankenversicherung, wie der Sachverständigenrat in seinem Gutachten 1990 beschreibt, nur noch ein »Appendix der KVdR« sein. Im Jahre 2020 werden 80 Prozent aller Ausgaben der Krankenversicherung auf die Rentner entfallen. Bei einer

Selbstbeteiligung von angenommen 20 Prozent würde sich zwar das einzelwirtschaftliche Verhalten sicher in Richtung einer sparsameren Inanspruchnahme von Gesundheitsleistungen verändern. Andererseits würde eine fünfköpfige Familie mit mehreren tausend Mark pro Jahr belastet, und dem Rentnerehepaar würden Arztrechnungen einen Großteil der Altersversorgung aufzehren. Da viele Rentner diese Belastungen nicht mehr tragen könnten, würden viele von ihnen der Sozialhilfe anheimfallen, die höhere Eigenbeteiligung müßte aus öffentlichen Mitteln bezahlt werden. Ergebnis: In paradoxer Reaktion würde durch eine Erhöhung der Eigenleistung die Staatsquote steigen.

Beispiel Wettbewerb: Unsere Krankenkassen, so wird argumentiert, wirken deshalb oft so schlafmützig, weil ihnen das entscheidende Moment der Marktwirtschaft fehlt – der Wettbewerb. Von den ins Gegenteilige des Beabsichtigten verkehrten Wirkungen des Versicherungswettbewerbs wurde oben schon berichtet. Er findet hauptsächlich durch die Auswahl sogenannter guter Risiken statt, um die zu werben wiederum die Ausgaben hochtreibt. Konsequenter Wettbewerb kann allerdings nur funktionieren, wenn die Krankenkassen in der Auswahl ihrer Mitglieder frei werden, um sich eine möglichst attraktive, sprich gesunde, Klientel zu bilden. Damit geht aber ein anderer Solidaritätsgrundsatz über Bord: der Kontrahierungszwang der Krankenkassen, der sie zwingt, jeden Bürger ungeachtet seines Gesundheitszustands zu versichern. Würde man den Wettbewerb der Krankenkassen durch Aufhebung des Kontrahierungszwanges freisetzen, käme es sicherlich zu einer spürbaren Reduzierung der Beiträge. Nur bleiben dann leider diejenigen draußen, die bislang durch ihren Konsum an Gesundheitsleistungen die Beiträge hochgetrieben haben – die Drogensüchtigen und AIDS-Kranken, die Diabetiker und Rheumatiker, die behinderten Kinder, Allergiker und Asthmatiker und übrigens auch die Skiläufer und Drachenflieger, Motorradfahrer und Surfer.

Beispiel »risikoproportionale Prämien«: Mancher Versicherte zahlt brav seine Prämie und ärgert sich über alle, die sich nicht gesundheitsbewußt verhalten. Raucher, Übergewichtige, Gewohnheitstrinker oder Steilwandkletterer sind nach herkömmlicher Ansicht Kassengenossen mit Hang zur Ausnutzung der Solidarität. Bisweilen fällt dieser Ärger selbst in höchsten Ärztekreisen auf fruchtbaren Boden. Erst ein Mediengewitter mit reichlich süffisanten Kommentaren brachte den Bundesärztekammer-Präsidenten Karsten Vilmar im Frühjahr 1991 von seiner als Versuchsballon gestarteten Idee einer Sondersteuer für Dicke ab. Der Gedanke entpuppt sich nämlich spätestens auf den zweiten Blick als Blödsinn. Zu den hauptsächlichen Risikofaktoren zählen nämlich schon Unterscheidungsmerkmale auf viel tieferer, von den Betroffenen oft gar nicht beeinflußbarer Ebene. So gibt es statistisch signifikante Krankheitsunterschiede regionaler Art. In vereinfachter Darstellung kann man sagen, daß man im Saarland oder Ruhrgebiet eher stirbt als in bestimmten Gegenden Bayerns oder Baden-Württembergs. Nicht von ungefähr zieht es Pensionäre eher in den Schwarzwald als nach Wanne-Eickel. Hinzu kommt eine deutliche Abhängigkeit der Krankheitslast vom Bildungsniveau. Das Risiko des Lungenkrebses ist für den Hilfsarbeiter fast fünfmal höher als für den leitenden Angestellten, der einfache Beamte erkrankt siebeneinhalbmal häufiger an Leberzirrhose als der Professor. Soll der Hilfsarbeiter, der in Castrop-Rauxel im Schichtbetrieb schafft, deshalb den dreifachen Krankenkassenbeitrag des Vorstandsvorsitzenden in Rottach-Egern bezahlen? Ist es zumutbar, daß der saarländische Bergmann doppelt soviel bezahlt wie der Professor in seiner Tübinger Gelehrtenklause?

Schon diese drei Beispiele zeigen, daß es bei der Reform unserer Krankenversicherung keine Patentrezepte mehr geben kann. Dafür ist das System schon zu kompliziert geworden. Als großer Erfolg wäre es immerhin zu verbuchen, wenn wenigstens drei Prämissen erfüllt würden: Zum einen darf

Krankheit nicht mehr, wie Wolfram Engels kritisiert, zum »finanziellen Glücksfall« werden. Lohnfortzahlung, stationäre Behandlung und Tagegeldversicherung können sich für manchen Patienten zu einer lukrativen Nebenerwerbsquelle addieren. Anreize, die den Krankheitsfall finanziell belohnen, müssen deshalb ausgeschaltet werden.

Denkbar wäre beispielsweise die Wiedereinführung der sogenannten »Karenztage« in modifizierter Form. Sie haben 1991 ausgerechnet in den sozialstaatlichen Musterländern Holland und Schweden eine vielbeachtete Renaissance erlebt. Bei Volvo in Göteborg beispielsweise, wo der Krankenstand teilweise bis auf 25 Prozent geklettert war, müssen die Arbeitnehmer in den ersten drei Tagen der Krankmeldung auf 35 Prozent des Nettoeinkommens verzichten. Die neue Regelung zeigte prompt heilsame Wirkung: Der Krankenstand ging spürbar nach unten.

Zweitens sollten die Kontrollbedürfnisse der Krankenkassen so gestärkt werden, daß sie konsequenter jenen Part spielen können, der in unserem Gesundheitswesen eigentlich nicht vorgesehen ist: den der Nachfrage. Wenn schon in unserem Gesundheitswesen die Richtung nur von Anbietern und Interessenten bestimmt wird, muß irgend jemand die Interessenvertretung der Versicherten übernehmen. Das tun die Kassen der Gesetzlichen Krankenversicherung bislang schon mit wechselndem Erfolg.

Nur: Nicht das Sinken der Ausgaben ist für unsere Krankenkassen ein Geschäft, sondern vielmehr das steigende Volumen. Belohnt werden müßte aber umgekehrt die Erzielung von Einsparungen. Dazu wäre es notwendig, daß die Krankenkassen die Finanzmasse der Mitgliederbeiträge nicht einfach weiterschieben und nach, wenn auch auszuhandelnden, Schlüsseln verteilen, sondern Leistungen der Gesundheitsanbieter ausschreiben. Dies wäre das Prinzip der in den USA sehr erfolgreichen »Health Maintenance Organizations« (HMOs), bei denen Kontrakte beispielsweise über die internistische Versorgung der Mitglieder einer dieser Organisationen nach Ausschreibung vergeben werden. Jedes Organisationsmitglied kann, falls gewünscht, immer noch andere Ärzte in Anspruch nehmen. Über den Mitgliedsbeitrag abgegolten und damit kostenfrei ist aber nur die Behandlung über den HMO-Vertragsarzt. Großer Vorteil des Systems: Es senkt nicht nur Kosten, sondern ermuntert die Ärzte zu unternehmerischer Führung ihrer Praxen.

Und drittens muß die Gesetzliche Krankenversicherung entrümpelt werden, je schneller, um so besser. Der ganze Ballast sozialstaatlicher Wohltaten, meist nur von dürftigen medizinischen Indikationen bemäntelt, sollte über Bord geworfen werden. Dazu gehört die Reittherapie bei Rückenschmerzen ebenso wie das krankenkassenfinanzierte Kur- und Bäderwesen, das es in dieser Form in keinem einzigen anderen OECD-Staat gibt, ohne daß die Bevölkerung darunter bislang nennenswert gelitten hätte. *Krankenversicherung muß wieder auf den ursprünglichen Gedanken des Risikoschutzes zurückgeführt werden.* Der sozialstaatliche Ballast an Wohltaten mag ja, wenn Politiker damit Wahlen gewinnen wollen, in anderer Form organisiert werden – nur unter dem Dach der Gesetzlichen Krankenversicherung hat er nichts zu suchen. Vergleicht man die Zielsetzungen der großen Krankenkassenverbände, scheinen die Ersatzkassen, in die jeder Versicherte der Gesetzlichen Krankenversicherung problemlos überwechseln kann, diesen Prinzipien wohl am ehesten verpflichtet.

Die Diskussion um die Reform unseres Krankenversicherungssystems wäre leichter, würde nicht die marktwirtschaftliche Alternative zur miefigen Zwangskasse, die Private Krankenversicherung (PKV), gerade in den letzten fünf Jahren ein zunehmend häßliches Gesicht zeigen. Grundsätzlich können straff geführte private Krankenversicherungen vorteilhaft sein. Eine Reihe von prinzipiellen Ungereimtheiten und bedenklichen Entwicklungen der Vergangenheit hat den Charme dieser Alternative jedoch so vermindert, daß man der privaten Assekuranz derzeit nur ungern den Versicherungsschutz der Nation überlassen würde.

Wer sich nach Überschreiten des Einkommens der Versicherungsgrenze mit der privaten Krankenversicherung einläßt, hat nämlich fortan neben Ärzten, Apothekern, Krankenhäusern, Verteilungsbürokratie und pharmazeutischer und medizintechnischer Industrie auch noch eine weitere Gruppe finanzieller Interessenten am Hals – die Aktionäre der privaten Krankenversicherungen, die ausschließlich auf Gewinn orientiert sind. Die bei der Gesetzlichen Krankenversicherung nahezu ausgeschlossenen Gewinne sind in der PKV der eigentliche Geschäftszweck. In der Geschäftspolitik privater Krankenversicherungen läßt sich regelmäßig der Vorrang der Interessen der Aktionäre gegenüber den Bedürfnissen der Versicherten ablesen. Dadurch sind in der deutschen Assekuranz jahrzehntelang Renditen an der Tagesordnung gewesen, die zu ganz erstaunlichen Vermögenszuwächsen bei vielen Versicherungen geführt haben.

Zu den Aktionären tritt eine weitere, eher unangenehme Spezies hungriger Mäuler, die ebenfalls von den Klienten der Privaten gestopft werden müssen: das Heer der Drücker und Klinkenputzer, die täglich ausschwärmen, um neue Mitglieder zu keilen. Keine andere Gruppe hat sich in den neuen Ländern so nachhaltig darum bemüht, die soziale Marktwirtschaft bei den ahnungslosen Neu-Bundesbürgern in Mißkredit zu bringen. Skrupel- und bedenkenlos gingen die Klinkenputzer der sogenannten »Strukturvertriebe« zu Werke, mit denen selbst die feinsten Adressen der deutschen Assekuranz ihre Policen unters Volk brachten. Mancher Ossi unterschrieb, weil sich seine Unterschrift »nicht richtig durchgedrückt« habe, gleich vier gewichtige Kapital-Lebensversicherungen, deren Prämien seine Arbeitslosenunterstützung bei weitem überstiegen. Andere bekamen Hausratversicherungen in phantastischer Höhe selbst dann aufs Auge gedrückt, wenn es gar keinen Hausrat gab, und schließlich hatte mancher Ossi schon einen Super-Luxus-Privatkrankenversicherungsvertrag abgeschlossen, bevor es in seinem Bundesland überhaupt privat liquidierende Ärzte oder Zweibettzimmer im Krankenhaus gab.

Die Auswüchse westdeutscher Versicherungsvertreter wären weniger ärgerlich, wenn die Kosten für die rüpelhaften Usancen nicht auch noch den Versicherten aufgebrummt würden. Das Salär der Drückerkolonnen geht nämlich in die Kosten des Versicherungsbetriebes ein, muß also von allen Versicherten der abschließenden Versicherung getragen werden. Und diese Kosten sind beträchtlich. Die ersten Prämien, die ein neu geworbenes Mitglied zahlt, gehen regelmäßig für die sogenannten Akquisitionskosten drauf, manchmal sogar ein ganzer Jahresbeitrag. Bei den Lebensversicherungen hat dies die unangenehme Begleitwirkung, daß den Versicherten viele Jahre später gerade die zuerst eingezahlten Kapitalanteile fehlen, die wegen ihrer langen Laufzeit die höchsten Zinserträge eingebracht hätten.

Objektive Verbraucherberatung ist bei der Mitgliederwerbung der privaten Versicherungen ohnehin nicht einfach zu bekommen. Fast alle der rund 300 000 Versicherungsvermittler in der Bundesrepublik sind sogenannte »Einfirmenvertreter«. Sie haben nur ein einziges Angebot zu verkaufen, das selbst dann an den Mann gebracht werden muß, wenn der Vertreter subjektiv davon überzeugt ist, daß es seinem Klienten keinen Segen bringt. Verstehen kann er die Versicherungsarithmetik ohnehin oft nicht, zumal das, was hinterher aus der Versicherung wird, in weiten Grenzen von der Geschäftspolitik der Gesellschaft abhängt. So sitzen häufig, wenn es um den Abschluß von Versicherungen geht, zwei Leute auf einem Sofa, die von der Sache wenig verstehen. Für den Vertreter gilt dann der erste Hauptsatz der Vertragsakquisition: Die Unterschrift muß beim ersten Besuch fallen.

Akquisitionskosten durch Drücker oder hohe Werbeaufwendungen führen dazu, daß die Verwaltungskosten bei den Privaten mutmaßlich sehr viel höher sind als in der Gesetzlichen Krankenversicherung. Wie hoch genau, weiß außer den

Versicherungsvorständen niemand, denn die Bilanzen unserer Versicherungs-AGs entsprechen bestenfalls dem Tucholskyschen Bonmot, nach dem »zufällige Übereinstimmungen mit der tatsächlichen Finanzlage in Kauf genommen werden«.

Viel schlimmer ist, daß eine private Krankenversicherung für manche ihrer Klienten auch zur Zeitbombe werden kann. Im Gegensatz zur Gesetzlichen Krankenkasse funktioniert die private Alternative nämlich nach einem anderen Finanzierungsprinzip, dem sogenannten Kapitaldeckungsverfahren. Während in der Gesetzlichen per Umverteilung junge Mitglieder für alte, männliche für weibliche und kinderlose für kinderreiche zahlen, zahlt in der privaten jeder stets nur für sich selbst. Dabei werden die Beiträge so kalkuliert, daß mit den angesammelten, aber nicht verbrauchten Beiträgen des jungen Mitglieds dessen höhere Gesundheitsausgaben im Alter abgedeckt werden. Die Tarifgestaltung versucht dabei, die Beiträge in jungen Jahren höher als benötigt anzusetzen, damit sie im Alter niedriger als notwendig gehalten werden können. Da Umverteilungseffekte in diesem Versicherungsmodell nicht vorgesehen sind, muß auch jedes Mitglied für sich zahlen, ohne daß Familienmitglieder wie in der Gesetzlichen Krankenversicherung automatisch mitversichert wären. Für jedes Kind wird so eine eigene Versicherung fällig.

Da die Versicherungstarife im Grunde nur ein in weiten Grenzen gestaltungsfähiges Angebot sind, kann die private Krankenversicherung für junge, gesunde Leute Prämien anbieten, die viel niedriger sind als die Beiträge in der Gesetzlichen Krankenversicherung. Besonders gut verdienende, ledige und kinderlose junge Leute sparen dadurch lange Jahre viel Geld.

Das private Versicherungsprinzip funktioniert allerdings nur so lange, wie die Ausgaben im Gesundheitswesen nicht stärker steigen als die Verzinsung der angesammelten Mitgliedsbeiträge. Das tun sie in den letzten Jahren aber permanent. Ergebnis ist, daß schon heute viele ältere Versicherte in der privaten Krankenversicherung mit dem Versicherungsschutz, den sie durch jahrzehntelange Beiträge angespart haben, bei weitem nicht mehr auskommen. Wenn die Ausgaben aus den angesparten und verzinsten Versicherungsbeiträgen des Mitglieds nicht mehr bestritten werden können, ist die Versicherung zur Anhebung der Tarife berechtigt. Diese Erhöhungen können oft in enormen Sprüngen von 30 Prozent vonstatten gehen. Ergebnis ist, daß ältere Versicherte in der privaten Krankenversicherung Beiträge von weit über eintausend Mark pro Monat zu zahlen haben, die von Jahr zu Jahr steigen. Jede Erhöhung des Beitrags bringt den Versicherten auch noch einen privatversicherungstypischen Nachteil: Die Prämien werden nicht einfach erhöht, sondern für jede Aufstockung des Versicherungsschutzes wird ein neuer Vertrag abgeschlossen, der sich natürlich nicht mehr an den Konditionen des jungen Beitragszahlers orientiert, sondern sein tatsächliches Alter berücksichtigt, regelmäßig also schlechter beziehungsweise teurer ausfällt. Die Versicherungsprämien steigen also nicht nur laufend, der Versicherungsschutz wird auch in sich mit steigendem Alter teurer. Am Ende einer solchen Eskalation steht oft der Gang zum Sozialamt.

Die für viele Mitglieder so ungünstige Entwicklung wird häufig noch von der Geschäftspolitik der privaten Krankenversicherungen befördert. Die Prämienhöhe wird nämlich immer auch von der Zusammensetzung einer bestimmten versicherungstechnischen »Zelle« bestimmt, in die der Versicherte mit Abschluß seines Vertrags einsortiert wird. Jede private Krankenversicherung besteht aus einer großen Zahl solcher Segmente, sogenannter Tarife, die im Grunde jeweils einzelne Versicherungen unter einem großen Dach sind. Irgendwann hört die Versicherung dann auf, jüngere Mitglieder in einen solchen Tarif einzugliedern; sie läßt ihm wie es im Fachjargon heißt, »vergreisen«. Dadurch fällt das letzte Ausgleichsmoment weg, und der Versicherungstarif wird zu einer Ansammlung alter Leute, die gegenseitig für ihre ständig steigenden Gesundheitskosten aufzukommen haben. Die

Beiträge, die sie in den fünfziger und sechziger Jahren eingezahlt haben, reichen bisweilen noch nicht einmal für ein Telephongespräch mit dem Doktor.

Problematisch ist, daß diese Entwicklung in weiten Teilen von der Geschäftspolitik der Versicherung abhängt, der das Mitglied nahezu ohne Einfluß ausgeliefert ist. Versicherungsprämien sind das Ergebnis beträchtlicher Gestaltungsfreiheit der einzelnen Gesellschaften. Wünscht sich die Gesellschaft aus Werbungsgründen niedrige Beiträge, sind diese ebenso möglich wie hohe. Die Vorauskalkulation der tatsächlichen Belastung wird dadurch zu einem Vabanquespiel mit unkalkulierbarem Ausgang – wenigstens für den Versicherten. Denn unsere Versicherungsgesellschaften haben bislang vom Assekuranzgeschäft so glänzend gelebt, daß der Versicherungskritiker Hans Dieter Meyer den Betrieb einer Lebensversicherung für eine »Lizenz zum Gelddrucken« hält.

Wie man mit dem Risiko anderer Leute Geld und Einfluß gewinnt, hat vor allem die Allianz-Versicherung vorgemacht, der »funkelnde Stern am Firmament der deutschen Firmen« (Forbes). Der Münchner Assekuranz-Multi ist nicht nur zum größten deutschen und viertgrößten Versicherungskonzern der Welt aufgerückt, sondern auch zum größten Immobilienbesitzer und größten Wohnungsvermieter der Republik. So viele Firmen und Finanzbeteiligungen konnten die Münchner während ihres Aufstiegs zusammenraffen, daß die Liste der Beteiligungen im »Saling-Aktienführer 1991« sieben kleingedruckte Spalten füllt. Auf nicht weniger als 135 Milliarden Mark summiert sich das Anlagevermögen dieses gigantischen Versicherungskonglomerats, dessen Vorstandsvorsitzenden Wolfgang Schieren mancher Publizist für den mächtigsten Manager der Republik hält.

Das Geld sprudelt dabei aus den Taschen der Versicherten, ohne daß so recht transparent würde, was damit geschieht. Denn das Versicherungswesen in der Bundesrepublik Deutschland entpuppt sich bei näherem Hinsehen als dicht verflochtener Interessentenfilz, der gerade deshalb so vortrefflich gedeiht, weil sich die Masse seiner Kunden für Versicherungsgeschäfte in keiner Weise interessiert.

Noch immer ist beispielsweise nicht geklärt, was eigentlich der Versicherte in der Lebensversicherung mit seinen monatlichen Prämien bezahlt: einen Preis für die Übernahme eines Risikos oder den Beitrag in eine gemeinschaftlich vorgenommene Risikovorsorge. Die Frage hat milliardenschwere Bedeutung. Wenn nämlich der Risikoschutz eine Dienstleistung ist und die monatlichen Prämien der dafür zu entrichtende Preis, dann gehören sämtliche gezahlten Prämien der Versicherung und damit auch alle aus den Anlagen erlösten Zinsgewinne. Wenn aber eine Versicherung aufgefaßt wird als Risikogemeinschaft, in die alle Mitglieder einzahlen, dann ist die Versicherung ähnlich wie die Bank oder Sparkasse lediglich Verwalter dieser Prämien, die selbstverständlich mitsamt allen Zins- und Zinseszinsgewinnen den Versicherten zustehen. Im letzteren Falle müßten die Versicherungen ihren Klienten auch detaillierte Abrechnungen über sämtliche Kosten vorlegen, die aus dem laufenden Versicherungsbetrieb entstanden sind.

Genau damit aber hapert es bei allen Lebensversicherungsgesellschaften, denn sie weisen die drei Bestandteile der Lebensversicherung, nämlich Verwaltungsgebühr für den Betrieb der Versicherung, Spareinlage und Einzahlung in die Risikogemeinschaft, nicht getrennt aus. Hans Dieter Meyer, selbsternannter Verbraucherschützer von Versicherungskunden und in den Vorständen deutscher Versicherungen als »Geißel der Assekuranz« verschrien, hat sich deshalb höchstrichterlich das Recht bestätigen lassen, Kapital-Lebensversicherungen als »legalen Betrug« zu bezeichnen.

Bevor grobe Ungleichgewichte zu Lasten des Verbrauchers bei der privaten Versicherung nicht austariert sind, bleibt die Krankenversicherung ein Verteilungswasserkopf, bei dem paradoxerweise sowohl die quasi sozialistische wie die marktwirtschaftliche Steuerung gleichermaßen unbefriedigend funktionieren. Überraschende Alternativen dürften, auch dies wiederum paradox, möglicherweise aber aus einer Richtung kommen, die uns bislang nur Bürokratie und wenig Markt gebracht hat: von der EG aus Brüssel. Ab 1992 wird der deutsche Markt mitsamt seinen bislang fast märchenhaften Pfründen durchgelüftet werden vom härteren Wind des internationalen Wettbewerbs. Dann dürfen sich nämlich auch ausländische Versicherungsgesellschaften, ohne in Deutschland residenzpflichtig zu sein, auf dem einheimischen Versicherungsmarkt tummeln. »Die goldgeränderten Margen«, so orakelt die »Wirtschaftswoche«, »werden sinken.«

Auf dem Weg, den jeder Geldschein vom Konto des Patienten zu seinem Bestimmungsort, also der ärztlichen Praxis, dem Krankenhaus oder der Apotheke, zurücklegt, ist der mächtige Apparat der Versicherungswirtschaft allerdings nur die erste Instanz. Wie ein Stecker zur Steckdose korrespondiert vielmehr mit der Krankenkassen- und Privatversicherungsseite ein kleinerer, aber ebenso mächtiger Geldsortier- und Verteilungsapparat: die sogenannten Kassenärztlichen Vereinigungen (KVen), gesetzliche Genossenschaften, in denen die derzeit rund 78 000 Kassenärzte per Zwangsmitgliedschaft organisiert sind. Der Finanzstrom, der von den Gehaltskonten der Versicherten als prozentualer Anteil vom Einkommen abgefiltert und bei den Krankenkassen gesammelt wird, gelangt als nächstes in die KV-Kassen, die eine Art fiskalischen Vorfluter bilden. Hier werden die Gelder nach einem wiederum anderen, hochkomplizierten Verteilungsschlüssel in rund 300 000 einzelne Zahlungsströme zerlegt, die in Quartalsabständen auf die Honorarkonten der Kassenärzte fließen.

Die Kassenärztlichen Vereinigungen sind ein überzeugender Beweis für die Erfahrung, daß nichts so stark macht wie Einigkeit. Schon um die Jahrhundertwende traten die Ärzte im damaligen Deutschen Reich mit der Gründung des »Leipziger Verbandes« der Situation entgegen, daß sie als einzelne Ärzte nur schlecht ihre Interessen gegen die sich formierenden Krankenkassen durchsetzen konnten. Damals konnten die Kassen die Bedingungen für die Ärzte, die sie unter Vertrag nahmen, so weitgehend diktieren, daß mancher sich gleich bei der Krankenkasse anstellen ließ. Das königlich württembergische Innenministerium in Stuttgart beispielsweise erließ am 27. September 1886 eine Verordnung, daß nur noch bei den Kassen akkreditierte Ärzte mit einer Honorierung rechnen dürften, und zwar als »Averal-(Pauschal) summe« zwischen 1,50 Mark und 2,50 Mark. Besondere Vergütungen für Nachtbesuche, Operationen und dergleichen waren per Vertrag ausdrücklich ausgeschlossen.

Angesichts solch unerfreulicher Honorarperspektiven schlossen sich die Ärzte zusammen und verlagerten ihre Vertragskompetenzen auf einen gewerkschaftsähnlichen Verband. Überhaupt zeigte sich die Heilzunft in jener Zeit viel weniger staatstragend, als ein Blick auf die saturierte Ärzteschaft der späten sechziger und siebziger Jahre unseres Jahrhunderts vermuten ließe. Beispielsweise machten die Ärzte im ersten Drittel des Jahrhunderts ausgiebig von der Streikwaffe Gebrauch. So verhinderte 1914 nur der Ausbruch des Ersten Weltkriegs einen Streik aller deutschen Ärzte, der dann keine zehn Jahre später, im Herbst 1923, um so erbitterter entbrannte und nicht weniger als 80 Tage dauerte.

Nach weiteren Jahren vehementen Tauziehens war es endlich geschafft. Mit Notverordnung vom 14. 1. 1932 und folgendem Verwaltungsdekret vom 2. 8. 1933 wurde die ärztliche Kassenorganisation, die aus dem Leipziger Verband hervorgegangen war, zur Körperschaft des öffentlichen Rechts befördert, um hinfort unter der Bezeichnung »Kassenärztliche Vereinigung« als mächtige Lobby ärztlicher Honorarinteressen zu fungieren. Der Preis für die staatliche Sanktionierung war wohlfeil: Die Ärzte hatten ihrem Streikrecht zu entsagen.

Abgerundet wurde das entstandene Kassenarztkartell auch noch mit einer weiteren marktfernen Besonderheit: dem sogenannten Sicherstellungsauftrag. Die Kassenärztlichen Vereinigungen sollten nicht nur für die »Feststellung des Honoraranspruches« sorgen, sondern auch für eine »bedarfsgerechte und gleichmäßige ärztliche Versorgung einschließlich eines bedarfsgerechten und ausreichenden Not- und Bereitschaftsdienstes«.

Geschaffen war mit dieser auch nach Beurteilung des Sachverständigenrates »international einmaligen« Interessenorganisation nichts anderes als ein mächtiges Monopol. Alles, was mit ärztlicher Behandlung der in der Gesetzlichen Krankenversicherung Versicherten zu tun hat, lief fortan entweder über die Relaisstation der KV oder gar nicht. Die Krankenkassen hatten künftig weder das Recht, mit Ärzten außerhalb der Kassenärztlichen Vereinigung Verträge über ambulante Leistungen abzuschließen, noch hatten sie die Möglichkeit, Mitglieder dieser Kassenärztlichen Vereinigung als Kassenarzt auszuschließen.

Vor allem wurde mit dem Sicherstellungsauftrag auch der Medizinmarkt gegen alle anderen Heilberufe abgeschottet. Fortan hatten nur noch Ärzte Zugriff auf die Kassenpfründe, während das von den Medizinern ohnehin für unseriös gehaltene heilkundliche Fußvolk wie Psychotherapeuten, Heilpraktiker oder Sozialpädagogen draußen blieb. Der Sachverständigenrat spricht in seinem Gutachten 1988 von einer »weitgehenden Definitionsmacht der Ärzte, die Therapiefreiheit für sich selbst und Bindung oder Ausschluß für andere Berufe darstellt«.

Wenn diese Lösung den Medizinern auch anhaltenden Wohlstand für die nächsten Jahrzehnte brachte und dem einzelnen die oft zermürbenden Honorarverhandlungen mit den Kostenträgern vom Hals hielt, sollte sie jedoch gleichzeitig schon den Keim für die unbeherrschbare Kostendynamik des Gesundheitswesens legen. Fortan war nämlich nicht mehr nur der Patient, sondern auch sein Arzt vom Zahlungsverkehr getrennt und damit von einem der wesentlichsten Bestandteile jeden Austausches von Waren oder Dienstleistungen.

Mit der KV saß zudem ein weiterer, mächtiger Interessent mit im Boot, der nicht nur ernährt werden mußte und an einer Ausweitung des Honorarvolumens prinzipiell interessiert war, sondern für den diese Ausweitung wesentliche Aufgabe war. Besonders in den Nachkriegsjahren bis Anfang der achtziger Jahre, als den Kassenärztlichen Vereinigungen eine untereinander zerstrittene, miteinander rivalisierende Gruppierung von Krankenkassen-Verbänden gegenüberstand, konnten die KVen das ärztliche Honorarvolumen in eine Höhe schrauben, die den Ärzten die Spitzenverdienerfunktion unter allen freien Berufen sicherte.

Heute freilich zeigt sich immer deutlicher, wie hinderlich riesige Apparate und bürokratische Wasserköpfe sein können, wenn sie erst einmal installiert sind. Im Aufgabenkanon der Kassenärztlichen Vereinigungen ist nämlich die Sicherstellung der ärztlichen Versorgung gegenüber der Kontrolle des Ärztestandes in den Hintergrund getreten. Zu Zeiten, wo in manchen medizinischen Disziplinen der Nachwuchs so rar gesät war, daß mancher Orthopäde oder Dermatologe mit einer Umsatzgarantie in die entlegeneren Winkel der Republik gelockt werden mußte, war die Sicherstellung der ärztlichen Versorgung eine Verpflichtung von hohem Nutzwert für die Gesellschaft. Nur ist heute nicht mehr diese Sicherstellung das Problem, sondern die Beherrschung der kostenträchtigen Überkapazitäten bzw. die Moderation des immer wütenderen innerärztlichen Verteilungskampfes. Bei beiden Aufgaben, so zeigt sich immer deutlicher, versagt der in der Vergangenheit so durchsetzungsstarke Apparat.

Statt dessen muß die Kassenärztliche Vereinigung heute die Begrenzungen exekutieren, die sich aus dem sogenannten »Deckel« der Gesamtvergütung ärztlicher Honorare ergeben. Bei nicht steigerungsfähigem Volumen des Gesamthonorars bekommt der Kassenarzt die einzelne Leistung um so schlechter vergütet, je mehr von diesen Leistungen er oder seine Kollegen erbringen und je mehr Kollegen aus dem Honorartopf bedient werden müssen. Das Instrumentarium dafür sind die sogenannten Wirtschaftlichkeitskontrollen, mit denen geprüft wird, ob der einzelne Arzt sich hinsichtlich seiner pro Patienten liquidierten Honorare oder veranlaßten Leistungen, Medikamentenverordnungen beispielsweise, im Mittelfeld des Durchschnitts seiner Kollegen des Vergleichszeitraums und der Vergleichsregion bewegt. Durchgeführt werden diese Kontrollen per stichprobenartiger Computeranalyse. Für Verstöße gegen das Wirtschaftlichkeitsgebot, also für Überschreitungen bestimmter Durchschnitte bei Honoraren oder veranlaßten Leistungen, haftet der Kassenarzt mit seinem Privatvermögen. Hat er beispielsweise eine Arznei auf das Rezept geschrieben, zu der es auch eine billigere Alternative gegeben hätte, muß er das Medikament selbst bezahlen, ohne vom Patienten auch nur einen Anteil zurückfordern zu können. Die rigorose Art, wie die Kassenärztlichen Vereinigungen ihren Kontrollbefugnissen nachkommen, hat in weiten Teilen der Ärzteschaft Ingrimm ausgelöst. Mancher Kassenarzt, der bis in die letzten Winkel seiner Abrechnungskartei kontrolliert wird und für kleinste Mengen- oder Kostenüberschreitungen mehrseitige Begründungen schreiben muß, fragt sich mittlerweile, auf wessen Seite »seine« Interessenorganisation wirklich steht.

Diese Wirtschaftlichkeitskontrollen sind aus freiberuflicher Sicht eine reine Farce. Kein Mensch käme auf die Idee, die Wirtschaftlichkeit einer Rechtsanwaltskanzlei, Steuerberaterpraxis oder eines Architekturbüros zu überprüfen. Wenn ein Rechtsanwalt zu viele Prozesse verliert, wird er in einem marktwirtschaftlichen System ebenso untergehen wie ein Architekt, der entweder häßliche Häuser baut, zu hohe Honorare kassiert oder – was vorkommen soll – sogar beides.

Ausgerechnet die Spitzenverdiener der freien Berufe müssen jetzt unter die Fuchtel eines Wirtschaftlichkeitsgebotes gezwungen werden, dessen elementarste Komponente ihnen vor mehr als einem halben Jahrhundert genommen wurde: der Zahlungsverkehr zwischen Arzt und behandelten Patienten. Und ausgerechnet jene Organisation, die die ärztlichen

Honorare über Jahrzehnte in eine von anderen Freiberuflern beneidete Höhe hieven konnte, muß jetzt die existentiellen Zwänge durchsetzen, die sich aus einem Honorartopf ergeben, der gleich bleibt, während die Zahl der Ärzte stetig wächst. Dabei zeigten sich beispielsweise die praktischen Ärzte in der Vergangenheit ohnehin als die Gruppe mit dem meisten Gemeinsinn: Ihre Honorare stiegen insgesamt nur noch im Rahmen der Erhöhung der Grundlohnsumme, nahmen aber real durch die Verteilung auf immer mehr Kassenärzte ab. Allgemeinärzte und einige Facharztgruppen haben sich deshalb im Vergleich zu ihren Einkommen von vor zehn Jahren deutlich verschlechtert, während nahezu alle anderen Teilnehmer am Gesundheitsmarkt, namentlich Pharmaindustrie, Medizintechnik, Krankenhäuser und Versicherungen, meist zweistellig zulegten. Auch diesen zwar staatstragenden, aber direkt am eigenen Geldbeutel ansetzenden Impuls mußte die KV ihren Schutzbefohlenen vermitteln, die darauf oft mit unverhohlenem Zorn reagierten.

Die KV sei zum »Kassenbüttel«, zur »abbruchreifen Schikanebürokratie« verkommen, wetterte beispielsweise vor einigen Jahren eine von Berliner Medizinern gegründete »Schutzgemeinschaft für Kassenärztliche Rechte«; sie sah im Wirken ihrer vormals so schlagkräftigen Vertretung nur noch das »Niveau von Kleingartenvereinen«, die dem »Raubbau an menschlich-ärztlicher Substanz« klaglos zusähen. Auf einer Versammlung im Audimax der Berliner TU machten 400 niedergelassene Mediziner ihrem Unmut lautstark Luft und forderten unmißverständlich den Rücktritt des damaligen Vorsitzenden der Kassenärztlichen Bundesvereinigung in Köln, Professor Siegfried Häußler.

Wie im Gesundheitswesen üblich, bringt die Einschaltung der Zwischeninstanz der Kassenärztlichen Versorgung – in ihrem Nutzen mittlerweile sogar vielen Ärzten nur noch zweifelhaft – denjenigen am wenigsten, die den Apparat im Grunde finanzieren: den Beitragszahlern der Gesetzlichen Krankenversicherung. Sie erhalten von den Kassenärztlichen

Vereinigungen nicht einmal ein Minimum an Service für jene vielen hundert Millionen Mark, die die KV für ihre Verwaltungsleistung alljährlich aus der Beitragskasse entnimmt.

Selbst bei »persönlicher Anfrage«, so regen sich die Sachverständigen in ihrem 88er Gutachten auf, bleibt dem Patienten »jede Information verwehrt, sich hinsichtlich der Qualität der Anbieter sachkundig zu machen. Nicht einmal für die Lösung spezieller Gesundheitsprobleme, die besonderer ärztlicher Sachkunde innerhalb größerer Fachgebiete bedürfen, werden ihm Informationshilfen angeboten«. Im Klartext: Selbst wenn es in der Bundesrepublik nur einen einzigen Kassenarzt gäbe, der eine spezielle ärztliche Dienstleistung nachweisbar und sicher beherrschte, würde die Kassenärztliche Bundesvereinigung dem Hilfesuchenden den Namen nicht nennen. Dies verhindert das ärztliche Werbeverbot, das, so die Gutachter, »ein Angebotskartell zu gleichen Preisen und scheinbar gleicher Qualität« suggeriert.

So werden sich die Klienten des medizinisch-industriellen Komplexes auch in Zukunft damit abfinden müssen, daß ihr finanzieller Beitrag, bevor er überhaupt im Sinne ihrer Gesundheit wirksam wird, zunächst im Vorfeld Segen stiftet: bei jenen rund 150000 hilfreichen Kräften, die mit dem Einzug, der Verwaltung und Verteilung der Finanzmasse beschäftigt sind. Der Hundertmarkschein des Patienten braucht, bevor er seinen Arzt erreicht, drei Monate und ist bei Ankunft nur noch 85 Mark wert. Und das ist noch nicht einmal das schlimmste. Viel gravierender ist, daß sich zwischen Patient und Arzt ein riesiger Verwaltungswasserkopf geklemmt hat, dem die Beharrungskraft und die Expansions- und Kontrollbegehrlichkeit aller bürokratischen Systeme eigen sind. Alle vertreten zunächst erst einmal ihre Interessen und dann die der anderen; die des Patienten sind nur selten dabei. Würde man die Verwaltungs- und Verteilungsmaschine eliminieren oder wenigstens auf das absolut Notwendige reduzieren, würde der Kontakt zwischen Arzt und Patient so einfach wie der Kauf einer Tüte Brötchen.

Krankenhäuser: Die neuen Kathedralen

Von ländlicher Heiterkeit ist die Landschaft um Laurensberg, vor den Toren der alten Kaiserstadt Aachen. Sanft wölben sich die hügeligen Ausläufer der Ardennen, grüne Wiesen wechseln mit kleinen Wäldchen. Weißgekalktes Ziegelmauerwerk leuchtet von vereinzelten Bauernhöfen, schwarzbunte Kühe auf ausgedehnten Wiesen ... Die Gegend hier ist nicht mehr richtig deutsch und noch nicht richtig holländisch oder belgisch. Im Dreiländereck vermischen sich die Einflüsse zu idyllischer Koexistenz.

Fährt man aus dem Städtchen Laurensberg hinaus ins Grüne, nimmt man am Horizont bald merkwürdige Türme wahr. Dann, indem man näher herankommt, taucht aus einer Talmulde ein imposanter Betonquader auf – ein gigantisches Monstrum von 257 Meter Länge und 135 Meter Breite, mit wuchtigen Belüftungsschächten, außen liegenden Versorgungsleitungen, bunten Gestängen und Tausenden von Fenstern, Türen, Luken, Treppen und Bullaugen. Die ungeheure Größe und die Wuchtigkeit des Bauwerks nehmen dem unbefangenen Betrachter den Atem. Wie dieser fast unwirkliche Koloß so einfach daliegt zwischen friedlich grasendem schwarzbuntem Milchvieh, erinnert an die berühmte Eingangsszene aus Stanley Kubricks Film »2001«, in der ein aus dem Weltall herabgestürzter Granitquader die frühen Erdbewohner ratlos macht. Nur zwei Bauwerke, so hatte Kurt Biedenkopf, als er noch Oppositionsführer in Nordrhein-Westfalen war, vom Rednerpult des Düsseldorfer Landtags aus gewettert, könne man vom Mond aus auf der Erde mit bloßem Auge sehen. Das eine sei die Chinesische Mauer, das andere das Aachener Klinikum.

Ein jeder der 18 Türme dieses gigantischen Cap Canaveral der Medizin ist voluminöser als der Glockenturm des nahegelegenen Kaiserdomes, der bislang das imposanteste Bauwerk der Stadt war. Das hat wohl seine Richtigkeit, denn Krankenhäuser sind die Kathedralen der Neuzeit. So wie in früheren Jahrhunderten bürgerlicher Gemeinsinn und himmelwärts gewandte Gottessehnsucht in den gotischen Domen von Chartres, Reims und Straßburg zeitgemäßen Ausdruck fanden, so manifestiert sich das gesellschaftliche Selbstverständnis heute in Hospitälern. Nicht Olympiastadien, Flughäfen oder Wolkenkratzer sind die steingewordenen Zeugen der postmodernen Leistungsgesellschaft – es sind die Kliniken, die komplexer sind und teurer als alle anderen Bauten des 20. Jahrhunderts.

Wie früher die Kathedralen beanspruchen sie einen zentralen Platz im Leben eines jeden Bürgers, das im Hospital seinen Anfang nimmt und sein Ende findet. Schon 1981 kamen in unseren Krankenhäusern mit 505 000 Kindern 99 Prozent aller hierzulande Neugeborenen zur Welt. Mütter brauchen heute das Krankenhaus ebenso wie Krankenhäuser die Mütter, denn mit 7,2 Prozent aller stationären Fälle stellen Geburten einen unverzichtbaren Teil der Hospitalauslastung dar. Daran wird sich auch in Zukunft nichts ändern, ganz im Gegenteil: Trotz aller feministischen Bemühungen um die sanfte Geburt nimmt der prozentuale Anteil der Schnittentbindungen zu.

Auch zum Sterben ist nicht mehr die Familie, sondern das Krankenhaus der zeitgemäße Ort. Jeder zweite Todesfall ereignet sich hinter Klinikmauern. Berücksichtigt man, daß in jüngeren Alterssegmenten Verkehrsunfall und Suizid häufigste Todesursache sind, findet man den »natürlichen Tod« fast nur noch im Krankenhaus.

Und von der Zeit zwischen Geburt und Sterben wird auch immer mehr im Hospital verbracht. Die Fallzahlen in den

Krankenhäusern steigen mit dem Anteil der Single-Haushalte und dem Niedergang der Mehrpersonenfamilie. Wer allein lebt, für den bleibt die Klinik selbst dann oft die einzige Möglichkeit der Rekonvaleszenz, wenn er jung ist und sein Leiden nur ein verhältnismäßig geringes Maß an Einschränkung mit sich bringt. Auf diese Weise landen Patienten im Krankenhaus, die früher ohne viel Aufhebens in den Familien mitversorgt worden wären.

Es ist die Größe, die Zahl und der monströse Aufwand, der unsere Krankenhäuser zum expansivsten, teuersten und am schwierigsten zu beherrschenden Bereich des Gesundheitswesens macht. Hinzu kommt eine weitere, belastende Komponente, die anderen Sektoren des medizinisch-industriellen Komplexes bislang erspart geblieben ist: die intensive Verfilzung mit der Politik. Nirgendwo verschwindet soviel Geld wie in unseren Hospitälern, und nirgendwo steigen die Kosten so beängstigend.

Denn die Krankenhäuser sind zu gleichsam industriellen Produktionsanlagen des Gesundheitsgutes geworden. Das Klinikum der Neuzeit hat mit dem christlichen Hospiz und dem Spital des vorigen Jahrhunderts nicht mehr viel gemein, sondern wird den Produktionsbetrieben anderer Industriezweige immer ähnlicher. Universitätskliniken haben sich zu hochtechnisierten Megastädten entwickelt, in denen täglich Zehntausende von Menschen unterwegs sind. In riesigen unterirdischen Magazinen lagern Hunderte Tonnen von Medikamenten, Infusionsflüssigkeit, Verbands- und Verbrauchsmaterial und Nahrungsmitteln. Unablässig wird der Nachschub herantransportiert: mit Notarztwagen und Rettungshubschraubern die Patienten, mit Sattelschleppern das Material. Zur Entsorgung des gigantischen Aufkommens an infektiösem Sondermüll und gewöhnlichem Abfall werden eigene Deponien betrieben, zur Deckung des Strombedarfs unterhält manches Klinikum sein eigenes Kraftwerk.

Aber nicht nur Gesundheitsgüter werden in unseren Kliniken in Großserie hergestellt. Was immer nämlich auch die

Fehler und die falschen Anreize unseres Gesundheitswesens sind: im Krankenhaus werden auch sie in industriellem Maßstab produziert.

Wenn man heute an die Errichtung eines Klinikums der Maximalversorgung mit 1750 Betten geht, wird ein Investitionsvolumen von rund zwei Milliarden Mark für Baukosten und Erstausstattung fällig. Obwohl schon von vornherein ungeheure Summen bereitgestellt werden, wird es durch Baumängel, Planungsänderungen oder technischen Fortschritt während der langjährigen Bauphasen meist noch viel teurer. In Aachen haben sich die Kosten während der Bauzeit des neuen Klinikums gegenüber den Ausgangskalkulationen vervierfacht; und auch in Marburg, wo man aus den Aachener Fehlern lernen wollte, lief es nicht anders.

Vergleichsweise bescheidene 420 Millionen Mark, also rund ein Fünftel, entfallen dabei auf die Medizintechnik mit ihren Gammakameras, Linearbeschleunigern und dutzendfachen Lasereinrichtungen, jenen Gerätschaften also, die das Bild der Klinik in der Öffentlichkeit am meisten prägen. Denn eigentlich ist die Medizintechnik in unseren Kliniken fast nur noch Beiwerk. Hinter dem Rücken der Ärzte hat statt dessen eine andere Gruppe ein erstaunliches Kunststück zuwege gebracht: Nahezu unbemerkt von der Öffentlichkeit und den für ihre Technikverliebtheit gescholtenen Doktoren haben sich in unseren Kliniken die Ingenieure ein Dorado geschaffen, in dem fast alle Technologieträume teure Wirklichkeit geworden sind. Fast das Doppelte der Aufwendungen für Medizingerätschaften entfällt heute auf die sogenannte Haustechnik, in einem Großklinikum mehr als 800 Millionen Mark. Nur 35 Pfennig jeder Mark, die in unseren Kliniken für technische Gerätschaften ausgegeben wird, beziehen sich auf die Medizin. Die restlichen 65 Prozent werden verbraucht für die Ingenieurbereiche Wärme, Kälte, Luft, Sauerstoff, Narkosegase, Aufzug-, Förder- und Transporttechnik, Elektro-, Nachrichten-, Sicherheits- und Entsorgungstechnik. Dabei wird selbst im Detail ein teilweise absurder Aufwand getrieben, den es in solchem Maße in keinem anderen Land gibt. Mancher Umweltpolitiker könnte wohl ruhiger schlafen, wenn in russischen Atomkraftwerken wenigstens halb soviel Sicherheitstechnik eingebaut wäre wie in einem Kreiskrankenhaus in Westdeutschland.

Denn auf den Schlachtschiffen der Gesundheitstechnik dürfen die Lichter niemals ausgehen. Rund um die Uhr summen die Beatmungsgeräte der Intensivstationen, laufen die Monitore zur kardiologischen Überwachung, ticken die Infusionsautomaten und brummen die Inkubatoren auf den Frühgeborenenstationen. 15 bis 25 Millionen Mark pro Jahr werden allein an Stromkosten fällig. Mit 250 Leuten beschäftigt der Wartungsdienst so viele Mitarbeiter wie ein mittelständischer Betrieb. Wenn einer von ihnen auf Kontrollgang über alle Stationen geschickt wird, hat er im Aachener Klinikum einen Weg von mehr als zehn Kilometer Länge vor sich.

Das komplizierte elektrische System wird mit üppig ausgelegten Notstromaggregaten gegen Ausfälle gesichert, die ihrerseits wiederum mit Not-Notstromanlagen geschützt werden. Die Einzelklimatisierung isolierter Bereiche, die Keimabsaugung im Operationstrakt mittels »Laminar flow«-Systemen oder die Bewegung von 3,5 Millionen Kubikmeter Luft pro Stunde durch ein so verästeltes Gebilde wie das Aachener Klinikum kosten Unsummen. Besonders aufwendige und vielfach abgesicherte Fahrstuhlanlagen mit 50 bis 60 Betten- und Personenaufzügen halten Dutzende von Monteuren rund um die Uhr in Trab. In den Rechenzentren der großen Kliniken arbeiten neben den Großrechnern noch mehr als 1000 PCs, deren angestrebte Vernetzung für einen jährlichen Neuanschaffungsaufwand in Millionengröße sorgt. Automatische Warentransportanlagen (AWT), mit denen die bis zu 300 Stationen eines Klinikums jederzeit in Minutenschnelle per Paketpost erreicht werden können, sind mittlerweile so komplex geworden, daß sich Steuerung und Kontrolle der verschiedenen Regelkreise nur mit einer eigenen neuen Wissenschaft »Fuzzy Logic« genannt, beherrschen, lassen.

Nur internationale Verkehrsflughäfen mit einigen tausend Starts und Landungen täglich sind mit dem Regelungsaufwand eines modernen Klinikums vergleichbar. Paradoxerweise hat die Technik in diesen postindustriellen Kathedralen eine Blüte erlangt, daß der öffentliche Dienst die zu ihrer Wartung notwendigen hochqualifizierten Monteure nicht mehr bezahlen kann. In den modernsten Kliniken sind nicht mehr Herzchirurgen oder Nierentransplanteure die gesuchtesten Leute: Der drückendste Mangel herrscht an Technikern für das elektronische Personensuchsystem oder an Monteuren für die Klimasteuerung. Die Personalkosten für die raren Experten werden in Wartungsverträgen versteckt, an deren Lukrativität Chefarztgehälter längst nicht mehr heranreichen.

So aufwendig und teuer sind unsere Großkliniken geworden, daß sich schon die Lieferanten zu sorgen beginnen. Klinikausstattern und Installationsfirmen schwant seit langem, daß es in dieser Art wohl nicht mehr lange weitergehen kann. »Im Vorfeld der ›interhospital‹«, so berichtete das »Handelsblatt« über die Düsseldorfer Krankenhausfachmesse 1990, »stellen sich Fachleute die berechtigte Frage, ob sich nicht einerseits die technische Unbezahlbarkeit von Krankenhäusern abzeichnet und andererseits das relativ knappe Personal tatsächlich noch die genügende Zeit für die Patienten findet.«

Alle diese Fragen mögen den Lieferanten Kopfzerbrechen bereiten, bei den politischen Vätern unserer Krankenhäuser standen sie bislang nicht zur Debatte. Im Gegenteil: Nichts tut ein deutscher Kommunal- oder Landespolitiker lieber, als sich in den Fassaden eines Klinikneubaus zu spiegeln. Für Bürgermeister und Landräte hat der Neubau von Kliniken den Stellenwert eingenommen, der in den sparsameren Jahrzehnten des Wiederaufbaus Turnhallen, Rathäusern oder Stadthallen zukam. Ein opulentes neues Klinikum ist das, wovon ein Landesminister träumt, der sich aus den Niederungen der Kommunalpolitik hinausgewachsen fühlt, bei dem aber der Einfluß zu einem Denkmal wie dem Münchner »Franz-Josef-Strauß-Flughafen« noch nicht ganz reicht.

Ein Landrat, der auf sich hält, eröffnet spätestens in seiner zweiten Amtsperiode wenn nicht ein neues Krankenhaus, so doch einen Erweiterungsbau oder eine neue Abteilung für das alte. Sie sei, so applaudiert zur Grundsteinlegung meist auch die Lokalzeitung, »schon so lange überfällig gewesen«. Nicht nur die Bauentscheidung, auch die Planung von Ausstattung, Bettenzahl und Standort hängen von politischen Gremien ab, folgen also hauptsächlich tagesaktuellen und damit eher zufälligen Gesichtspunkten. Ohnehin wechseln die Bedarfskriterien viel schneller, als daß man ihnen mit den sich meist über mehr als zehn bis 15 Jahre hinziehenden Planungs- und Bauzeiten folgen könnte. In den Bundesländern Bayern und Niedersachsen wird deshalb bei Krankenhäusern auf übertriebenen planerischen Aufwand von vornherein verzichtet und mehr oder weniger ins Blaue hinein gebaut.

Die neue Klinik ist vor allem deshalb ein ideales »Politikerdenkmal«, wie der Sachverständigenrat in seinem 87er Gutachten kritisiert, weil es zwar viel Geld kostet, die großzügigen Erbauer aber für die Folgekosten nicht geradezustehen haben. »Duales Finanzierungssystem« heißt das Prinzip, mit dem jeglichen Anreizen für eine betriebswirtschaftliche Führung nach üblichen Mustern der Garaus gemacht wurde. Im Rahmen des Krankenhausfinanzierungsgesetzes (KFG) von 1972 werden nämlich die Investitionskosten, also die Aufwendungen für Bau und Einrichtung der Kliniken aus öffentlichen Mitteln der Kommunen, Länder und des Bundes bestritten, während die Krankenkassen die laufenden Betriebskosten zu zahlen haben. Die Kassen hatten dabei bislang jedes Krankenhaus, egal wie überflüssig oder unwirtschaftlich, zu akzeptieren und jede noch so haarsträubende Kostenrechnung ohne Mucken zu begleichen. Für das Krankenhaus war die Regelung überaus bequem. Denn da die Kassen wohl oder übel für alle Kosten geradezustehen hatten und bei bloßem Weiterreichen von Rechnungen weder Gewinne noch Verluste anfallen konnten, lohnte sich besonderer Ehrgeiz beim Sparen kaum. Eine betriebswirtschaftliche Kostenrechnung ist im Krankenhaus ohnehin kaum möglich, da die wichtigen Einzelposten der Abschreibung auf Grundstück, Bau und Einrichtung nicht in der Bilanz stehen.

Mit Hilfe des dualen Finanzierungssystems wird der Bürger somit einer Art fiskalischer Persönlichkeitsspaltung unterzogen. Als Steuerbürger bezahlt er die teuren Bauten, als Beitragszahler der Krankenkassen hat er die Folgekosten zu berappen. Aus der dualen Finanzierung wird so dualer Schlendrian. Die Krankenkassen interessieren sich nicht für die Investitionskosten, und in den Haushalten der öffentlichen Hand tauchen die enormen Folgelasten nicht auf. Kein Bürgermeister wird um seinen Schlaf gebracht, wenn das schöne neue Krankenhaus Unsummen an Betriebskosten verschlingt.

Im Gegenteil. Da die milliardenschweren Investitionskosten auch noch zwischen den drei öffentlichen Töpfen von Bund, Ländern und Gemeinden geteilt werden, macht sich kaum bemerkbar, wenn einer der stolzen Bauherren einmal wirklich auf die Kostenbremse tritt. Umgekehrt kommen Kostenüberschreitungen wiederum nur durch drei geteilt im einzelnen Haushalt an, so daß niemand Grund hat, sich über wirksame Sparbemühungen den Kopf zu zerbrechen.

Das erklärt, daß selbst abenteuerliche Überschreitungen von projektierten Kosten und Bauzeiten noch keiner Politikerkarriere ernsthaft geschadet haben. Zwar tobte im Düsseldorfer Landtag die CDU-Opposition über zwei Legislaturperioden gegen das Aachener Klinikum, dem »Zeugnis menschenfeindlicher Gigantomanie«: Nicht nur hatten sich die Kosten von allen Vorausberechnungen um mehrere hundert Prozent entfernt, im Verlauf des von der Neuen Heimat durchgeführten Neubaus kam es auch zu einer schier endlosen Kette von Baumängeln, Pannen und Fehlleistungen, die die Inbetriebnahme des Mammutbaus immer weiter hinauszögerten. Trotzdem konnte Johannes Rau, der das Klinikum als Wissenschaftsminister initiiert hatte, den Neubau als Ministerpräsident eröffnen. Mehr als kleinlaute Lippenbekenntnisse (»Wir hatten alle kein Problembewußtsein ...«) waren in Sachen Kostenüberschreitung von mehr als einer Milliarde Mark von ihm ohnehin nicht zu hören gewesen. Auch der einflußreichste Geburtshelfer vor Ort, der ehemalige Aachener Stadtkämmerer und spätere nordrhein-westfälische Finanzminister Hans Wertz, konnte sich aus den teilweise ergrimmten Auseinandersetzungen um das Klinikum auf den gut gepolsterten Chefsessel der Landeszentralbank zurückziehen.

In Hessen wiederholte sich eine ganz ähnliche Episode. Hier prangerte die CDU-Opposition den von der SPD-Landesregierung unter Holger Börner initiierten Neubau des Marburger Klinikums als »größten Planungsskandal« und »dickstes Ding im Lande« an, ohne bei den Genossen sonderliche Wirkung zu erzielen. Auch bei diesem Klinikum hatten sich die Kosten von 180 Millionen auf 700 Millionen vervierfacht, und der Fertigstellungstermin mußte von 1980 auf 1985 verschoben werden. Als der Neubau endlich fertig war, stellte sich heraus, daß gerade der eigentliche Zweck der gigantischen Kostenübung verfehlt worden war: die in allen Planungen als unumgängliches medizinisches Erfordernis dargestellte »Klinik unter einem Dach«. Denn bei der Einweihung fanden sich zwar die Chirurgie, Innere Medizin, Radiologie, Urologie, Orthopädie und Neurochirurgie in dem 200 Meter langen Riegel am Waldesrand versammelt. Fünf Fachkliniken, die Frauen-, Kinder-, Augen-, Nerven- und Zahnklinik, aber waren unten im Tal geblieben. Zwischen beiden Komplexen sorgen vier Kilometer Strecke für Distanz und umständliche Wege für Ärzte, Studenten, Kranken- und Essentransporte. Als ein Brand im Chemischen Institut der Klinik einen Sachschaden von fünf Millionen Mark verursachte, entschuldigte der Leitungsstab des Neubaus das verheerende Feuer mit der »zu langen Anfahrtszeit der Feuerwehr«.

Den zuständigen hessischen Finanzminister Heribert Reitz konnten derartige Fehler ebensowenig beeindrucken wie der geradezu vernichtende Prüfungsbericht des Bundesrechnungshofes, der der hessischen Landesregierung schwere Versäumnisse und »eindeutig fehlerhaftes Handeln im Verwaltungsbereich« attestierte. Schlimmer noch: Es bestünden »keine Zweifel«, daß »zumindest die größten und wesentlichsten Mängel nicht fahrlässig, sondern vorsätzlich herbeigeführt« worden seien.

Fehler, so entschuldigte sich der Minister daraufhin leutselig, »gibt es schließlich bei jedem Einfamilienhaus«. Er halte die Kritik »für völlig überzogen«. Er jedenfalls, so beschied Heribert Reitz den vielstimmigen Chor der Kritiker, sei »beeindruckt von den architektonisch und farblich so schönen Bauten«.

Auf diese Art und Weise sind im Laufe der Jahre allein in den alten Bundesländern rund 653 000 Betten zusammengekommen, mit den 184 014 Betten der neuen Bundesländer nähert sich die Zahl ganz allmählich der Million. Das ist mehr als irgendwo sonst auf der Welt. Zwar läßt sich für Japan und Holland rein statistisch eine noch höhere »Bettendichte« pro 100 000 der Bevölkerung errechnen. Die Bettenkapazitäten werden jedoch in diesen Ländern nach einem anderen Schlüssel errechnet, in den auch die Plätze in vielfältig gegliederten Betreuungs- und Versorgungsheimen eingehen. »Akutbetten«, also auf medizinische Maximalversorgung ausgelegte Kapazitäten, werden nirgendwo auf der Welt so zahlreich bereitgehalten wie in Deutschland. Und nirgendwo ist der Ausstattungs- und Technisierungsgrad der Hospitäler auch nur annähernd so hoch.

Die Aufwendungen, die dafür fällig werden, haben zur Folge, daß fast in allen Städten, egal ob auf dem Lande oder in den teuersten Metropolen der Republik, die Kliniken stets das erste Haus am Platz sind. Mehr als 400 Mark pro Nacht im Mehrbettzimmer werden oft schon in jenen Provinzhospitälern fällig, an denen die Segnungen der überbordenden

Medizintechnik bislang vorbeigegangen sind. Besonders teuer zu stehen kommen die Kostenträger paradoxerweise dabei sowohl das besonders exquisit ausgestattete Spitzenklinikum wie die desolate Klitsche. Im ersten Fall treibt der technische Aufwand die Kosten und damit die Pflegesätze hoch, im zweiten Fall wird gerade die Abstinenz des Publikums zum teuren Vergnügen. Bei weniger Patienten müssen die Fixkosten eben auf diejenigen umgelegt werden, die trotzdem kommen. Das Ergebnis ist immer das gleiche: Der Pflegesatz geht in die Höhe.

Wie kaum ein anderer Bereich des Gesundheitswesens gehorcht nämlich auch der, wie es im gesundheitspolitischen Jargon heißt, »stationäre Sektor« in direkter Weise dem Gesetz von den Kapazitäten, die sich den Bedarf selber schaffen. Denn jedes Krankenhausbett, egal wie teuer, strebt nach Auslastung und will möglichst rund ums Jahr gefüllt sein.

In vielen Klein- und Mittelstädten hat in Befolgung dieser Regel das Krankenhaus die Rolle des wichtigsten Arbeitgebers und umsatzstärksten Betriebs am Ort übernommen. Schon ein mittleres Haus setzt im Jahr 100 Millionen um, ein Klinikum der Maximalversorgung bringt es auf annähernd eine halbe Milliarde und gibt dabei zwischen 4000 und 5000 Beschäftigten Brot und Arbeit. Und wie im Gesundheitswesen üblich, steigen die Umsätze auch ohne werbliche Bemühungen Jahr für Jahr.

Die Kosten summieren sich ganz außerordentlich. Mehr als 43 Milliarden Mark werden 1992 allein zu Lasten der Gesetzlichen Krankenversicherung für die Hospitäler fällig. Das ist nicht nur ein Drittel der Gesamtausgaben der Gesetzlichen Krankenversicherung insgesamt – es sind, um die volkswirtschaftlichen Größenordnungen zu verdeutlichen, mittlerweile auch zwei Drittel jenes Handelsdefizits zwischen den USA und Japan, das die Beziehungen zwischen den beiden mächtigen Industriestaaten so ausnehmend stark belastet. Das Ungleichgewicht hat für die amerikanische Innenpolitik eine solche Brisanz gewonnen, daß Präsident Bush im Januar

1992 nach Japan reiste, um für Defizitdämpfung zu sorgen. Wenn deutsche Politiker in Sachen Krankenhaus reisen, geht es freilich meist ums Gegenteil: Dann wird einmal mehr eine Klinik eröffnet.

Für Verblüffung sorgt dabei immer wieder die Dynamik des Krankenhaussektors, der nicht nur in absoluten Zahlen schneller wächst als alle anderen Bereiche, sondern deshalb auch im internen Wettbewerb um jede Gesundheitsmark sprunghaft zulegt. Zwar gab es im Zuge der Gesundheitsreform 1989 ein Jahr, in dem die Hospitalkosten mit 3,4 Prozent ausnahmsweise etwas weniger stark anstiegen als die beitragspflichtigen Einnahmen mit 4,1 Prozent. Doch schon im nächsten Jahr ging es erneut mit altem Schwung auf der Kostenspirale nach oben. In den ersten drei Quartalen 1990 betrug der Ausgabenanstieg wieder satte 8,6 Prozent.

Sogar die niedergelassenen Ärzte haben mittlerweile den Schulterschluß mit den Kollegen in der Klinik aufgegeben und beobachten den Kostenanstieg im Krankenhaus mit größter Sorge. Ihr ständig lauter werdender Klageruf erinnert an die sächsischen Weber, die durch die Einführung des dampfgetriebenen Webstuhls der Reihe nach brotlos wurden. Wo Medizin im industriellen Maßstab betrieben wird, so ahnen viele, bleibt die Heilkunst in der herkömmlichen Praxis auf der Strecke – zumal in den Kliniken das diagnostische und therapeutische Bemühen der 72 000 niedergelassenen Kassenärzte nicht nur ergänzt und komplettiert, sondern zu weiten Teilen auch verdoppelt wird. Was der Patient bei seiner Einweisung an Befunden, Röntgenbildern oder Laborwerten mitbringt, wird im Regelfall nicht sonderlich beachtet. Statt dessen werden alle relevanten Untersuchungen gleich noch einmal durchgeführt, so daß der diagnostische Aufwand des niedergelassenen Arztes weitgehend sinnlos war. Dieser vollständige Mangel an Verzahnung zwischen dem sogenannten ambulanten Sektor, also den niedergelassenen Ärzten, und dem stationären Sektor, also den Krankenhäusern, hat zu einer faktischen Verdoppelung von Kapazitäten besonders in den aufwendigen technischen Methoden geführt, die vom Konkurrenzkampf auf beiden Seiten noch weiter hochgetrieben werden.

Daß die Kostendämpfung in den Hospitälern nicht recht vorankommt, liegt freilich nicht nur an dem falschen Finanzierungsprinzip und den verkehrten Anreizen, sondern ist oft auch ein Problem des Managements. Jedes zweite Krankenhausbett steht in einem der 1059 öffentlichen Krankenhäuser. Sie werden von Stadtverwaltungen oder Landratsämtern zumeist als städtischer Regiebetrieb geführt – so wie die Leihbücherei, das städtische Hallenbad oder das Einwohnermeldeamt. In vielen Krankenhausverwaltungen wird die Geschäftsführung von einer ausufernden Bürokratie lahmgelegt. Für Personalangelegenheiten ist das Personalamt, für bauliche Veränderungen das Bauamt, für die Festsetzung der Gebühren auf dem Parkplatz das Ordnungsamt zuständig. Manchmal sind allein für eine Stellenbesetzung, so klagt Peter J. Kracht von der auf Krankenhäuser spezialisierten renommierten Frankfurter Wirtschaftsprüfungsgesellschaft Ernst & Whinney GmbH, zwölf verschiedene Ämter involviert. Die Qualität der Entscheidungen ist entsprechend. Mit dem Chefsessel der Krankenhausverwaltung werden oft verdiente Kommunalbeamte belohnt. Mancher krönt in Sichtweite der Pensionierung mit dem Titel eines »Verwaltungsdirektors« eine Ämterkarriere, in deren Verlauf er das Stichwort »Controlling« noch nicht einmal gehört hat.

Topmanager sind unter den gebotenen Bedingungen ohnehin nicht zu bekommen. Der Verwaltungsleiter eines Krankenhauses mit 1000 Betten und 700 Mitarbeitern verdient nach dem Bundesangestelltentarif etwa 7500 Mark monatlich. Ihm vorgesetzt ist ein städtischer Dezernent, der nach der begehrten B-Besoldung bezahlt wird und selbst dann ein rundes Drittel mehr verdient, wenn er nur einer Minibehörde mit 15 Angestellten vorsteht. In einem Unternehmen mit ähnlichen wirtschaftlichen Kenndaten verdient ein Manager das Vier- bis Fünffache und verfügt dazu vor allem über viel mehr Gestaltungsmöglichkeiten. Was die deutschen Krankenhäuser angeht, beklagte der Vorzeigeunternehmer Reinhard Mohn, Vorstandsvorsitzender der Bertelsmann AG, auf dem 13. Internationalen Krankenhaussymposium 1989 in Düsseldorf einen gravierenden »Rückstand an Führungstechnik«.

Ihn zu beheben, scheint kein besonderes Interesse zu bestehen. In der Bundesrepublik gibt es immer noch keinen universitären Ausbildungsgang, der speziell auf die Ökonomie des Gesundheitswesens ausgerichtet ist und mit dem sich der Führungsnachwuchs in den Kliniken schulen ließe. »Gegenüber den Vereinigten Staaten«, so sorgt sich die »FAZ«, »ist das ein Rückstand von mehr als 70 Jahren«, denn »dort gibt es heute knapp 30 komplette Fakultäten (Schools) für Public Health und Departments für Health Administration«.

Selbst wenn ein junger fähiger Manager mit betriebswirtschaftlichem Ehrgeiz an die Führung und Sanierung des ihm anvertrauten Krankenhauses geht, wird er erst einmal von den inneren und äußeren Machtstrukturen seines Betriebes ausgebremst. Die äußeren Bedingungen bestehen aus einem Verwaltungsrat, dessen Mitglieder ihren Sitz nicht irgendeiner speziellen gesundheitspolitischen Qualifikation, sondern ihrer Parteizugehörigkeit verdanken. Der Einfachheit halber wird dieser Verwaltungsrat meist von vornherein als Unterausschuß des Stadtrats konstituiert. »Dann freuen sich«, so hämte »Die Zeit« in einem Beitrag über die deutsche Krankenhausmisere, »die dort sitzenden Bäcker, Landwirte und Lehrer, daß der Chefarzt, der so elegant aufzutreten weiß, auch in ihrem Krankenhaus einen Kernspintomographen für fünf Millionen Mark installieren will.«

Mit der fröhlichen Ahnungslosigkeit der Verwaltungsräte korrespondiert eine zur Immobilität verurteilende Entscheidungsmechanik in der Krankenhausverwaltung. Trotz seines pompösen Titels hat der Verwaltungsdirektor nämlich oftmals gar nichts zu sagen, sondern lediglich eine Stimme in einem Dreiergremium, das den Lauf der Dinge bestimmt. Zum entscheidungsbefugten Trio zählt noch der Ärztliche Direktor und die Pflegedienstleitung, meist repräsentiert durch die Oberschwester. Sobald personelle Angelegenheiten behandelt werden, darf sich zuweilen auch noch der Vorsitzende des stramm gewerkschaftlich organisierten Betriebsrats der Runde zugesellen.

Diese Konstellation stellt sicher, daß ökonomische Vernunft nur in jenen seltenen Fällen obwaltet, in denen ausnahmsweise alle Interessen deckungsgleich sind. Mit drükkender Übermacht dominiert der Chefarzt das Trio. Meist hat er als einziger überhaupt studiert, manchmal ist er sogar auch noch Professor. Vom gesellschaftlichen Prestige her überragt er alle, und sein Einkommen beläuft sich ungefähr auf das Fünffache der Jahresgehälter der anderen beiden Verhandlungspartner zusammen. Und wenn er auch noch ein von der Lokalpresse gehätschelter Starchirurg ist, wird er in den Sitzungen leicht ungnädig und schwärmt von den attraktiven Angeboten, die ihm gerade in letzter Zeit von den Krankenhäusern der Nachbarschaft gemacht werden. Kein Wunder, daß niemand dem Herrn Professor widerspricht, auch wenn dieser Jahr für Jahr neue Forderungen in puncto Assistentenstellen oder technischer Ausstattung vorbringt. Und wenn in größeren Häusern der Ärztliche Direktor auf Zeit aus dem Kreis der Chefärzte der einzelnen Abteilungen gewählt wird, sind unpopuläre Maßnahmen mit ihm erst recht nicht zu machen. Niemand unterschreibt gern Verfügungen, die ihm für die nächsten zehn Jahre böse Blicke der Kollegen auf dem Golfplatz einhandeln.

Auch die Oberschwester hat ganz andere Sorgen als Rationalisierung. Sie muß unangenehme Neuerungen im Vorfeld abblocken, damit nicht noch mehr Schwestern weglaufen. Und mit dem Betriebsrat ist erst recht nicht gut Kirschen essen. Mit Zähnen und Klauen verteidigt er nicht nur jede einzelne Stelle, obwohl die Personalkosten mit 66,6 Prozent aller Ausgaben längst den Löwenanteil der Kosten des Krankenhauses ausmachen. Sogar der Austausch einzelner Funktionen oder Aufgabenbereiche innerhalb des Hauses wird oft erbittert bekämpft. Denn jeder Gewerkschafter weiß auch, daß enorme Rationalisierungsreserven beispielsweise dadurch freigesetzt werden können, daß einzelne Teilbereiche privatisiert werden.

Während Ärzte und Pflegekräfte sich im häufig zermürbenden Schichtbetrieb mit vielen Überstunden bis zur Erschöpfung abrackern, steht es mit der Arbeitsmoral in anderen Bereichen häufig nicht zum besten. Die Fehlzeiten und Krankmeldungen haben im Wirtschafts- und Versorgungsdienst sowie bei Wäscherei und Putzdienst manches Krankenhauses dazu geführt, daß im Jahresdurchschnitt ein Drittel der Beschäftigten praktisch nicht anwesend ist, wie Peter Jäger, Direktor der Dr.-Horst-Schmidt-Kliniken in Wiesbaden, in der »Wirtschaftswoche« aufschlüsselte.

Unter diesen Umständen werden Rationalisierungsbemühungen oder die Anordnung von Service-Verbesserungen für den Verwaltungsdirektor zu einem kaum mehr durchsetzbaren Unterfangen. Als in der neueröffneten Kopfklinik in Heidelberg die Erfassung der Patientendaten bei der Aufnahme gleich von den Pförtnern mit durchgeführt werden sollte, gab es einen Aufstand. Erst nachdem ein Privatunternehmen mit der Datenerfassung betraut wurde, klappte die Patientenaufnahme reibungslos und präzise. In einem Krankenhaus in Siegburg wurde die Bodenreinigung an eine Fremdfirma vergeben, die jährlich 700 000 Mark billiger schrubbte, als es die angestellten Putzfrauen taten. Und in Hildesheim reichte in einem Krankenhaus schon die bloße Ankündigung, die hauseigene Wäscherei zu verkaufen, um ungeahnte Wirtschaftlichkeitsreserven freizusetzen. 400 000 Mark konnten innerhalb eines Jahres nach Ankündigung gespart werden.

Derartige Einzelerfolge glücken aber meist nur, wenn vorher auch das gesamte Hospital aus der Umklammerung des städtischen und lokalpolitischen Filzes gelöst und in eine

GmbH umgewandelt wird. Dadurch erhält der Verwaltungsdirektor nämlich das, was ihm in den nach üblichem Muster als städtischer Regiebetrieb geführten Häusern fehlt: die Weisungsbefugnis, die ihm auch unpopuläre Maßnahmen erlaubt.

Dann lassen sich nämlich Anreize so setzen, daß das Interesse an Kosteneinsparungen von allen Gruppen im Krankenhaus partnerschaftlich geteilt wird. Wenn beispielsweise die Einkommen der Ärzte einerseits in attraktivem Maße steigerungsfähig gestaltet, andererseits aber auch von der Kostenentwicklung abhängig gemacht werden, stellt sich manche medizintechnische Ausstattungsfrage plötzlich in einem anderen Licht dar. Wenn die Küche nicht nur für das Krankenhaus, sondern sozusagen als Partyservice mit Umsatzbeteiligung für den Chefkoch auch für zahlende Gäste außer Haus kocht, bekommt dies nicht nur der Qualität der Mahlzeiten, sondern auch dem Budget: Aus dem notorischen Defizitbringer wird plötzlich ein einträgliches Geschäft, wie der Verwaltungsdirektor Rainer Wuttke im Siegburger Krankenhaus vorführte. Die ortsansässige AOK lobt zwischenzeitlich die Leistungskraft und Wirtschaftlichkeit des vormals heruntergewirtschafteten Krankenhauses.

Erfolgsstorys, die sich als Beweis anführen lassen, sind immer noch dünn gesät, zeigen aber, daß ein Krankenhaus prinzipiell auch ohne Abstriche an der medizinischen und pflegerischen Qualität mit Gewinn geführt werden kann. Im Jahr 1989 beispielsweise übernahm die private Hospitalkette »Rhön Klinikum AG« unter der Führung ihres jungen Vorstandsvorsitzenden Eugen Münch zum Schleuderpreis von 700 000 Mark 50 Prozent der Deutschen Klinik für Diagnostik in Wiesbaden, die bis zur Übernahme jährliche Zuschüsse des Landes Hessen von vier bis fünf Millionen Mark verschlungen hatte. Nach einem durchgreifenden Sanierungskonzept will die Kette, die 1990 als erste deutsche Krankenhausbetriebsgruppe an die Börse ging, ähnlich schwarze Zahlen schreiben wie in ihren anderen Häusern. Teil des neuen Windes, der in der privaten Gruppe weht, ist die Wekkung eines Kostenbewußtseins. Auf allen Anforderungsscheinen sind die Preise vermerkt: 40 Paar OP-Handschuhe, so hat das chirurgische Personal gelernt, kosten 43,50 Mark.

Die meisten unserer Krankenhäuser werden jedoch unverdrossen im betriebswirtschaftlichen Blindflug gesteuert. Manches Haus setzt pro Dekade weit über eine Milliarde Mark um, die entweder aus öffentlichen Mitteln oder den Kassen der Versichertengemeinschaft stammen, ohne daß selbst über elementare Daten des Leistungs- und Kostengeschehens Klarheit bestünde. Paradoxerweise nämlich wirken sich die krankenhaustypischen Organisationsmängel genau entgegengesetzt aus als in einem vergleichbaren mittelständischen Unternehmen: Während der Schlendrian einen Privatbetrieb über kurz oder lang in den Ruin bringt, zahlt er sich für das Krankenhaus in barer Münze aus.

Patienten werden beispielsweise einbestellt, ohne daß das geplante diagnostische oder therapeutische Programm sofort oder auch am nächsten oder übernächsten Tag in Angriff genommen wird. Visiten und Mahlzeiten überschneiden sich häufig, so daß sich Ärzte und Schwestern gegenseitig behindern. Operationstermine werden verschoben, nachdem der Patient schon vorbereitet ist, so daß präoperative Leistungen ein zweites Mal erbracht werden müssen. Häufig gibt es keinen gesamtbetrieblich abgestimmten Mehrschichtbetrieb, so daß bestimmte Untersuchungen nur an bestimmten Wochentagen vorgenommen werden können, wodurch es zu mehrtägigen Wartezeiten in der Klinik kommt. Vor diagnostischen Einrichtungen stauen sich die Patienten oft stundenlang; mancher wird, nachdem er einen halben Tag vertrödelt hat, fortgeschickt und für den nächsten Tag erneut einbestellt.

So verschieden diese Organisationspannen auch sein mögen, das Ergebnis ist immer das gleiche: Die Aufenthaltsdauer für den Patienten verlängert sich. Und genau das lohnt sich, denn abgerechnet wird zwischen Krankenhäusern und Krankenkassen nach der allergröbsten Verrechnungseinheit überhaupt: dem »Pflegetag«, der für jeden Patienten des Hauses fällig wird. Dabei werden alle Leistungen und alle Abteilungen über einen Kamm geschoren, so daß für den gleichen Tagessatz ein Patient eine Hüftgelenksendoprothese oder einen Herzschrittmacher für mehrere tausend Mark erhält, der andere aber nur seine Zeit im Krankenbett verbringt und dabei die Zeitung liest. Und gerade der Patient, der im Hospital liegt, ohne daß viel mit ihm geschieht, ist aus betriebswirtschaftlicher Sicht des Krankenhauses ein besonders geschätzter Gast: Er zahlt den hohen Tagessatz, macht aber kaum Arbeit und verursacht keine technischen Kosten. Aus der Sicht der Krankenkassen beziehungsweise in der Gesamtabrechnung der Gesundheitskosten ist es natürlich genau umgekehrt. Da ist jeder unnütze Tag im Krankenhaus Verschwendung, der kein ausreichender therapeutischer Gegenwert gegenübersteht. Das Problem ist der pauschale Einheitspreis, der ungefähr so präzise ist, als würde man die Preise für Autos an der Farbe festmachen und für rote Autos mehr verlangen, weil sie manchmal schneller sind als blaue.

Aus der Abrechnungsmethode ergibt sich die kostentreibende Neigung zur Verlängerung des Krankenhausaufenthaltes über das sinnvolle Maß hinaus. Denn wenn ein Patient in den ersten Tagen besonders teure Leistungen oder Implantate verbraucht hat, amortisiert das Hospital den teuren Einstand gern durch ein paar angehängte Pflegetage, in denen der Patient sich ausruht und mit ihm nur wenig geschieht. Daher kommt es, daß die sogenannte Verweildauer in deutschen Hospitälern nicht nur im internationalen Vergleich sehr hoch ist (nur noch in Japan und den Niederlanden ist sie nach einer OECD-Studie von 1988 höher), sondern je nach Kostenstruktur auch innerhalb Deutschlands außerordentlich schwankt. Bei einem Vergleich, den der Sachverständigenrat in seinem 87er Gutachten zwischen zwei Kliniken durchgeführt hat, betrug die Aufenthaltsdauer für die Implantation einer Hüftkopfprothese in einem Krankenhaus 28 Tage, in dem anderen aber nur zwölf. Dabei ist aber, wie auch dem Sachverständigenrat schwant, bei der Interpretation von Veränderungen »größte Vorsicht angebracht«, weil in puncto Verweildauer häufig geschummelt wird.

Da werden Patienten, die eigentlich drei Wochen im Krankenhaus liegen, an den Wochenenden jeweils entlassen, wodurch drei einzelne Krankenhausaufenthalte à fünf Tage entstehen und sich gleichzeitig die Fallzahl verdreifacht. Das macht sich in der Leistungsstatistik viel vorteilhafter, weil kürzere Verweildauern und höhere Fallzahlen mehr Effizienz bei der Patientendurchschleusung signalisieren. In Wirklichkeit ist natürlich die Länge des Krankenhausaufenthalts ein ähnlich ungenauer Indikator für die erbrachten Leistungen oder gar deren Qualität wie der Pflegetag – beide beschreiben ein mehr zufälliges Merkmal.

Beliebt ist ferner der Trick, Patienten innerhalb des Krankenhauses von einer Station zur nächsten zu verlegen. Auch dadurch zerteilt sich der Aufenthalt von einer Woche in zwei Kurzbesuche von drei beziehungsweise vier Tagen, obwohl der Patient in dieser Zeit nicht einmal vor die Klinikpforte getreten ist. Fast 40 Prozent aller Klinikpatienten, so stellte eine Infratest-Studie denn auch fest, hüten zu lange das Bett.

Daran, daß die Aufenthalte in deutschen Krankenhäusern insgesamt viel zu lang sind, wird sich trotz aller statistischen Taschenspielertricks so lange nichts ändern, wie das Krankenhaus an der bloßen Präsenz des Patienten verdient. »Die Krankenhäuser lassen ihre Patienten zu lange liegen«, sagt Geschäftsführer Behrend Behrens von der Hamburger AOK, »damit die Kasse stimmt.« Und soweit sich am Prinzip der Leistungsvergütung nichts ändert, bleibt, wie der Geschäftsführer des Städtischen Krankenhauses Hildesheim, Eckhardt Westphal, kritisch anmerkt, »die Freiheitsberaubung zentrales Finanzierungsinstrument«.

Dabei ziehen die so fleißig manipulierten Richtgrößen Verweildauer und Fallzahl umfassende Folgekosten nach sich. An den Fallzahlen orientieren sich Operationskapazitäten und die Größe und Ausstattung von Intensivstationen. Je höher Auslastungsgrad und Fallzahl, desto eher werden Großgeräte bewilligt, Planstellen eingerichtet, Neu- und Anbauten gefördert. So treiben selbst die Patienten, die nichts anderes tun, als friedlich in ihren Betten zu liegen, durch ihr bloßes Dasein die Klinikkosten steil nach oben.

Da die Kostenentwicklung im stationären Sektor Gesundheitspolitikern und Krankenkassen und niedergelassenen Ärzten längst unheimlich geworden ist, versucht mittlerweile ein kopfstarkes Bataillon von Kontrolleuren der Krankenkassen den Statistiktricks am Tatort auf die Schliche zu kommen. Bei sogenannten und von allen Beschäftigten im Stationsdienst als Plage empfundenen »Krankenhausbegehungen« werden Akten kontrolliert, Betten gezählt und stichprobenartig geprüft, ob der ältere Herr, den man in den Vorwochen schon in den Abteilungen für Innere Medizin und Neurologie getroffen hat, jetzt ein Gastspiel als »Neueinweisung« auf der Neurochirurgie gibt.

Das Bemühen der lästigen Kontrolleure kommt dennoch einem Kampf gegen Windmühlenflügel gleich. Nicht die Ärzte und nicht die Krankenhausverwaltungen sind das eigentliche Problem: Wie so oft sind es die falschen Anreize des Systems, das die unwirtschaftliche Betriebsführung belohnt und nicht die rationelle Organisation. Nicht der zügig untersuchte und behandelte Patient bringt dem Krankenhaus Gewinn, sondern der möglichst lange Aufenthalt. Zumindest in diesem einen Streben gleicht fast jedes Krankenhaus dem ähnlich teuren Grandhotel.

Natürlich ginge es auch billiger. Viele unserer Standardoperationen werden außerhalb Deutschlands, vor allem in den USA, viel schneller erledigt als hierzulande und meistens außerhalb des Krankenhauses. Ob Meniskusverletzungen in der Orthopädie oder Bauchspiegelungen in der Frauenheilkunde, Laser-Verödungen von Magengeschwüren, Extraktionen von Gallensteinen oder Ausschneidungen von Darmtumoren in der Inneren Medizin – viele Routineoperationen werden in den USA und fast allen westeuropäischen Ländern ambulant durchgeführt. Schon 1979 hat der Isselburger Chirurg Kurt Hoehle eine Kostenersparnis von fünf Milliarden Mark für den stationären Sektor errechnet, wenn hierzulande nach amerikanischen Prinzipien operiert würde. Sein Heilbronner Kollege Kurt Fritz, Betreiber einer Privatklinik und Pionier der ambulanten Chirurgie in Deutschland, konnte die Zahlen anhand einer mit der AOK Heilbronn durchgeführten Musterberechnung bestätigen.

Deshalb wachsen derzeit in Deutschland zunächst noch verhalten, demnächst aber wohl immer mehr ambulante OP-Zentren, in den USA auch »Surgy-Center« genannt, aus dem Boden. In Münster beispielsweise entstand genau gegenüber dem renommierten St.-Franziskus-Hospital ein ambulantes Operationszentrum, in dem sich acht Ärzte eine Operationsabteilung einschließlich Anästhesie und Notfallmedizin leisten. »Patienten-Bistro«, kurze Wartezeiten und Kindergarten signalisieren besondere Patientenfreundlichkeit. Wichtigster Unterschied: Während im Stadtkrankenhaus gegenüber im Jahre 1988 ein Fehlbetrag von mehr als zweieinhalb Millionen Mark entstanden sein dürfte, arbeiteten die privaten Anbieter auf der anderen Straßenseite vom ersten Tag an mit Gewinn. Ähnliche Zentren gibt es mittlerweile in Hamburg, München, Köln, Göttingen und Mainz; weitere sind geplant.

Chefärzte in großen Krankenhäusern beobachten die Konkurrenz der kleinen privaten Tageskliniken mit größtem Argwohn, obwohl es oft gerade ihre eigenen Oberärzte sind, die ihr Heil in dieser neuen ärztlichen Betriebsform suchen. Auch die Ordinarien in den Universitätskliniken verteufeln das ambulante Operieren vielfach immer noch mit dem alten Schlachtruf »Quicker and sicker«, der zwischenzeitlich längst als widerlegt gilt. Ganz im Gegenteil: Gerade das Krankenhaus ist alles andere als ein ungefährlicher Ort. Zwischen acht und 25 Prozent aller stationär behandelten Patienten, so zeigen unterschiedliche Studien aus Deutschland und den USA, erleiden im Hospital sogenannte »iatrogene«, also durch die ärztliche Behandlung verursachte, Schädigungen.

Die Kostenersparnis durch die ambulanten Operationen kommt freilich in aller Regel gerade da kaum an, wo sie am dringlichsten erwünscht wäre: in den Krankenkassen und damit in den Taschen der Versicherten. Denn wenn auch verstärkt außerhalb der Klinikmauern zum Skalpell gegriffen wird, wirkt sich das in der Gesundheitskostenstatistik kaum aus, weil weiterhin die Bettenberge vorhanden sind. 75 Prozent der Krankenhauskosten sind Fixkosten, die sich im wesentlichen selbst dann nicht ändern, wenn die Krankenzimmer zur Hälfte leer sind.

Dabei glaubt an die Notwendigkeit des Bettenberges mittlerweile niemand mehr. Rund 100000 der 650000 Betten der alten Bundesländer oder bis zu 15 Prozent des gesamten Bestandes, so berichtet der Sachverständigenrat in seinem Gutachten von 1987, würden von Experten »als entbehrlich« angesehen, gelten also schlicht als überflüssig. Daß dennoch in vielen Krankenhäusern Patienten bisweilen auf Fluren und in provisorisch hergerichteten Ausweichquartieren liegen, hat drei Gründe, die jeweils eine Fehlentwicklung eigener Art offenbaren.

Zum einen gibt es in jedem Krankenhaus Spitzenzeiten, in denen eine Flut von Einweisungen die Kapazitäten aus den Nähten platzen läßt. So häufen sich in allen Kliniken im Frühjahr und im Herbst die alten Patienten mit Grippe, denen Herz-Kreislauf-Komplikationen drohen. Spitzentage sind auch Weihnachten, Ostern, Pfingsten, Karneval im Rheinland, Fasching in Süddeutschland oder auch eine nur zufällige Häufung von freien Tagen. Wenn der Urlaub winkt, kommt das Krankenhaus als Abschiebestation für Alte und Kranke zu Ehren, wird in vielen Familien die kränkelnde und deshalb lästige Oma per konstruiertem Notfall in das nächstgelegene Krankenhaus expediert. Dort läuft feiertagsbedingt die Diagnostikmaschine auch nur auf halber Kraft. Bis die Klinikärzte herausgefunden haben, daß eigentlich gar kein

Notfall vorgelegen hat, kann die Familie ein paar erholsame Tage verbringen.

An der Widerspenstigkeit der Notdienstärzte scheitert ein solches Vorgehen fast nie. Im Gegenteil: Die ständig steigende Fallzahl in den Krankenhäusern spiegelt vor allem auch – und damit sind wir beim zweiten Grund – die Unsicherheit vieler praktischer Ärzte, die angesichts der immer stärker verrechtlichten Medizin selbst das kleinste Risiko scheuen. Sobald sich der Doktor nicht restlos sicher ist oder noch nicht genügend Erfahrung hat sammeln können, wird der diagnostische Zweifel mit dem Griff zum Einweisungsblock beruhigt.

Auf allen kardiologischen Stationen der Republik läßt sich jeden Montagmorgen ablesen, welcher Arzt am Wochenende Notdienst in der Stadt hatte. War es ein unerfahrener Kollege, wird schon ein Fall von leichtem Unwohlsein unter »Verdacht auf Herzinfarkt« ins Hospital eingeliefert. Manchmal hat der Doktor dabei das vermeintlich kranke Herz noch nicht einmal abgehorcht. Unter diesen Umständen ist auch zu erwarten, daß die von vielen Ärzteverbänden seit Jahren prophezeite Schwemme von unzureichend ausgebildeten »Barfußärzten« die Fallzahlen in den Krankenhäusern noch einmal hochtreiben wird.

Zum dritten – und vor allem – liegen in den teuersten Betten der Republik viele Patienten, die dort entweder nicht oder nicht mehr hingehören: die sogenannten Pflegefälle. Häufig hat der Opa seinen chirurgischen Eingriff gut überstanden, braucht aber bis zur Erlangung seiner vollen Beweglichkeit noch Unterstützung. Bei alleinstehenden Rentnern kann sie niemand leisten. In vielen Familien fühlen sich die berufstätigen Familienmitglieder von solchen Pflichten überfordert. Ambulante Pflegedienste oder Pflegeheime sind vielerorts nicht vorhanden. Überdies ist die Finanzierung für die Pflege nicht geregelt: Die Krankenkasse zahlt nämlich nur die Krankenhausbehandlung, nicht aber die Pflege in einem Heim und nur einen kleinen Zuschuß für die Betreuung zu

Hause. Durch die Übernahme der Pflegekosten durch hauptamtliche Helfer aber wird entweder der Patient selbst oder gar seine Familie zum Sozialfall. So wird in der Bundesrepublik das Pflegeproblem auf der Stufe der Maximalversorgung gelöst. In den teuersten Betten hochtechnisierter Kliniken, in denen von der 24-Stunden-Röntgendiagnostik über das Notfall-Labor bis zur rund um die Uhr im Hochbetrieb arbeitenden Intensivstation alles vorhanden ist, was in der Medizintechnik als gut und teuer gilt, liegen Patienten, die eigentlich nur eines brauchen – Ruhe und ein bißchen Unterstützung.

Über das Ausmaß der sogenannten »Fehlbelegung« gibt es nur Schätzungen. Immerhin weiß man, daß 46 Prozent aller im Krankenhaus abgerechneten Tage auf die über 60jährigen Patienten entfallen, die mit durchschnittlich 18 Tagen auch noch überdurchschnittlich lange bleiben. Bis zu 30 Prozent aller Akutbetten, so räumen Chefärzte Chirurgischer Abteilungen oder der Inneren Medizin ein, wären verzichtbar, wenn es wie in Holland auch bei uns Pflegeheime gäbe, in denen die Patienten beispielsweise von ihren Hausärzten weiter versorgt werden könnten, und wenn vor allem die frühere Entlassung der älteren Patienten nicht zu ökonomischen Nachteilen für das Krankenhaus führte.

Die Kosten für die Fehlbelegung sind gigantisch. Rein rechnerisch kostet ein Patient, der das Krankenhausbett ohne eigentlichen Bedarf mit Beschlag belegt, mehr als 140 000 Mark im Jahr. Die erstaunliche Summe wird für Leistungen fällig, die vor wenigen Jahrzehnten in den meisten Familien noch ohne viel Aufhebens nebenbei erbracht wurden. Ausgerechnet am unteren Ende der Angebotsskala einer hochtechnisierten Medizin, wo die Patienten nicht mehr brauchen als die helfende Hand beim Aufstehen, Unterstützung beim Essen und ein wenig Aufmerksamkeit, entsteht doppelt soviel Aufwand wie bei einer Nierentransplantation. Während sich die High-Tech-Medizin in ihren grandiosen Erfolgen überbietet, wird sie kostenmäßig von den einfachsten Erfordernissen der Versorgung überholt.

Und in dieser Phase werden auf den Schlachtschiffen der Medizintechnik ausgerechnet diejenigen knapp, auf die es jetzt mehr denn je ankommt: In Scharen laufen den Krankenhäusern die Schwestern davon. Während Kernspintomographen, Linearbeschleuniger und Hubschraubertransport zu bloßen Selbstverständlichkeiten geworden sind, wird die helfende Hand der Schwester zum eigentlichen Luxusgut.

Jetzt rächt sich ein schlimmer Fehler. In alle technischen Bereiche haben unsere Krankenhausplaner investiert, in Notstromaggregate, mehrphasige Klimaanlagen und rechnergesteuerte Transportsysteme. Nur bei der menschlichen Ausstattung, da wurde kräftig gespart: Unsere Großkliniken sind zwar jede für sich ein technologisches Disneyland, aber bei der Personalausstattung, so der Sachverständigenrat in seinem 91er Gutachten, »schneidet die Bundesrepublik schlecht ab«. In den USA oder in Kanada, in Schweden, der Schweiz oder in Dänemark mögen die Krankenhäuser möglicherweise nicht über so moderne Aufzugsteuerungen verfügen. Dafür gibt es in den USA oder in Schweden zweieinhalbmal mehr Personalkapazität pro Bett als in der Bundesrepublik.

Auffällig dabei ist, daß gerade die Bereiche mit der höchsten Technisierung und der größten Faszination für Publikum und Ärzte die Schwestern am meisten abschrecken. »Der Mangel an Pflegepersonal«, so meldet das Sachverständigengutachten 1991 alarmiert, »ist vor allem in hochspezialisierten operativen Einheiten (OP-Räumen, Wachstationen, Intensivstationen) teilweise so groß, daß damit die Leistungsfähigkeit und Wirtschaftlichkeit des Krankenhausbetriebes in Frage gestellt wird. Aufwendig ausgestattete Einrichtungen können nicht genutzt werden, weil das erforderliche Personal fehlt.«

Während die Ärzte mit dreidimensionalem Ultraschall immer feinere Bilder von ihren Patienten fertigen, bekommen ebendiese Patienten Druckgeschwüre in den Betten, bleiben Schwerkranke in ihrem Erbrochenen liegen, müssen auf manchen Kinderstationen die kleinen Patienten von ihren Eltern gepflegt werden, weil die Schwestern den Arbeitsanfall nicht mehr bewältigen. »In den Krankenhäusern droht Lebensgefahr!«, so warnten 10 000 Münchner Schwestern und Pfleger in einer Demonstration zum Jahresende 1988. Fast täglich kommen Klagebriefe aus den Großkliniken in München oder Hamburg, Essen oder Erlangen. Besonders in den Ballungsgebieten wird der Mangel an qualifiziertem Personal drükkend. Im Münchener Universitätsklinikum Großhadern rief Chirurgiechef Heberer 1988 den Pflegenotstand aus, in Freiburg mußten die Schwestern im selben Jahr 100 000 Überstunden leisten, in München 65 000 und in Augsburg immer noch 18 000. Ob in Berlin, München, Frankfurt oder Augsburg – allerorten werden Krankenzimmer, Operationssäle oder gleich ganze Stationen dichtgemacht, weil nicht mehr genügend Pflegekräfte zur Verfügung stehen.

Nur vordergründig ist die Debatte um den Pflegenotstand ein Streit ums Geld. Zwar erhalten, wie der Münchner Gesundheitsreferent Thomas Zimmermann anmerkte, die Krankenschwestern einen »Hilfsarbeiterlohn, der weder zeitnoch leistungsgerecht ist«, und auch die Deutsche Angestellten-Gewerkschaft kritisiert die »miese Bezahlung« – die ist aber, seitdem der Pflegenotstand zum Lieblingsthema der Massenmedien geworden ist, in großen und für den öffentlichen Dienst ungewöhnlichen Sprüngen verbessert worden. Es sind vielmehr die Bedingungen der Pflegearbeit und vor allem der Bedeutungsabstieg im Krankenhaus, der es für die Schwestern schwermacht, ihre oft idealistisch geprägten Vorstellungen mit der Wirklichkeit in Übereinstimmung zu bringen.

In früheren Zeiten gab es in den Hospitälern nur Schwestern, für die Pflege ein von christlichen Idealen geprägter Dienst am Nächsten war. In den meist von religiösen Orden und Klöstern geführten Hospizen wurden nicht nur Kranke versorgt, sondern auch Obdachlose, Wandernde, Alte, Gebrechliche und Arme. Nur langsam verweltlichte sich das Pflegeideal, erst 1938 wurde die Berufsbezeichnung »Krankenschwester« in Deutschland gesetzlich anerkannt. Genau zu dieser Zeit begann jedoch der unaufhaltsame Aufstieg der Ärzte in den Krankenhäusern und mit ihm der Siegeszug der technischen Medizin. Im Verlauf eines Jahrhunderts hat keine andere Gruppe sich im Krankenhaus zahlenmäßig so sehr vermehrt wie die Mediziner. Und der Vormarsch der Ärzte veränderte die Pflegewirklichkeit.

Wo vorher der Dienst am Nächsten oder, wie es in der technischen Sprache heißt, die »Ganzheitspflege« stand, waren die Schwestern bald nur noch Handlanger für die Ärzte. In Operationssälen, Gipsräumen und Herzkatheterlabors hatten sie Gerätschaften anzureichen oder auf Intensivstationen Daten zu registrieren, hauptsächlich aber reibungslos zu funktionieren. Pflege wurde unter dem Primat einer wissenschaftlich-technischen Medizin zu einer scheinbar zweitrangigen Sache. »Sie wird«, wie die Sachverständigen in ihrem 91er Gutachten feststellen, »gleichsam als Grundleistung des Krankenhauses wie die Strom-, Wasser- und Essensversorgung als selbstverständlich erachtet.«

So sehr ist die Krankenpflege der technischen Medizin aus dem Blick geraten, daß zwar jede noch so unbedeutende methodische Verbesserung in Diagnostik und Therapie in Hundertschaften von aufwendigen Studien untersucht ist, zum Einfluß einer optimalen Krankenpflege für die Gesundheit und den Heilungsprozeß aber kaum Arbeiten vorliegen. Im Fächerkanon einer an interventionistischen Strategien orientierten Medizin kommt die Pflege als Determinante für den Heilungsprozeß überhaupt nicht vor.

Mit der Einführung der »fraktionierten Pflege«, die der einzelnen Schwester oder dem einzelnen Pfleger eng begrenzte Aufgaben zuordnet, wurde die Pflegewirklichkeit von den Idealvorstellungen noch weiter entfernt. Genau wie in Industrieunternehmen werden in unseren Krankenhäusern Gesundheitsdienstleistungen streng arbeitsteilig erbracht. Jeder ist ohne Überblick über die Zusammenhänge nur noch für einen kleinen Ausschnitt aus dem Produktionsprozeß verantwortlich. Die Fragmentierung der helfenden Arbeit in immer kleinere und spezialisiertere Funktionsbereiche und der zermürbende Schichtdienst mit seiner ungleichmäßigen Arbeitsbelastung haben die Atmosphäre ebenso verdorben wie der Egoismus anderer Berufsgruppen. Da Ärzte, Labormitarbeiter, Krankengymnasten und technisches Personal in den diagnostischen Abteilungen die Leistungen möglichst am Vormittag erbringen wollen, um am Nachmittag in Ruhe die Befunde auswerten und in Form von Berichten dokumentieren zu können, wird der Hauptteil der Arbeit für die ohnehin knappen Pflegekräfte auch noch auf wenige Stunden am Tag komprimiert.

Die Ergebnisse lassen sich in nüchternen Zahlen ablesen. 20 Prozent und mehr beträgt der Krankenstand des Pflegepersonals in vielen Abteilungen. Nur durchschnittlich vier Jahre bleibt eine Schwester nach dreijähriger Ausbildung im Beruf, dann hängt sie den Kittel an den Nagel. Und im Alltag werden auf den Stationen teilweise absurde Kleinkriege geführt.

Der Sachverständigenrat rügt in seinem 91er Gutachten, »... daß in ein und derselben Abteilung auf einer Station Patienten wegen Überfüllung auf dem Gang stehen und auf der Nachbarstation Zimmer wegen Schwesternmangels nicht belegt werden können. Anstatt durch die Bildung größerer Einheiten mehr Flexibilität beim Personeneinsatz zu erreichen, ist jeder ängstlichst darauf bedacht, seine aus der Zuweisung zu einer Station oder einem Funktionsbereich folgenden Aufgaben zu erledigen, nicht aber die aus der sachlichen Situation folgenden.«

Nur da, wohin die technische Medizin noch nicht vorgedrungen ist und dem Pflegepersonal die größten Leistungen an persönlicher Zuwendung abverlangt werden, gibt es die geringsten Klagen über Schwesternmangel: in der Psychiatrie. Es muß wohl etwas zu tun haben mit dem Bild vom ganzen Menschen, das in der Hochtechnologie-Medizin unter die Räder gekommen ist.

So zeigen sich in unseren zu industriellen Hochleistungsbetrieben gezüchteten Kliniken die Grenzen des Fortschritts an einer Stelle, wo niemand sie erwartet hat. Nicht mehr technische Probleme begrenzen die wissenschaftliche Entwicklung, und selbst Geld war bislang immer ausreichend, möglicherweise sogar in viel zu großen Mengen da. Knapp wird in unseren Krankenhäusern jetzt die einzige Ressource, die man mit Geld nicht kaufen kann: die menschliche Zuwendung, jenes »spezielle Pflichtgefühl« und das »über das Materielle hinausgehende Engagement«, wie es der Sachverständigenrat so hölzern zu beschreiben sucht. Es läßt sich auch durch die modernsten Computerchips nicht ersetzen.

Die Ärzte:
Zauberlehrlinge des Systems

Der lange Aufstieg

Kein anderer Berufsstand genießt in unserer Gesellschaft ein so hohes Ansehen wie die Ärzte. Auf allen Skalen des Sozialprestiges rangieren sie, wenn auch mit sinkender Tendenz, ganz oben, weit vor Richtern, Pastoren, Architekten, Ingenieuren, Journalisten und Politikern. Und tatsächlich wähnen die meisten Vertreter der Heilkunst sich immer noch dort, wo sie nach eigenem Selbstverständnis auch hingehören: im Olymp der gesellschaftlichen Wertschätzung als Angehörige einer Klasse für sich.

Erst ganz allmählich schwant den Halbgöttlichen, daß ihnen im Milliardenspiel des medizinisch-industriellen Komplexes eine neue, ungewohnte Rolle zuwächst: die der tragischen Helden. Nachdem aus der Medizin das größte Geschäft der Welt und eines der drängendsten sozialpolitischen Themen geworden ist, reduziert sich die Macht der Mediziner wie von selbst, wird ihr Einfluß immer stärker eingegrenzt. Zwar stehen an den Schaltstellen der zu industrieller Größe angewachsenen Gesundheitsbranche noch immer Ärzte. Ziel und Richtung der Entwicklung jedoch bestimmen längst andere. Niemals zuvor waren Mediziner so erfolgreich wie jetzt, und trotzdem werden sie der Kräfte, die sie entfesselt haben, nicht mehr Herr.

Die Krise der modernen Medizin kommt nur kurze Zeit nach dem Erklimmen eines Gipfels, für dessen Anstieg die Ärzte fast drei Jahrtausende gebraucht haben. Erst zu Anfang des vorigen Jahrhunderts führte der Durchbruch des naturwissenschaftlichen Denkens in der Medizin zum endgültigen

Triumph über Scharlatane und Schamanen. Auf dem Weg dahin hatte die Heilkunst einen langen Weg zurücklegen müssen durch Wüsten irrationalen Wunderglaubens, absurder Theorien und barbarischer Methoden. Welcher epochale Umbruch seit dem ausgehenden 19. Jahrhundert stattgefunden hat, zeigt ein Rückblick in die wechselhafte Geschichte, der Heilkunst, der auch die heutige Diskussion um das ärztliche Selbstverständnis plausibel macht. Denn gerade die von der Apparate-Medizin ausgelöste Vertrauenskrise zwischen Patient und Arzt läßt die Auseinandersetzung mit jenen hippokratischen Prinzipien zur modernen Pflicht werden, auf die jeder angehende Arzt bis heute seinen Berufseid schwört. Sie gehören zu den wenigen Kontrahenten einer historischen Entwicklung, die nur allzuoft im Zickzackkurs verlief.

Schon im alten Ägypten gab es eine Chirurgenkunst von erstaunlicher Qualität. Zum Repertoire von Ramses' Ärzten gehörten beispielsweise verblüffend erfolgreiche Schädeloperationen zur Druckentlastung bei Hirnschwellung. Aber keine acht Jahrhunderte später, zur Zeit der für die Geisteswissenschaften richtungweisenden Hochblüte der Antike, war die Chirurgie wieder herabgesunken auf das Niveau der Knochenbrecher. Während die Philosophie und die Staatslehre mit Platon und Aristoteles einen historischen Höhepunkt erreichten, wurden auf Jahrmärkten Blasensteine durch »geschnittene und gerissene Löcher zwischen den Beinen schreiender Gequälter« entfernt, wie der Medizinhistoriker Sherwin B. Nuland von der Yale University schreibt. Bis in die neueste Zeit blieb die Medizin, weiter nach Nuland, »ein Meer der Unwissenheit mit wenigen Inseln der Erkenntnis«. Eine dieser Inseln war Hippokrates, der Urvater der modernen Medizin.

Wahrscheinlich um 460 v. Chr. auf der Insel Cos vor der Westküste Kleinasiens geboren, hat Hippokrates die Grundlagen für ein revolutionäres, kausalitätsbezogenes Medizinverständnis geschaffen. Er definierte Krankheit nicht mehr als

Walten unbeeinflußbarer göttlicher Kräfte, sondern als Auswirkungen bestimmter einzugrenzender Ursachen. Erkennen und Beseitigen dieser Ursachen müßten, wenn alle anderen Faktoren gleich blieben, so folgerte Hippokrates, zur Wiederherstellung jenes Gleichgewichts führen, als das ihm »Gesundheit« galt: eine Balance zwischen schädlichen und nützlichen Kräften, zwischen den Flüssigkeiten Blut, schwarzer und gelber Galle und einer geheimnisvollen Flüssigkeit namens »Phlegma«; ganz ähnlich, wie sich die Qualitäten heiß und kalt, trocken und naß, die ihrerseits für die Elemente Feuer und Wasser, Luft und Erde stehen, ergänzen und zu einem segensreichen Wechselspiel der Kräfte führen.

Wirkt diese Kategorisierung nach heutigem Verständnis eher archaisch, so waren die Schlüsse, die Hippokrates daraus zog, höchst modern. Um das Ungleichgewicht der Kräfte zu erkennen, müsse man sie zunächst messen. Weitere Anhaltspunkte habe der Arzt durch genaueste Untersuchung des Kranken unter Zuhilfenahme seiner fünf Sinne zu gewinnen. Hippokrates lehrte seine Schüler, auf die Körpertemperatur, die Verfärbung und Beschaffenheit der Haut, der Haare und der Nägel zu achten, Gesichtsausdruck, Körperhaltung und Gehweise zu berücksichtigen, Atem- und Herzrhythmus zu untersuchen und alles zu notieren, was sie durch Sehen, Fühlen, Tasten, Klopfen und Horchen hatten entdecken können. Wie in einer frühen Vorwegname der Labormedizin wurden Körperflüssigkeiten detailliert beschrieben hinsichtlich Geruch, Farbe, Aussehen, Konsistenz und Geschmack. Durch intensive Gespräche mit den Patienten war eine genaue Vorgeschichte (Anamnese) zu erheben. Alle Befunde waren nach einer vorgegebenen Systematik *schriftlich* niederzulegen und bei späteren Untersuchungen zum Vergleich heranzuziehen.

War eine Störung diagnostiziert, galt es, ihr vor allem durch Stärkung der natürlichen Abwehrkräfte abzuhelfen. Jeglicher Eingriff hatte so schonend und begrenzt wie möglich und zum richtigen Zeitpunkt zu erfolgen, den der Arzt durch sorgfältige und intensive Beobachtung des Patienten zu ermitteln hatte. Jegliches ärztliche Tun, so das oberste hippokratische Postulat, habe dem Patienten zu nützen, wenigstens aber niemals zu schaden (»nihil nocere«). Vor allem solle der Arzt sich von Wunderheilern dadurch unterscheiden, daß er eine auf seine Erfahrung und die erhobenen Befunde gestützte Prognose erstelle: eine mit dem Patienten zu erörternde Einschätzung des mutmaßlichen weiteren Krankheitsverlaufs. An der Qualität und Treffsicherheit dieser Prognose würden Ansehen und Reputation des Arztes gemessen.

Gekrönt wurde das hippokratische Werk durch einen frühen Ethik-Kodex, der die charakterlichen Anforderungen an den Arzt und die für seinen Beruf erforderlichen Verhaltensweisen so beschreibt, daß er von allen Weltreligionen akzeptiert worden ist und seine Gültigkeit in mehr als zwei Jahrtausenden behalten hat. Der Arzt solle, so heißt es in diesen Regeln, nur Methoden anwenden, die er beherrsche, und bei Zweifeln besseren Rat hinzuziehen. Über das, was er während seiner Tätigkeit erfahre, solle er Stillschweigen bewahren, sich jeglicher Mißgunst und Korruption enthalten und in seinem beruflichen Tun weder Männer noch Frauen verführen. Ein nur noch rituelles Rudiment dieses Kodex, der sogenannte »Eid des Hippokrates«, besteht bis in die heutige Zeit.

Der hippokratische Corpus, wie das umfangreiche Werk genannt wird, gilt als Grundstein und Magna Charta der modernen Medizin, weil mit Hippokrates das rationale Denken Einzug hielt in eine Heilkunst, in der sich die Ärzte bis dahin als Mittler zwischen den Göttern und den Menschen gesehen hatten. Ihr Wirken hatte vornehmlich darin bestanden, das Wohlwollen übernatürlicher und geheimnisvoller Mächte auf den Kranken herabzuflehen. Hippokrates steht deshalb für die zwei frühesten und wichtigsten Richtungsentscheidungen der Medizin: für die ersten »Paradigmenwechsel« (Wolfgang Stegmüller). Die eine war die Hinwendung zu einem mechanistisch-interventionistischen Verständnis der Medizin, die andere die Abkehr vom Priestertum des Arztes.

Zweieinhalbtausend Jahre später sollte das eine Paradigma der Medizin die grandiosesten Erfolge bescheren, das andere hingegen die Entfremdung von einer Klientel beschleunigen, die sich hinter einer Mauer von Medizinmaschinen nach Vermittlung mystischer Heilsgewißheit sehnt.

Hippokrates' Ansehen verkam jedoch bald zu legendärer Überhöhung, während sein geistiges Vermächtnis sich zu verflüchtigen begann. Im Richtungsstreit der Jünger und Nachfolgeschulen – der Dogmatiker, Methodiker, Empiriker, Pneumatiker oder Eklektiker, um nur die wichtigsten zu nennen – gingen die meisten hippokratischen Lehren bis zur Zeitenwende wieder unter. Die Medizin drohte in völliger Orientierungslosigkeit zu versinken. Da erfüllte eine zweite epochale Persönlichkeit der Medizingeschichte das hippokratische Theoriegebäude mit neuem Leben. In der unter römischer Verwaltung und griechischem Kultureinfluß stehenden Stadt Pergamon lieferte der um 130 n. Chr. geborene Arzt Galen so viele experimentell ermittelte Daten zum Aufbau und zur Funktion der Organe, daß die anatomische und physiologische Wissenschaft für mehr als zwölfhundert Jahre fast zum Erliegen kam: Man hielt alles für entdeckt und beschrieben.

Galen wies die Pumpfunktion des Herzens wie die Herkunft und Bedeutung des Pulsschlags nach und beschrieb die Herzkammern mitsamt der unterschiedlichen Muskelstärke in der rechten und linken Hälfte. Er entdeckte die Funktion des Rückenmarks und der Nerven einschließlich der sich kreuzenden Bahnen, erklärte daraus die Querschnittslähmung bei Verletzungen der Wirbelsäule, zeigte weiterhin, daß die Lungen von der Brustmuskulatur bewegt werden und nicht umgekehrt, aber auch, daß der Urin in der Niere entsteht und nicht in der Blase. Vor allem schuf er die Grundlagen zur medikamentösen Beeinflussung dieser Funktionen durch pflanzliche oder herzustellende Arzneimittel in einer Genauigkeit, daß viele seiner Rezepte bis zum Anfang des 20. Jahrhunderts in Gebrauch blieben. Viele Grundsätze der Galenischen Pharmakologie leben bis heute in unseren Apotheken fort.

Alle diese Erkenntnisse waren gewonnen worden durch Experimente, deren Eleganz und Logik nach wie vor bewundernswert erscheinen. Die Ergebnisse dieser Versuche wurden detailliert aufgeschrieben, diese Aufzeichnungen wiederum vervielfältigt, wozu Galen einen stattlichen Troß an Schreibern und Kopisten beschäftigte. (Da in Pergamon Papyrus knapp war, behalf man sich mit Tierhäuten, sogenannten »Charta pergamena«, die bald als »Pergamentum« bekannt werden sollten. Und nachdem sich Pergament im Gegensatz zu Papyrus nicht gut in Rollen aufbewahren ließ, wurde es in Bogen zerschnitten und zu Faszikeln geheftet – das Buch war erfunden.)

Das vor fast zweitausend Jahren entstandene Galenische Werk umfaßt in der zwischen 1821 und 1833 entstandenen und als Standard geltenden Gesamtausgabe von Karl Kuhn nicht weniger als 22 dicke Bände mit kleingedrucktem Text. Rechnet man den hippokratischen Corpus nicht mit, stellt es fünf Sechstel des erhaltenen antiken griechischen Medizinschrifttums dar. Dennoch sollte es Galen nicht viel anders ergehen als Hippokrates. Im Laufe der Jahrhunderte nahmen sich so viele Übersetzer und selbsternannte Kommentatoren seines Werkes an, daß bald nicht mehr zwischen Überlieferung und Interpretation zu unterscheiden war. Auf dem steinigen Acker, den Galen mühsam gepflügt hatte, wuchs bald wieder Unkraut.

Bis zum Ende des 18. Jahrhunderts blieb in den meisten Disziplinen der Medizin alles beim alten – einer abstrusen Mischung aus Hokuspokus und brutalen Methoden. Viel häufiger als in Akademien und an Universitäten präsentierte sich die Heilkunst als Gewerbe, das auf Jahrmärkten oder im Troß von Armeeregimentern ausgeübt wurde. Bader und Starstecher, Knochenflicker, Feldschere und Steinschneider verabreichten Medizin nach Art des Dr. Eisenbarth. Für die meisten Betreiber der Heilkunst war die ambulante Berufsausübung überlebenswichtig. Mancher ihrer Patienten überstand die Roßkuren nicht, und dann war es für die Heilsversprecher allemal besser, über alle Berge zu sein.

Die Auseinandersetzung zwischen akademischem Stand und hilfreichem Handwerk währte lange und wurde in manchen Fächern erstaunlich spät entschieden. Bis nach dem Zweiten Weltkrieg hielt sich beispielsweise in Deutschland der Handwerksberuf des Dentisten. Als besonders widerstandsfähig gegen die Einführung wissenschaftlicher Erkenntnis erwiesen sich ausgerechnet die Chirurgen, die sich selbst an der Spitze des medizinischen Fortschritts wähnten. Sie blieben bis vor hundert Jahren rauhe Burschen, deren Zähmung nur mühsam gelang.

Englische Chirurgen verbitten sich aus Snob-Appeal heute noch die Anrede »Doctor« und wollen nur mit »Mister« angesprochen sein. Bis ins vorige Jahrhundert wurde nämlich auf den Britischen Inseln wie in den meisten europäischen Ländern die Chirurgie von Friseuren und Barbieren, sogenannten »Barber Surgeons«, mitbesorgt. Ihnen blieben akademische Ehren versagt. Als Queen Victoria endlich auch den Chirurgen die Führung des Doktortitels erlaubte, lehnten die Geehrten aus alter Kränkung ab. Seitdem läßt sich selbst der Vorsitzende des »Royal College of Surgeons«, im Rang mindestens einem deutschen Universitätsprofessor vergleichbar, ungerührt mit der gleichen bürgerlichen Anrede titulieren wie sein beruflicher Vorfahr in der Barbierstube.

Von den drastischen Gepflogenheiten der Profession hatte schon der junge Chirurg Ambroise Paré einen Eindruck bekommen, als er im Dienst des französischen Königs im Jahre 1537 an der Belagerung der Stadt Turin teilnahm und erstmals im Feldlazarett eingesetzt wurde. Bald schauderte es ihn angesichts der Behandlung, die seine Kollegen den Verwundeten angedeihen ließen: Um vermeintlich durch das Schwarzpulver verursachten Vergiftungen vorzubeugen, wurden die Schußwunden mit kochendem Öl gefüllt und ausgebrannt.

Nächtelang schrien die Opfer der Tortur unter den Schmerzen der Verbrennungen, die die Feldärzte ihnen beigebracht hatten und die oft schlimmer waren als die ursprüngliche Verletzung. Jeder Soldat, der bei Sinnen war, zog den Tod auf dem Schlachtfeld der »Behandlung« durch den Feldscher vor. Paré machte dem wüsten Unsinn ein Ende und begann Schußwunden mit milden Salben und Tinkturen zu behandeln. Von Stund an sank die Sterberate in den Feldlazaretten, und Ambroise Paré ging als Vater der »sanften Chirurgie« in die Medizingeschichte ein. Gefeiert wurde er für die Umsetzung eines Behandlungsprinzips, das Galen schon 1300 Jahre zuvor bezeichnet hatte, das jedoch längst wieder in Vergessenheit geraten war.

Dennoch befaßte sich bis zum Ende des 19. Jahrhunderts die Chirurgie mit feineren Techniken nur ausnahmsweise: Die häufigste Operation blieb die Amputation von Gliedmaßen. Von den 1924 Operationen, die zwischen 1847 und 1870 am Massachusetts General Hospital in Boston durchgeführt wurden, waren mit 1098 mehr als die Hälfte Amputationen, 237 waren Brustkrebsoperationen.

In der Ausführung ihres Handwerks hatten viele Chirurgen atemberaubende Geschwindigkeit erreicht, die als wichtigste Eigenschaft des Operateurs galt. Er hatte, so die Maxime der damaligen Chirurgenschulen, »hart, stark und schnell« zu sein. Mancher Chirurg gab virtuose Kostproben ungeheurer Fingerfertigkeit vor mehreren hundert Zuschauern, und das Publikum applaudierte genauso begeistert wie einem Geiger Nicolò Paganini oder einem Pianisten Franz Liszt. Die als Schaustück besonders gern vorgeführte Amputation des Unterschenkels beispielsweise sollte nicht länger dauern als 30 Sekunden. Das war ungefähr die Zeitspanne, die die bei jeder Operation unentbehrlichen, ausgesucht muskelstarken Saaldiener einen wie am Spieß brüllenden und um sich schlagenden Patienten zu bändigen vermochten. Für subtile Feinheiten der Nahttechnik ergab sich dabei kaum Gelegenheit.

Die Ergebnisse waren entsprechend. Als der Erfinder der Chloroform-Narkose, Sir James Simpson aus Edinburgh, Berichte von 2000 Amputationen in Großbritannien im Rahmen einer Studie auswertete, fand er eine postoperative Todesrate von 41 Prozent. Das war, verglichen mit dem damaligen Standard, noch passabel, denn in Paris lag die Mortalität bei 61 und in Zürich bei 46 Prozent. Simpson kam zu der zutreffenden Schlußfolgerung: »Der Patient, der auf dem Operationstisch in einer unserer chirurgischen Kliniken landet, ist gefährdeter als der englische Soldat auf dem Schlachtfeld von Waterloo.«

Dabei waren es nicht einmal die Geschwindigkeit und die Grobheit des Eingriffs, die die Patientenschaft ganzer Hospitäler dezimierten; viel schlimmer waren die postoperativen Infektionen. Sie kamen so häufig vor, daß jede ohne große Entzündung verheilende Wunde als Sonderfall bestaunt wurde. Nicht zu Unrecht geriet der englische Chirurg Astley Cooper in Panik, als sich 1821 König Georg IV. zur Beseitigung einer kleinen Zyste am Kopf bei ihm anmeldete. Selbst ein so harmloser Schnitt war in jener Zeit lebensgefährlich und riskanter als heute eine mehrstündige Operation am offenen Herzen. Denn die Wundinfektionen waren häufig und verliefen fast immer tödlich. Niemand wollte sie bei seinem eigenen König herbeiführen.

Als völlig normal galt eine Heilung, in deren Verlauf die Wunde irgendwann aufplatzte und sich der angesammelte Eiter nach außen ergoß. Damit hatte offenkundig die Natur gesiegt und rückte ein Überleben des Patienten wieder in den Bereich des Möglichen – die Operation wurde als erfolgreich verbucht.

Daß dieser Fall nicht allzu häufig eintrat, dafür sorgten die Chirurgen selbst. Noch um 1870, also zu Zeiten der Urgroßeltern der meisten Leser dieses Buches, waren in den englischen chirurgischen Kliniken Zustände anzutreffen, wie sie Sir Frederick Treves beschreibt, der selbst ein gefeierter Chirurg war, aber als Autor von Geschichten wie »Der Elefanten-

Mensch« viel berühmter geworden ist. Treves schildert Szenen aus seiner Lehrzeit, in der längst die Eisenbahnen fuhren und Telegraphen Nachrichten in Sekunden über Tausende von Kilometern transportierten:

»Im Operationssaal stand ein Ofen, der im Sommer wie im Winter Tag und Nacht geheizt wurde. Man brauchte jederzeit ein Feuer, in dem man die zur Stillung von Blutungen benötigten Eisen erhitzte, wie es seit den Zeiten Elisabeths üblich war. Antiseptika waren noch nicht in Gebrauch. Die Wundvergiftung (Sepsis) war der vorherrschende Zustand auf den Stationen. Praktisch alle größeren Wunden eiterten. Eiter war das häufigste Gesprächsthema, denn es war das hauptsächliche Kennzeichen der chirurgischen Arbeit.

Sauberkeit galt nicht als erstrebenswert. Im Gegenteil, sie wirkte irgendwie fehl am Platze, zickig und affektiert. Man erwartete doch auch nicht vom Scharfrichter, daß er sich die Fingernägel manikürte, bevor er einen Kopf abschlug. Der Chirurg operierte in einem an ein Schlachthaus erinnernden Kittel aus schwarzem Tuch, der steif war vor Blut und dem Dreck von vielen Jahren. Je dreckiger der Kittel war, um so mehr kündete er von den Fertigkeiten des Chirurgen. Natürlich begann auch ich meine Karriere in einem solchen Kittel und war sehr stolz darauf.

Die Operationswunden wurden verbunden mit ölgetränkten Baumwollresten, die man aus zerrissenen Leintüchern gewonnen hatte. Die Lappen würden heute wahrscheinlich von keinem Motormechaniker mehr genommen, um damit am Auto zu arbeiten.

Der Gestank aus eiternden Wunden war von einer Art, die man nicht mehr vergißt... Es gab einen Schwamm pro Station. Mit diesem eitrigen Ding und einem Becken Wasser, das irgendwann mal klar gewesen sein mußte, wurden alle Operationswunden auf der Station reihum zweimal am Tag gewaschen. Durch dieses Ritual wurde jede Aussicht des Patienten auf Heilung zunichte gemacht. Ich erinnere mich, daß eine ganze Station durch Wundfäule ausgelöscht wurde...«

Erst der englische Chirurg Joseph Lister, dessen Vater das bislang mit vielerlei Fehlern behaftete Mikroskop zu einem brauchbaren Instrument der Wissenschaft entwickelt hatte, kam auf die Idee, daß entzündete oder gar faulende Wunden kein Normalzustand sein konnten, sondern als Komplikation anzusehen seien. Er führte die Infektionen auf Keime zurück, von denen er annahm, daß sie durch die Luft in die offene Wunde gerieten.

Mit dieser Idee stimmte eine Entdeckung überein, die schon 1856 in der französischen Hafenstadt Lille der damals 34jährige Chemieprofessor Louis Pasteur gemacht hatte. Zu ihm waren Winzer und Bierbrauer gekommen mit der flehentlichen Bitte um Abwehr einer Katastrophe, die ihr Geschäft zu ruinieren drohte: Ohne ersichtlichen Grund verdarb regelmäßig ein großer Teil des gärenden Alkohols und hinterließ eine übelriechende Schmiere aus Essig. Pasteur fand heraus, daß die Umsetzung von Zucker in Alkohol nicht als chemische Reaktion ablief, sondern durch kleine Hefen, mikrobische Lebewesen also, in Gang gesetzt wurde.

Ungefähr zur selben Zeit predigte der in Wien praktizierende ungarische Frauenarzt Ignaz Semmelweis seinen Kollegen die Notwendigkeit, sich vor und nach jeder gynäkologischen Untersuchung oder Operation die Hände zu waschen. Die todbringenden Keime des damals in ganz Europa wütenden Kindbettfiebers würden durch niemanden anders übertragen als durch die Ärzte selbst.

Obwohl auf Listers Station, wo die Karboldesinfektion eingeführt worden war, wie auch bei Semmelweis, der die Wöchnerinnen nur noch mit gewaschenen Händen untersuchte, die Sterberate drastisch sank, wurden beide über Jahrzehnte hin von den meisten Kollegen ausgelacht. Zu schwer fiel besonders den englischen Chirurgen die Einsicht in die Notwendigkeit, ihre auf Geschwindigkeit angelegten Virtuosenstückchen zugunsten langwieriger und penibel einzuhaltender Reinigungs- und Desinfektionsprozeduren aufzugeben.

Daran konnte auch der Umstand nichts ändern, daß auf dem Kontinent besonders die französischen, schweizerischen, österreichischen und deutschen Chirurgen sich begeistert der Antisepsis zuzuwenden begannen. Die französische Medizin, wissenschaftlichen Fortschritten gegenüber ohnehin viel aufgeschlossener, geriet zunehmend in den Bann Louis Pasteurs, der gezeigt hatte, daß eine verderbliche Flüssigkeit fast unbegrenzt haltbar gemacht wird, wenn man die enthaltenen Keime durch Kochen abtötet.

In Österreich propagierte der seinerzeit bekannteste Chirurg des deutschen Sprachraums, Theodor Billroth, Ordinarius für Chirurgie an der II. Wiener Universitäts-Klinik, die neue Lehre. In Deutschland machte sich allen voran der Münchner Chirurg Ritter von Nussbaum für die neue Art des Operierens stark und brach auf der Jahrestagung der Deutschen Gesellschaft für Chirurgie im Jahre 1875 eine vielbeachtete Lanze für Lister.

Zum glühendsten Bewunderer des Londoner Pioniers wurde jedoch der preußische Generalarzt Georg Friedrich Louis Stromeyer, der im Deutsch-Französischen Krieg 1870/71 eine ganz persönliche Schlacht verloren hatte: Von 36 Amputations-Patienten im Feldlazarett verlor er alle 36 durch Wundinfektion. Und auf der französischen Seite waren die Ergebnisse auch kaum besser: Von den 13 173 Soldaten, bei denen während dieses Krieges Amputationen vorgenommen werden mußten, starben 10 006. Die ärztliche Hilfe, die Leben retten sollte, wurde selbst zu einer militärischen Verlustquelle ersten Ranges.

Aber die Begeisterung der Deutschen und Franzosen vermochte die Engländer nicht zu überzeugen, sondern verstärkte eher ihre Skepsis. Noch 1887 machten englische Gynäkologen und Chirurgen wie der Senior-Professor John Wood die abschätzig als »Listerismus« bezeichneten Desinfektionsvorschriften ihres Landsmannes mit dem Argument madig, beim sprichwörtlichen englischen Reinlichkeitsinstinkt sei das Theater mit der Desinfektion doch eigentlich unnötig; die Begeisterung der Deutschen müsse man verstehen, die seien halt »ein dreckiges Volk«.

Nichts vermochte allerdings die Verwissenschaftlichung auch der handwerklichsten aller Heilkünste auf Dauer aufzuhalten. Immer schneller ergriff in den letzten Jahrzehnten des 19. Jahrhunderts die naturwissenschaftlich-technische Revolution von der Medizin Besitz. 1883 baute sich der Chirurg Gustav Neuber in Kiel eine Privatklinik, für deren Operationsräume er ein staubfreies Ventilationssystem konstruierte. Er war der erste, der in sterilem OP-Kittel und Haube operierte. Drei Jahre später führte Ernst von Bergmann in Berlin die Dampfsterilisation ein. In Baltimore propagierte William Stewart Halsted 1889 Gummihandschuhe für Operateure.

Mit Hilfe der Anästhesie und der neuen Asepsis wurden auf einmal ungeahnte Erfolge möglich. Mit ihnen begann, zunächst zögerlich und dann immer schneller, der Aufstieg der Wissenschaftler und Ärzte an die Spitze von Staat und Gesellschaft.

Als der französische Mediziner Claude Bernard, der mit vielfältigen neuen Untersuchungen zum Zucker- und Leberstoffwechsel die Grundlagen der modernen Physiologie geschaffen hatte, 1878 starb, erhielt er als erster Wissenschaftler seines Landes ein Staatsbegräbnis. 1897 wurde in England Joseph Lister, dessen Bedeutung seine Landsleute, wenn auch spät, anerkannt und mit der Wahl zum Vorsitzenden der Royal Society gewürdigt hatten, als erster Arzt in den erblichen Adelsstand erhoben. Die ihm zugedachte Grabstätte in Westminster Abbey, zwischen den Königen und Helden des Reiches, hatte der bescheidene Lister schon zu Lebzeiten ausgeschlagen.

Glanz und Elend der deutschen Medizin

Nirgendwo war jedoch der Erfolg so spektakulär und wurde den Medizinern solche Heldenverehrung zuteil wie in Zentraleuropa. Vor allem in Deutschland, das sich als Land der Dichter und Denker verstand, hatten Wissenschaft und Forschung einen traditionell hohen Stellenwert. Er war noch durch die Bürgerliche Revolution von 1848 gewachsen, in der viele Studenten und Professoren an vorderster Stelle für mehr bürgerliche und akademische Freiheiten gestritten hatten; die »Lehr- und Lernfreiheit« war eine ihrer wichtigsten Forderungen gewesen.

Schon in den Jahrzehnten, als englische Chirurgen noch über keinen akademischen Status verfügten, war ihren deutschen Kollegen durch die Einrichtung großer Universitätskliniken ein beträchtliches institutionelles Gewicht zugewachsen. So mancher Ordinarius befehligte in riesigen Klinikanlagen, die manchmal einem kleinen Stadtteil glichen, mehrere tausend ärztliche und nichtärztliche Mitarbeiter. Die biomedizinische Forschung in Deutschland und Österreich erreichte eine solche Ausstrahlung, daß für die Ärzte aus westlichen Ländern oder aus Asien, die ernsthaft Karriere machen wollten, ein längerer Forschungsaufenthalt in Deutschland, Österreich, der Schweiz oder Tschechoslowakei zu einer unumgänglichen Notwendigkeit wurde.

In seiner Studie »American Doctors and German Universities« schätzt der Amerikaner Thomas Bonner, daß mindestens 40 bis 50 Prozent der führenden amerikanischen Ärzte, die zwischen 1850 und 1890 geboren wurden, in Deutschland studiert haben. Allein in Wien, das der Mitbegründer des berühmten John Hopkins Hospital in Baltimore, William Henry Welch, das »Mekka der amerikanischen Ärzte« genannt hat, hielten sich zwischen 1870 und 1914 mehr als zehntausend amerikanische Mediziner zu Schulungs- und Forschungszwecken auf.

Einen kräftigen Beitrag zur aufkommenden Massenfaszination der Medizin leisteten ferner die sich sprunghaft entwickelnden Printmedien. Sie verhalfen den Medizinern vor allem in Deutschland zu einer Popularität, die es mit den berühmtesten Schauspielern und Künstlern ihrer Zeit aufnehmen konnte.

Als der Bakteriologe Robert Koch im August 1883 zu einer Expedition nach Ägypten aufbrach, um dort in einer Art nationalen Wettbewerbs mit seinem französischen Hauptrivalen Louis Pasteur die Ursachen einer verheerenden Choleraepidemie herauszufinden, verfolgte die Nation den Fortgang der Untersuchungen mit einer Aufmerksamkeit, die sich nur mit der heutigen Begeisterung für sportliche Großereignisse vergleichen läßt. Koch genoß als Entdecker der Erreger von Milzbrand und Tuberkulose bereits Weltruhm, und allenthalben wurde seine nächste bahnbrechende Tat erwartet. Daß es Koch nach einer weiteren Expedition ins Gangesdelta tatsächlich gelang, die Seuchenzüge der Kommabakterien zu erklären und damit die Cholera zum ersten Mal in der Geschichte beherrschbar zu machen, löste im Deutschen Reich einen Taumel der Begeisterung und des nationalen Überschwangs aus, der sich heute kaum mehr nachvollziehen läßt.

Nahezu gleichzeitig stieg der 1821 in Pommern geborene Rudolf Virchow, zunächst Ordentlicher Professor für Pathologische Anatomie in Würzburg, ab 1856 dann in Berlin, zum geradezu kultisch verehrten Nationalhelden auf. Obwohl schmächtig von Gestalt und gebeugt im Gang, von seinem Schüler Karl Ludwig Schleich als »klein, gelbhäutig und eulengesichtig« beschrieben, wurde er nicht nur zum wichtigsten Exponenten der deutschen Medizin im 19. Jahrhundert, sondern, so der Medizinhistoriker Gunter Mann, zum »Symbol offenbar zugleich für die Kraft und den Glanz des neuen Reiches«. Die Deutschen hätten, so vermerkte das »Echo de Paris« nach Virchows Tod (1902), den Mediziner zuletzt als Halbgott angesehen. In der Frankfurter Halbmonatsschrift »Das Freie Wort« hieß es, über die Nachrufe auf Virchow könne man nur den Kopf schütteln, denn eine solche »Verhimmelung« sei noch über niemanden hereingebrochen.

Als Anatom hatte Virchow eine Art wissenschaftliches Gesamtkunstwerk geschaffen. Mit seiner Hauptschrift »Die Cellularpathologie in ihrer Begründung auf physiologische und pathologische Gewebelehre« publizierte er den Schlüssel zum Verständnis von Entzündung und tumoröser Entartung als zellulärer Reaktion. Gleichzeitig dienten ihm seine durch das Mikroskop gewonnenen Erkenntnisse von Bau und Aufgabe der Zelle aber auch als Grundlage für ein radikaldemokratisches Staatsverständnis. Wie jede Zelle im Organismus bei aller Unterschiedlichkeit der Aufgaben ein gleichberechtigter Teil des Ganzen, sei der Staat zu verstehen als Organisation von Bürgern mit verschiedenen Aufgaben und gleichen Rechten. Der Organismus, so Virchow, sei nichts anderes als »ein freier Staat gleichberechtigter, wenn auch nicht gleichbegabter Einzelwesen, der zusammenhält, weil die Einzelnen aufeinander angewiesen sind und weil gewisse Mittelpunkte der Organisation vorhanden sind«.

Anhand einer Typhusepidemie in Oberschlesien zeigte er die Bedeutung von Bildung und Lebensumständen für die Entstehung von Seuchenkrankheiten. Gegen sie müsse die Medizin allein wirkungslos bleiben ohne gleichzeitige staatliche Förderung von »Bildung mit ihren Töchtern Freiheit und Wohlstand«. Die dringlichsten gesellschaftlichen Aufgaben »fassen sich in drei Worten zusammen: volle und unumschränkte Demokratie«.

Bald wurde Virchow zum Abgeordneten im Berliner Reichstag gewählt, wo er seine sozialwissenschaftlichen Ansichten mit solchem Engagement vertrat, daß er zu einem der wichtigsten Gegenspieler des Reichskanzlers Bismarck avancierte. Seine radikaldemokratischen Ideen machten ihn ungeheuer populär und trugen ihm noch dreißig Jahre nach seinem Tod die unversöhnliche Feindschaft der Nationalsozialisten ein, die das Virchowsche Erbe in der übelsten Weise diffamierten und sein Ansehen in den Schmutz zogen.

Sie wußten, warum: Schon 1876 war Rudolf Virchow dem in ganz Europa zu neuer Virulenz erwachenden und von ihm gefürchteten Antisemitismus mit wissenschaftlicher Akribie zu Leibe gerückt. Durch eine Studie an 6760000 deutschen Schulkindern führte er mit großer Klarheit den Nachweis, daß es die von den Deutschnationalen propagierten spezifisch deutschen Rassenmerkmale ebensowenig gab wie das arische Idealbild, dem weniger als 31 Prozent der untersuchten Kinder auch nur nahekamen. Es war eine der größten anthropologischen Studien der deutschen Medizingeschichte, durchgeführt aus dem Anliegen, der um sich greifenden und mit dumpfer Judenhetze gepaarten Volkstümelei die Kraft unwiderlegbarer wissenschaftlicher Fakten entgegenzustellen.

Die Arbeit gab den Anstoß zu weiteren Untersuchungen in Österreich, Holland, Belgien und der Schweiz, die alle ähnliche Ergebnisse erbrachten und den Rassentheoretikern eine Absage nach der anderen erteilten. Mit dem ganzen Prestige des mittlerweile weltweit angesehensten Anthropologen und als unumstrittener »Papst der deutschen Medizin« wies Virchow in einer weiteren großangelegten Studie nach, daß sich jüdische Kinder in ihren wesentlichen Körpermerkmalen kaum von ihren nichtjüdischen Altersgenossen unterschieden. Jedes zehnte Kind, wenn nicht mehr, würde sogar dem reinrassigen Ariderideal entsprechen, wenn es ein solches tatsächlich gäbe. Diese Untersuchung fand breite Beachtung und wurde im Jahre 1886 in »Virchows Archiv für pathologische Anatomie« publiziert – drei Jahre vor Hitlers Geburt.

Wie wichtig diese einer unguten Vorahnung entsprungenen Arbeiten Virchows waren, läßt sich erst im Rückblick auf die politische Entwicklung der dreißiger Jahre ermessen.

»Daß es so wenige solcher Männer gab in den letzten 150 Jahren unserer Geschichte«, resümiert der Medizinhistoriker Gunter Mann, »daß so wenige diesem Vorbild und diesen Ideen folgten, war gewiß ein Stück unseres Unglücks und der Katastrophen, die uns trafen. Um so sorgsamer sollten wir auf Rudolf Virchow achten, seine Größe und seine Art wieder zu unserer Tugend machen.« Es waren der wissenschaftliche Rang, die mit großem persönlichem Mut gepaarte Integrität und die engagierte Einbringung der Wissenschaft in den öffentlichen Diskurs, die nicht nur die Bedeutung Rudolf Virchows als bis heute unübertroffenen Höhepunkt der deutschen Medizingeschichte sicherten, sondern ihn darüber hinaus in der angloamerikanischen Literatur zum sprichwörtlichen »guten Deutschen« gemacht haben.

Der Ruhm der deutschen Mediziner sollte nämlich nicht mehr lange währen. Bald gab es Anlaß zu wehmütigen Reflexionen über das internationale Ansehen, das Mediziner wie Koch, Virchow und von Behring oder der Physiker Röntgen in aller Welt genossen.

Schon der medizinische Nationalheld der nächsten Generation nach Virchow, der Chirurg Ernst Ferdinand Sauerbruch, war Ausnahmebegabung und schillernde Persönlichkeit zugleich. Berühmt geworden war Sauerbruch durch die Erfindung der Unterdruckkammer, mit der erstmalig Operationen am offenen Brustraum möglich wurden. Bald nachdem er im November 1927, aus München kommend, das Ordinariat an der Charité in Berlin übernommen hatte, begann eine Kette chirurgischer Sensationsmeldungen, die über eineinhalb Jahrzehnte hin nicht abriß. 1931 gelang erstmals die operative Beseitigung eines Herzaneurysmas; es folgten erstaunliche Ergebnisse bei Operationen an der Speiseröhre, bei Lungenlappenentfernungen, bei der operativen Therapie von Zuckerstoffwechselstörungen durch Entfernung von Geschwülsten der Bauchspeicheldrüse oder bei hypophysärer Magersucht.

Sauerbruch erwies sich dabei allerdings nicht nur als führender Operateur seiner Zeit, sondern auch als alle Propagandatricks nutzendes Mediengenie. Spektakuläre Operationen fanden gelegentlich als öffentliche Veranstaltung im Hörsaal der Charité statt, für Zeitungsinterviews und Radioberichte war der mittlerweile weltberühmte Starchirurg stets zu haben. Die andauernde Publizität operativer Erfolge und eine Fülle von Anekdoten aus seinem Privatleben oder über die Höhe seiner Einkünfte sorgten für einen Ruhm, der Sauerbruch schon zu Lebzeiten zum Gegenstand schmeichelhafter Biographien und Arztromane machte, die schließlich in dem Film »Sauerbruch: Das war mein Leben« kulminierten.

Dem Erstarken des Nationalsozialismus, das in Berlin besonders anschaulich zu beobachten war, stand Sauerbruch zumindest nach außen hin nicht dezidiert ablehnend gegenüber. Durch seine Teilnahme an nationalsozialistischen Propagandaveranstaltungen begab er sich in eine gefährliche Nähe zu den Machthabern des Dritten Reiches, mit dem die Nemesis der deutschen Medizin begann.

Am 7. April 1933 erließ der damalige Reichsinnenminister Frick das »Gesetz zum Schutz des Berufsbeamtentums«, mit dem die Entfernung aller jüdischen Hochschullehrer aus den Universitäten geregelt wurde. Wer die Zeichen der Zeit nicht richtig deutete oder zu lange zögerte, verstand sie irgendwann im KZ. Den Juden folgten bald Hunderte von liberalen oder christlich gesinnten Professoren und Dozenten, die sich mit dem neuen Regime nicht arrangieren wollten oder konnten oder lediglich den ungestüm nachrückenden Protegés der neuen Machthaber im Wege standen. Lange vor dem Ausbruch des Zweiten Weltkriegs kam es so zu einem Exodus fast der gesamten wissenschaftlichen Elite und zu einem Aderlaß, von dem sich die deutsche Wissenschaft bis heute nicht erholt hat. Die von den Nazis verjagten Forscher sollten nach 1945 nicht weniger als 43 Nobelpreise gewinnen – aber eben nicht in Berlin, Tübingen, Göttingen oder München, sondern in London, New York, Boston, Baltimore und Stanford. Einer der letzten, der ging, war Sigmund Freud, der im März 1938 unmittelbar nach dem Anschluß Österreichs von Wien nach London floh.

Die Lücke, die Wissenschaftler von Weltrang hinterlassen hatten, wurde von deutschen Rassentheoretikern und Erbbiologen gefüllt, die dem Rassenwahn der Nationalsozialisten einen wissenschaftlichen Unterbau zu verschaffen trachteten. Die schlimmsten Niederungen erreichte die deutsche Medizin in den beispiellosen Menschenversuchen im Konzentrationslager Dachau oder an der Rampe in Auschwitz, wo der Holocaust unter ärztlicher Aufsicht stattfand. Nach Virchow, Koch und Behring sollte der KZ-Arzt Dr. Josef Mengele zum bekanntesten Exponenten deutscher Medizin im Ausland werden. Minutiös präparierte er lebendfrische Leichenteile seiner Opfer und schickte sie, in Formalin konserviert, an verschiedene Anatomische Institute, wo sie bis in die siebziger Jahre zum Studentenunterricht benutzt wurden. Bis heute währt in der Medizin die Debatte, ob man die bei verbrecherischen Experimenten gewonnenen Daten überhaupt zitieren dürfe. Des Streites Ausgang gilt als durchaus offen: Wissenschaft sei Wissenschaft und als solche wertfrei, meinen die Puristen, und schließlich habe man ja auch an den Strahlenkranken von Hiroshima eine Menge gelernt.

Als das Dritte Reich am 8. Mai 1945 unterging, hatte sich in Wüste verwandelt, wo noch zwölf Jahre zuvor eine blühende Forschungslandschaft gewesen war. Die Elite der deutschen Wissenschaft war verjagt und stand ihrem Heimatland in unversöhnlicher Gegnerschaft gegenüber; von den Gebliebenen waren viele durch ihre Rolle im Nationalsozialismus kompromittiert, wenn auch die meisten das Entnazifizierungsverfahren ähnlich folgenlos überstanden wie Professor Ferdinand Sauerbruch. Er übernahm kurze Zeit nach dem Ende des Weltkriegs wieder das Ordinariat an der Charité, das er aber krankheitsbedingt nur noch kurze Zeit auszuüben vermochte.

Vor allem hatte es der deutschen Wissenschaft buchstäblich die Sprache verschlagen: Deutsch hatte aufgehört, weltweit akzeptierte Wissenschaftssprache zu sein. Englisch wurde zur Lingua franca der Forschung. Fortan hatten es die Deutschen sehr schwer, ihre Stimme auf internationalen Kongressen zu Gehör zu bringen oder in jenen Zeitschriften zu publizieren, die in den Rang der führenden Wissenschaftsmedien aufgestiegen waren. So mancher deutsche Professor traf bei internationalen Kongressen auf jenen vormals in Deutschland forschenden und jetzt in den USA sehr erfolgreichen Kollegen, den er Mitte der dreißiger Jahre noch als Privatdozent aus dem Amt gedrängt hatte. Es ergaben sich daraus schwierige Begegnungen. Doch die Bewältigung der belasteten Vergangenheit wurde schnell vertagt. Bald nämlich gab es viel zu tun.

Der Weg in die Hochtechnologie

Zu den großen Paradoxa der Medizin gehört seit alters, daß nichts die Kunst der Rettung von Menschenleben so beförderte wie, die in der Barbarei des Krieges gemachten Erfahrungen. Der Deutsch-Französische Krieg 1870/71 hatte den entscheidenden Impuls für die Einführung der Antisepsis auf dem Kontinent gegeben, der Erste Weltkrieg brachte große Fortschritte bei der Bauchchirurgie, der Zweite den Durchbruch bei der Herz- und Thoraxchirurgie. Im Koreakrieg entwickelten amerikanische Chirurgen die operativen Grundlagen der Gefäßchirurgie, und in Vietnam zeigte sich der Wert eines geschwindigkeitsorientierten Rettungswesens, das die Chancen des Verwundeten mit jeder Minute steigen ließ, die er früher auf den OP-Tisch gelangte.

Stürmisch drängte die Medizin nach 1945 voran. Das Penicillin, erstes und wichtigstes Antibiotikum der damaligen Zeit, konnte in Serie hergestellt werden und ermöglichte zusammen mit der sich sprunghaft weiterentwickelnden Anästhesie ausgedehnte Operationen auch bei Risikopatienten unter viel größerer Schonung als bisher. Die »Eiserne Niere« von Willem Kolff machte die terminale Niereninsuffizienz, bislang immer tödlich, beherrschbar, die Herz-Lungenmaschine den Eingriff am offenen Herzen zur Routine-Operation.

Daneben hatte der Zweite Weltkrieg eine Fülle von Erkenntnissen gebracht, die zufällig gewonnen worden waren, jetzt aber große Wirkungen zeitigten. So entdeckte der Augenarzt Harold Ridley bei vielen Piloten der Royal Airforce, die während des Krieges abgeschossen worden waren und sich mit dem Fallschirm hatten retten können, Plastiksplitter im Augapfel. Diese Splitter stammten von den Pilotenkanzeln, die erstmalig aus dem neuen Werkstoff Plexiglas gefertigt waren. Erstaunlicherweise hatten die Splitter so gut wie nie zu Entzündungen oder Abstoßungsreaktionen geführt, sondern waren vom empfindlichen Augengewebe klaglos akzeptiert und somit zu einem Teil des Auges geworden. Dies widersprach allen bisherigen Erfahrungen, wonach sämtliche Fremdkörper unverzüglich entfernt werden müßten, da sie sonst unweigerlich Komplikationen nach sich zögen. Harold Ridley entwickelte aus seiner Zufallsentdeckung die sogenannte Intraokularlinse, mit der die durch den Grauen Star getrübte natürliche Augenlinse ersetzt werden konnte. Heute ist der Einsatz von Plastiklinsen in das Auge, der Millionen von Menschen unerwartete Sehqualität im Alter beschert, der häufigste operative Eingriff in der Augenheilkunde.

Solche sich nach dem Sieg der wissenschaftlichen Medizin in Serie einstellenden Triumphe gaben den Ärzten in fast allen westlichen Ländern die nahezu totale Kontrolle über alle Bereiche des Gesundheitswesens in die Hand. In keinem anderen Land gestaltete sich der Marsch der Ärzte an die Spitze des Medizinbetriebs jedoch so erfolgreich wie in Deutschland, wo der Arztberuf fast mythologisches Ansehen erlangte. Hatten die deutschen Ärzte im Ausland auch einen Großteil ihrer Reputation verloren – im eigenen Land waren sie ganz oben.

An den Rand gedrängt wurden alle anderen, die den Kranken noch wenige Jahrzehnte zuvor nahegestanden hatten. Ordensschwestern verloren die Richtlinienkompetenz sogar in Hospitälern, die von ihnen selbst betrieben wurden, und stiegen zu Assistenzfunktionen ab. Auch das tröstende Wort des geistlichen Beistands wurde zunehmend entbehrlich, denn dem rationalen Denken in den Kategorien von Ursache und Wirkung galt Gottvertrauen eher als folkloristisches Relikt. In den meisten Krankenzimmern ersetzte der Fernsehmonitor oder der Sauerstoffanschluß das Holzkreuz an der Wand.

Nur unterschwellig nahmen viele Mediziner wahr, wie sich ihr Fach weiter zerteilte und dabei immer unübersichtlicher wurde. Die großen Fächer zerfielen in eine Vielzahl kleinerer Spezialdisziplinen, so daß es bald kaum mehr jemanden gab, der ein klinisches Fach in seiner Gesamtheit überblickte.

Besonders betroffen von den Zentrifugalkräften war die Chirurgie. Hatte vor dem Zweiten Weltkrieg noch der Typus des klassischen Universalchirurgen vorgeherrscht, der von Sauerbruch exemplarisch verkörpert wurde – Sauerbruch hatte nicht nur die Unterdruckkammer für die Brustraumchirurgie entwickelt, sondern auch eine funktionierende Handprothese, und er war bei Hirnoperationen ähnlich erfolgreich wie bei Eingriffen an der Leber oder Bauchspeicheldrüse –, so verabschiedete sich nach 1945 ein Fach nach dem anderen aus der vormals allumfassenden Heldendisziplin. Die Orthopäden, die sich bislang mit der konservativen, also nichtchirurgischen, Therapie von Knochenfehlstellungen beschäftigt hatten, begannen alle Operationen an Knochen und Gelenken an sich zu ziehen. Die Urologen brachten nach und nach die Operationen an Nieren und Harnleitern unter ihre Kontrolle, die Gynäkologen forderten ein Exklusivrecht für die Operation an Brust und Geschlechtsorganen der Frau. Wo es früher nur *eine* Chirurgie gegeben hatte, etablierten sich auf diese Weise rund ein Dutzend Fachdisziplinen: die Herz/Thorax- und Gefäßchirurgie, die Allgemein- und Bauchchirurgie, die Plastische und Gesichtschirurgie, die Orthopädie, Traumatologie, Urologie und Neurochirurgie und die operative Gynäkologie. Und mit der Anerkennung der Kinderchirurgie als selbständiger Teildisziplin zeichnet sich ab, daß nach den Organsystemen demnächst die jeweilige Altersphase der Patienten als weiteres Spezialisierungskriterium herangezogen wird.

Dies führte dazu, daß sich immer mehr Arztgruppen zu trennen und miteinander zu konkurrieren begannen, die vor wenigen Jahren noch an einem Strang gezogen hatten. Gegen alle nichtakademischen Gesundheitsberufe oder gar unseriösen Konkurrenten hatten sich die Ärzte durchsetzen und ihren phänomenalen Aufstieg durch Gründung starker Organisationen sichern können, die ihnen eine beneidenswert stabile wirtschaftliche Basis boten. Nun aber zerfiel der in seiner Einheit so starke Berufsstand ganz allmählich in ein Heer von hochspezialisierten Einzelgängern.

Die beharrlich voranschreitende Fragmentierung der Medizin und der damit einhergehende Einflußverlust fielen freilich den meisten Ärzten gar nicht auf. Zum einen stiegen in der Bundesrepublik Patientennachfrage und Bruttosozialprodukt jedes Jahr an, während die Anzahl der Ärzte insgesamt über zweieinhalb Nachkriegsjahrzehnte fast gleichblieb. Über lange Zeit nahm bei wachsendem Gesundheitsbewußtsein der Bevölkerung und damit steigender Inanspruchnahme die Anzahl der Ärzte bestenfalls um ein Prozent im Jahr zu, die der Zahnärzte ab: zwischen 1961 und 1972 sogar beunruhigend stark; erst 1984 hatten sie statistisch den Stand von 1962 wieder erreicht.

Ergebnis: Für eine fast gleichbleibende Zahl von Ärzten gab es immer mehr zu tun und immer mehr zu verdienen. Die meisten Mediziner waren so sehr damit beschäftigt, gegen eine scheinbar übermächtige Nachfrage anzuarbeiten und aus den Erträgen Vermögen zu bilden, daß für besorgte standespolitische Bestandsaufnahmen weder Zeit blieb noch die Notwendigkeit zu bestehen schien.

Mitte der sechziger Jahre – die Beatles feierten gerade ihre ersten Erfolge – standen die Ärzte in Deutschland im Zenit ihres Ansehens und Einkommens. Für denjenigen, der das Studium und ein paar Jahre Weiterbildung in einem Krankenhaus erfolgreich absolviert hatte, genügte das Aushängen eines Praxisschilds, um einen immerwährenden Patientenzulauf in Gang zu setzen. »Es war egal«, so erinnert sich ein Pionier der Gründerjahre, »wo man seine Praxis aufmachte – es lief überall vom ersten Tag an.«

Lästige Konkurrenzquerelen kamen nur selten vor; schließlich war für alle genug zu tun. Die Krankenkassen verstanden sich als hauptsächlich den Ärzten verpflichtete Kapitalzulieferer. Mit Staunen und Bewunderung beobachtete die Öffentlichkeit die Ausweitung der Grenzen einer scheinbar omnipotenten Medizin.

Nur wie ein fernes Wetterleuchten störte in den sechziger Jahren der Contergan-Skandal die Heilserwartungen an einen Medizinbetrieb, der die glanzvollste Zukunft noch vor sich zu haben schien. Im Rückblick stellte sich diese Katastrophe jedoch als Meilenstein in der Medizingeschichte dar. Zum ersten Mal kam einer breiten Öffentlichkeit zu Bewußtsein, daß unter den Bedingungen einer auf immer schnelleren Fortschritt verwiesenen industriellen Medizin nicht nur große Erfolge, sondern auch unvermittelt hereinbrechende Katastrophen möglich waren. Und zum zweiten brachte der Contergan-Prozeß eine Premiere: Die Medizin bezog offen Stellung gegen die zu ihrem wichtigsten Fortschrittspartner gewordene Pharmaindustrie, wenn auch für das spektakuläre Gerichtsverfahren zunächst ein Außenseiter als Kronzeuge benannt wurde. Mit einer wissenschaftlich brillanten Beweisführung zog der Münsteraner Humangenetiker Widukind Lenz die Kausalkette nach, die durch Einnahme des Schlafmittels Thalidomid bei Schwangeren zu Genschädigungen und Mißbildungen der Kinder geführt hatte.

In vielen Städten entstanden in den sechziger Jahren opulente Krankenhausneubauten, die dem hohen gesellschaftlichen Stellenwert der Medizin baulichen Ausdruck verliehen. Im Zuge der von der sozialdemokratischen Regierung nach 1969 in Gang gesetzten Hochschulgründungswelle wurden an vielen alten und neuen Universitätsstandorten Großkliniken errichtet, oder es wurde mit ihrer Planung begonnen. Die Furcht vor einem drohenden »Bildungsnotstand« führte so besonders in der Medizin zu einer nachhaltigen Ausweitung der Kapazitäten. Der Neubau der Kliniken, die nach dem modernsten Stand von Technik und Wissenschaft ausgestattet sein sollten, zog seinerseits eine zunehmende technische Hochrüstung nachgeordneter und kleinerer Krankenhäuser nach sich, da diese um ihre Konkurrenzfähigkeit zu fürchten begannen. In den chromblitzenden neuen Ausbildungsstätten lernte der ärztliche Nachwuchs den Umgang mit fortschrittlichster und teuerster Medizintechnik, der dann in den eigenen Praxen fortgesetzt wurde. Die kombinierte Technik- und Kostenspirale begann sich immer schneller zu drehen.

So vollzog sich zunächst allmählich und dann immer schneller die Metamorphose der klinischen Medizin zu einer unter hochindustriellen Bedingungen arbeitenden Produktionsmaschine. Es war ein Wandel zugunsten der Partner aus der Pharma- und Geräteindustrie, deren Gewicht zunehmen mußte, je industrieller das Gesundheitswesen wurde. Auch diese Veränderung wurde von den Ärzten, die mit der weiteren Verästelung und Neugründung medizinischer Disziplinen und der Mehrung von Einkommen und Ansehen vollauf beschäftigt waren, zunächst kaum wahrgenommen.

Denn trotz aller Expansion herrschte weiterhin die Überzeugung vor, für alle sei genug da. Der Luxus einer immer weiter eskalierenden Hochtechnologie-Medizin wurde ja nicht teurer, sondern schien im Gegenteil eher billiger zu werden, weil die Einkommen der Beitragszahler in vielen Jahren schneller stiegen als die Krankenkassenbeiträge. Dem Doktor im Ort, ohnehin zentrale Respektsperson, wurde der zusehends angehäufte Wohlstand seitens der Patienten nach allen Entbehrungen der Kriegsjahre überwiegend neidfrei gegönnt; man sah im wirtschaftlichen Erfolg der Ärzte nichts anderes als ein Paradebeispiel für die Segnungen des Wirtschaftswunders und der leistungsgerechten Verteilung von Chancen und Reichtum.

Da kam es in der zweiten Hälfte der sechziger Jahre zu einer unerwarteten und verblüffenden Veränderung der bislang so komfortablen Rahmenbedingungen. Wie von Geisterhand bewegt, schossen plötzlich die Zahlen der im Gesundheitswesen Beschäftigten mit Ausnahme der Zahnärzte nach oben. Binnen kürzester Zeit gab es so viele Ärzte und Apotheker, daß die Bundesrepublik, bislang ärztlich eher unterversorgt, schon Anfang der achtziger Jahre in der Arztdichte einen der vordersten Plätze unter allen OECD-Staaten einnahm.

Daß es mit einem Schlag so viele junge Leute in die Medizin drängte, war nicht verwunderlich. In keinem anderen Fach schien der Weg zu Wohlstand und Sozialprestige so planbar und so vorgezeichnet wie in der Heilkunst, nirgendwo sonst boten sich so attraktive Zukunftschancen. Obwohl die Ausbildungskapazitäten an den Universitäten mit Hochdruck ausgebaut wurden, stieg die Zahl der Bewerber um einen Studienplatz stets noch schneller als das Angebot. Hinzu kam der Sog des gesellschaftlichen Nimbus, denn das Numerus-clausus-Auswahlverfahren über die Abiturnote verstärkte den Eindruck, in der Medizin finde die neue Elitebildung der Nation statt.

»Einstein wird Zahnarzt« spottete der Frankfurter Volkswirtschaftsordinarius Wolfram Engels in einem Kommentar der »Wirtschaftswoche«, in dem er sich darüber beklagte, daß die Medizin aufgrund eines für den Arztberuf völlig ungeeigneten Auswahlkriteriums die besten Absolventen jedes Abiturjahrgangs an sich ziehe. Selbst denjenigen, die zur Heilkunst keinerlei Neigung verspürten, werde durch den Numerus clausus suggeriert, für sie käme eigentlich nichts anderes in Frage als das Studium der Medizin. Dadurch würden anderen Fächern planmäßig jene Studenten entzogen, die dort vielleicht Besseres leisten und zufriedener werden könnten als in einem von ihnen im Grunde ungeliebten Beruf.

Mitte der siebziger Jahre erreichte das Gedrängel um die begehrten Studienplätze einen Höhepunkt, als sich um jeden Platz fast zehn Bewerber balgten. Seitdem ist das Verhältnis mit leichten Schwankungen langsam, aber deutlich gesunken, weil sich bis in das letzte Gymnasium herumgesprochen hat, wie sehr die Einkommens- und Karriereperspektiven in der Medizin nachgelassen haben. Aber immer noch kommen auf jeden Studienplatz zweieinhalb Bewerber (1989), während sich der Ausstoß unserer Fakultäten mittlerweile ebenfalls auf industrielles Format eingependelt hat.

11 000 approbierte Ärzte verlassen Jahr für Jahr die Universitäten – alle sechs Monate mehr als die Gesamtzahl der derzeit praktizierenden Ärzte der Republik Irland. Seit 1970 hat die Menge der berufstätigen Ärzte in Deutschland sich mehr als verdoppelt; allein die Zahl der seitdem hinzugekommenen ist größer als die aller in Großbritannien derzeit tätigen Ärzte. Über rund 40 000 Kollegen verfügen die neuen Bundesländer, und allein an den westdeutschen Fakultäten studieren derzeit mit rund 85 000 Medizinstudenten mehr angehende Ärzte, als in Belgien, den Niederlanden, Luxemburg und Dänemark insgesamt berufstätig sind – in Ländern wohlgemerkt, die allesamt schon jetzt unter einer Überversorgung stöhnen.

Die Neuankömmlinge werden auf einen vorwiegend mit Kollegen jüngeren Alters besetzten Arbeitsmarkt stoßen, da die Praktiker der Nachkriegsgeneration schon in den vergangenen Jahren nach und nach aufs Altenteil gegangen sind. Von sechs Ärzten werden im Jahre 1995 fünf jünger sein als sechzig Jahre, ihre Gesamtzahl wird dann eine Drittelmillion übersteigen. Rund 15 000 Ärzte waren, so schätzt der Marburger Bund, schon 1988 arbeitslos gemeldet. Die Arbeitslosenquote unter den Medizinern ist von 1975 bis 1988 um mehr als das Zehnfache gestiegen.

Vermassung und Arbeitslosigkeit aber vertragen sich schlecht mit dem halbgöttlichen Status von ehedem: Die vormaligen Helden sind zu Sorgenkindern der Nation geworden. Ihre Zahl stellt, wie es im Sachverständigengutachten 1990 nüchtern heißt, ein »medizinisches und ökonomisches Problem« dar.

Im Zeichen der Ärzteschwemme

Das »ökonomische Problem« der jungen Ärztegeneration beginnt schon im Studium, das unter dem Massenbetrieb arg gelitten hat. Die deutsche Medizinerausbildung, vor hundert Jahren glanzvolles Vorbild für fast alle Länder der Welt, gilt heute als langwieriger und ineffektiver Schleichpfad, der allenfalls in Sichtweite am Ausbildungsziel des vollwertigen Arztes vorbeiführt. Unser System der Nachwuchsbildung in der Medizin ist so kompliziert geworden, daß selbst mancher Professor einer medizinischen Fakultät nicht mehr genau über die einzelnen Abschnitte Bescheid weiß, und vor allem ist es teuer.

Denn allein um die Heerscharen neuer Ärzte vernünftig zu schulen, muß die Leistungsfrequenz in den Kliniken enorm gesteigert werden. Wenn eine doppelte Anzahl an Studenten auf eine gleichgebliebene Patientenzahl trifft, muß sich, um gleiche Ausbildungsqualität zu gewährleisten, entweder die Zahl der Untersuchungen pro Patient verdoppeln, oder jeder Student bekommt nur das halbe Pensum geboten. Schon hat der Vorsitzende des Sachverständigenrates, der Tübinger Professor Michael Arnold, für die Medizinerausbildung den »hauptberuflichen Patienten« vorgeschlagen, der sich tagein, tagaus zu Untersuchungszwecken zur Verfügung hält. Die Vergütung könne sich nach der Schwere und Seltenheit des Krankheitsbildes richten – die verhältnismäßig häufige Leberzirrhose würde nach BAT IIIb bezahlt, der sehr viel seltenere Tumor der Zirbeldrüse mit BAT Ia schon deutlich besser, Reisespesen selbstverständlich extra.

Die Anregung ist nur auf den ersten Blick ein schlechter Scherz. Denn sehr viel teurer, für die Patienten sehr viel belastender und ganz sicher viel weniger effektiv ist die gegenwärtige Lösung. Scharen von Studenten werden durch Universitätskliniken gescheucht, wo mancher von ihnen den vom Professor am Krankenbett demonstrierten Befund höchstens aus der dritten Reihe sieht. Mit etwas Improvisationskunst schaffen es geschickte Studenten bis zur Approbation als Arzt, ohne einen einzigen Patientenbauch getastet und eine einzige Spritze gesetzt zu haben. Diagnostische Entscheidungen lernt der Student in den als sogenannten »Multiple choice«-Tests abgehaltenen ärztlichen Prüfungen zu treffen, wo er pro gestelltes Problem eine von fünf Lösungsalternativen ankreuzt. Weil in der späteren Praxis Patienten selten als Notfälle mit fünf Ankreuzmöglichkeiten auf dem Bauch auftreten, hat das Verfahren mit der Schulung diagnostischer Fähigkeiten nur näherungsweise zu tun. Nur das Interesse und die vergleichsweise hohe Motivation eines Großteils der Studenten verhindert unter diesen Umständen, daß aus dem Medizinstudium ein kompletter Blindflug wird – die meisten Studenten organisieren sich den fehlenden Patientenkontakt durch Nachtwachen und freiwillige Hospitanzen mehr recht als schlecht gleich selber. An der Grundtatsache, daß sich bei gleichbleibender Patienten- und steigender Arztzahl die Qualität der ärztlichen Ausbildung, wie es das Sachverständigengutachten 1990 mit einem feinen Euphemismus ausdrückt, »tendenziell negativ« auswirkt, ändert freilich auch studentische Eigenleistung nichts.

Nicht nur in der sich per Vermassung verschlechternden Ausbildung bekommt der angehende Mediziner die sich verändernden ökonomischen Rahmenbedingungen in der Medizin zu spüren. Um dem drückenden Praxisdefizit der angehenden Ärzte abzuhelfen, wurde seit 1988 an das Medizinstudium eine 18monatige Praxisphase angehängt, in der der Student als sogenannter »Arzt im Praktikum« (AiP) im Krankenhaus Dienst tut. Der AiP, im allgemeinen zwischen

24 und 28 Jahren alt, fungiert als berufspolitisches Zwitterwesen: Student ist er nicht mehr und approbierter Arzt noch nicht. Sein Rechtsstatus ist kaum geregelt, seine Kompetenzen sind es auch nicht, nur eines ist er ganz sicher: der mit Abstand schlechtestbezahlte Teilnehmer am Gesundheitsmarkt. Derzeit verdient ein AiP ungefähr 1800 Mark brutto und damit ungefähr halb soviel wie einer der Pförtner, an denen er morgens und abends vorbeiläuft. Während sich der Pförtner allerdings gewerkschaftlich geregelter Wohltaten hinsichtlich Arbeitszeit und Kündigungsschutz erfreut, muß der angehende Mediziner in einer Art qualifizierter Leibeigenschaft kuschen und froh sein, wenn er nach seiner AiP-Phase überhaupt eine feste Stelle kriegt.

Der ganze Aufwand um den »Arzt im Praktikum« gilt dabei unter Ausbildungsexperten längst als glatter Fehlschlag. Die AiP-Stellen werden nämlich in den meisten Krankenhäusern dadurch geschaffen, daß jeweils eine Stelle eines voll ausgebildeten Assistenzarztes auf drei Ärzte im Praktikum aufgeteilt wird. Das bedeutet nichts anderes, als daß paradoxerweise die drei Lehrlinge nur eingestellt werden können, wenn dafür die Stelle desjenigen geopfert wird, der sie eigentlich ausbilden sollte.

Ergebnis: Viele Ärzte im Praktikum werden nicht richtig angeleitet, halten in übervölkerten Stationszimmern die ohnehin überlasteten Schwestern von der Arbeit ab oder, was noch schlimmer ist, veranlassen aus Mangel an zielgerichteter Unterweisung einen Wust an überflüssigen Untersuchungen.

So stellt sich für viele Ärzte der Start in den Traumberuf als langwierige Hängepartie dar, die durch die Ungewißheit der Zukunftsaussichten nicht gerade erträglicher wird. Viele Mediziner sind 30, bevor sie in die letzte Phase der Ausbildung eintreten, der sogenannten »Weiterbildung« zum Facharzt. Hier sind bestimmte Stellen namentlich in kleinen Fächern wie Dermatologie oder Augenheilkunde so rar, daß viele Jungmediziner notgedrungen eine andere Disziplin einschlagen, in der sie zufällig eine freie Stelle bekommen.

In dieser Phase machen viele Aspiranten – die meisten haben dann schon Frau und Kinder – mit einer besonderen Eigenheit ihrer Arbeitsumgebung Bekanntschaft: Die deutsche Universitätsklinik ist, nachdem selbst das Militär durch Marotten wie die Idee mit dem »Bürger in Uniform« der Verweichlichung anheimgefallen ist, die letzte Domäne der preußischen Kadettenanstalt alter Schule. In allen Unternehmen, egal ob Mittelständler oder Konzern, wird den Mitarbeitern gepredigt, daß sich Wettbewerbsfähigkeit über die Qualität der Personalführung entscheide; überall wird mit kooperativen Managementmodellen experimentiert oder versucht, Mitarbeiter mit motivierenden »Incentives« bei Laune zu halten. Nur in der Medizin herrschen noch Zucht, Ordnung und stramme Disziplin. Der Ordinarius, der seine Oberärzte und Assistenten nicht nach Kräften schurigelt, gilt den einen als löbliche Ausnahme, den anderen als etwas schwächlich. Denn Härte und autokratische Allüren gehören in der deutschen Medizin zu den Traditionen, auf deren Pflege die größte Sorgfalt verwendet wird. Manches akademische Brimborium vom Talar bis zum Paukboden ist dem Zeitgeist gewichen. Über die Generationen gehalten hat sich der bestenfalls aufgeklärte Absolutismus vieler Lehrstuhlinhaber in der Medizin, die die Amtsgeschäfte auch heute noch nach Art barocker Feudalherren führen.

Schon Rudolf Virchow war bei seinen Mitarbeitern gefürchtet, die er mit Zynismus und Kälte strafte, wenn sie ihm auf seinen gedanklichen Wegen nicht schnell genug zu folgen vermochten. Seine Weigerung, große Entdeckungen oder auch nur einzelne Publikationen mit anderen zu teilen, gilt als einziger Flecken auf dem Bild dieses großen Mannes und souveränen Geistes. Bis auf den heutigen Tag verargt ihm beispielsweise die englische Wissenschaft, daß er die Arbeiten des Pathologen John Goodsir, der die Grundlagen für Virchows berühmt gewordene Zellularpathologie mitgelegt hat, konsequent ignorierte. »Wenn man von der deutschen Schule spricht«, schrieb Virchow, »dann meint man mich!«

Befaßt mit der eigenen Größe war auch Robert Koch, der im Verlauf seiner glanzvollen Karriere vom kleinen Kreisphysikus zur weltberühmten Koryphäe um so eitler wurde, je weiter es ihn hinauftrug. Selbst ausländische Wissenschaftler beklagten seine Arroganz und hochfahrende Art, wenn sie ihm ihre Forschungsergebnisse vortrugen. Wie wenig er seinen Mitarbeitern traute, war daran abzulesen, daß er wichtige Versuche allein in seinem Chefzimmer durchführte, wo er sich hinter einem Vorhang ein Privatlabor eingerichtet hatte. Alles, was die Assistenten von den Forschungen Kochs zu sehen bekamen, waren die toten Meerschweinchen, die der Institutsdiener in Mengen aus seinem Büro herausschleppte.

Mit seinem langjährigen und wichtigsten Mitarbeiter Emil von Behring stritt sich Koch jahrelang herum, bis man sich über Patentansprüche an dem von Koch und Mitarbeitern entwickelten Tuberkulin endgültig verkrachte. Als Behring 1901 den ersten Nobelpreis für Medizin erhielt, vier Jahre vor seinem Lehrer, soll Robert Koch einen Tobsuchtsanfall bekommen haben.

Sie alle aber waren Philanthropen im Vergleich zu jenem berühmten deutschen Chirurgen, mit dem die Arbeit für manchen seiner Untergebenen zur Hölle werden konnte: Ferdinand Sauerbruch. Über seinen Stil der Mitarbeiterführung wird noch heute an Chirurgenstammtischen zu vorgerückter Stunde ehrfürchtig geraunt. Im Operationssaal, so berichtet sein langjähriger Schüler Rudolf Nissen, der selbst ein berühmter Ordinarius werden sollte, verlor der Geheimrat regelmäßig die Contenance, sobald ein Eingriff unerwartet kompliziert zu werden drohte: Dann schrie, brüllte und tobte der Gefeierte und überzog seine Assistenten beim geringsten Fehler mit Serien obszönster Flüche und ungerechtfertigter Schuldzuweisungen. Mancher erlitt einen Nervenzusammenbruch, viele flohen zur Rettung ihres Seelenfriedens aus des Meisters Nähe. Legendär und oft kopiert worden ist die Sauerbruchsche Gewohnheit, mißliebigen Helfern Skalpelle oder sonstige Gerätschaften nachzuwerfen.

Noch heute kann fast jeder, der eine Universitätsklinik als Facharzt oder Professor verläßt, von Schrullen oder Eigenheiten seiner Lehrer berichten, die für den einen Anekdotencharakter haben, den anderen aber unglücklich machen und um seine berufliche Existenz bringen können. Denn noch immer gilt in den meisten Kliniken nicht nur strammste Hierarchie als unumgänglich; die ordinarielle Macht ist nach wie vor fast unbegrenzt. Egal ob Promotion oder Habilitation, die Anerkennung als Facharzt, die Publikation von Büchern oder die Teilnahme an Kongressen: Alle Wege zur Karriere führen durch das Zimmer des Direktors.

Zwar ist zur Einhaltung von Standards – dies sei nicht bestritten – ein Mindestmaß an Disziplin unentbehrlich; die korrigierende Autorität des Chefs mag auch manchen Eleven der Medizin vor fatalen diagnostischen oder therapeutischen Irrtümern bewahren. Immer deutlicher tritt aber auch zutage, wie sehr das hierarchische Prinzip die Kreativität beschneidet und die laufende Fortentwicklung des Systems an sich verändernde äußere Bedingungen erschwert. Das autoritäre Führungsmuster hat eine Perpetuierung immer gleicher Eigenschaften bei den Verantwortungsträgern zur Folge: Anpassung, Verzicht auf eigene Meinung, Mangel an Teamfähigkeit. Auf diese Weise wird die Art, wie in unserer Medizin die Eliten gebildet werden, zu einem veritablen Wettbewerbshindernis.

Vielleicht läßt sich so der merkwürdige Befund erklären, daß in den letzten vierzig Jahren kaum eine westliche Nation einen derart hohen Anteil des Bruttosozialprodukts für die Forschung ausgegeben und dafür so wenige Nobelpreise erhalten hat wie die Bundesrepublik Deutschland. Zwar scheint sich seit 1985, als Georges Köhler den Nobelpreis für seine Arbeiten zu den monoklonalen Antikörpern erhielt, die internationale Aufmerksamkeit für die deutsche Forschung erneut einzustellen und findet die begehrte Auszeichnung wieder häufiger den Weg nach Deutschland; dennoch bleibt der Gesamtertrag der letzten 45 Jahre dürftig.

Statt dessen hat sich im Laufe vieler Jahre an deutschen Universitäten allmählich ein ganz spezieller Wissenschaftlertypus herausgemendelt: der Forschungsbeamte, dessen eigentliche Alma mater das Beamtenheimstättenwerk ist. Viele im öffentlichen Dienst ergraute Akademische Räte kennen sich in der Theorie der mündelsicheren Spareinlagen besser aus als in der aktuellen Literatur ihres Faches. Zwar sind die Deutschen inzwischen unverzichtbarer Teil des hektischen Kongreßzirkus geworden, der sich mit immer größerer Geschwindigkeit um den Globus dreht. Zwischen Curaçao und Wladiwostok gibt es kaum einen medizinisch-wissenschaftlichen Kongreß, auf dem nicht mindestens ein deutscher Privatdozent im Lacoste-Hemd auftritt, um in bestem Teuto-Englisch den Vortrag noch einmal vorzulesen, den er vorgestern schon auf einem anderen, zweieinhalbtausend Kilometer entfernten »Meeting« vor denselben Leuten gehalten hat. Mangels echter Neuigkeiten werden so die immer selben Inhalte immer dünner gerührt, und mancher Vortrag eines deutschen Professors hat auf diese Weise mehr Aufführungen erlebt als Agatha Christies »Mausefalle« im Londoner Westend, manche Dia-Sammlung mehr Flugkilometer zurückgelegt als das Apollo-Raumschiff auf dem Weg zum Mond. Nur hat das meist mit Wissenschaft nicht viel zu tun. Mit dem Kilometerzähler läßt sich der Wert von Forschung nicht messen.

Die Leistung des deutschen Wissenschaftsbetriebs sei »nicht eigentlich schlecht«, beklagt der Zoologe Gerhard Neuweiler in der von der Deutschen Forschungsgemeinschaft herausgegebenen Denkschrift »Forschung in der Bundesrepublik Deutschland«. Es werde nur »zuviel reproduziert«. Bienenfleißig seien viele Wissenschaftler hierzulande, ehrgeizig und von hohem Ethos beseelt. Aller Aufwand aber diene hauptsächlich dazu, die Entdeckungen aus anderen Ländern, vornehmlich den USA, aufzuarbeiten und zu erhärten, um wenigstens durch das Nachmachen den Anschluß zu erhalten.

Woran das liegt, steht auch in der Denkschrift. In Deutschland werde hauptsächlich ein angepaßter Typ des Wissenschaftlers gefördert, der die Zuwendung von Forschungsmitteln durch Wohlverhalten zum begrenzten Risiko mache. Auf der Strecke bleibe der »Spinner« mit seinen zunächst abstrus erscheinenden Ideen, hinter denen sich aber viel häufiger die wirkliche Innovation verbirgt. Denn bahnbrechende Entdekkungen vollziehen sich nun einmal nicht im Mittelfeld, sondern durch Erschließung neuen Terrains an den Rändern der Forschung. Verlangt werden Pioniergeist, Selbstvertrauen, Mut und Beharrlichkeit, um jene »drei Stadien der wissenschaftlichen Erkenntnis« durchzustehen, die der Leipziger Chirurgie-Professor Karl Thiersch 1875 wie folgt umriß: »Im ersten Stadium lächeln alle freundlich und sagen: ›Das ist natürlich Unsinn!‹; im zweiten zuckt alles mit den Schultern, guckt verächtlich und sagt: ›Das ist doch der größte Humbug!‹; im dritten Stadium sagen alle: ›Ach ja, das ist doch ein alter Hut, das haben wir doch die ganze Zeit gewußt!‹«

So zeigt sich im deutschen Medizinbetrieb nur hundert Jahre nach seinen glänzendsten Erfolgen eine neue Grenze, eine Knappheit von der Art, der mit Geld allein nur schwer beizukommen ist: der Mangel an Ideen. Noch nie wurde in Deutschland soviel Forschung an den Kliniken getrieben, noch nie waren so viele Forscher tätig, noch nie wurde soviel publiziert. Der Ertrag fällt, gemessen am gigantischen Aufwand, an der glanzvollen Geschichte und den historischen Vorbildern, eher kärglich aus. Wie eine romantische Reminiszenz mutet heute das alljährlich in Lindau stattfindende Treffen der Nobelpreisträger an, das seinerzeit an den Bodensee verlegt wurde, weil dies in etwa der geometrische Mittelpunkt der Wirkungsstätten der Laureaten war. Würde man ihn heute neu vermessen, müßte dieser geometrische Mittelpunkt wohl irgendwo im Mittleren Westen der USA liegen, vielleicht in Cleveland/Ohio.

Mengenausweitung mit schlimmen Folgen

Wer nicht an der Klinik oder in der Forschung bleibt, macht in der eigenen Praxis die Erfahrung, wie sehr sich die ökonomischen Bedingungen durch das Anwachsen der Ärztezahl verschlechtert haben. Denn wenn auch die Gesamtausgaben für die ambulante Behandlung durch niedergelassene Ärzte nach dem Krieg noch in jedem Jahr gestiegen sind, so hat doch seit Anfang der achtziger Jahre der einzelne Doktor immer weniger davon. Zwar besteht für die alljährlich auf dem Deutschen Ärztetag weinerlich beschworenen Verarmungsszenarien nach wie vor kein Anlaß, und noch immer verdient der durchschnittliche Kassenarzt das 4,1-fache eines normalen Arbeitnehmers. Dennoch sind die goldenen Zeiten in der eigenen Praxis lange vorbei. Bei vielen Fachärzten sind die Praxisreinerträge in den letzten zehn Jahren real gesunken und werden weiter sinken, mancher Kinderarzt verdient bei abnehmender Geburtenrate als Selbständiger weniger als ein angestellter Klinikassistent. Dabei wird sich der nach unten zeigende Trend in Zukunft noch deutlich verstärken, sei es durch staatliche oder kassenrechtliche Reglementierung, sei es durch die noch stärker steigenden Arztzahlen.

Wer heute das Risiko der Praxisgründung eingehen will, sieht sich deshalb zuerst nach Partnern um: Immer mehr Ärzte versuchen per Gemeinschaftspraxis die Last auf mehr als zwei Schultern zu verteilen. Dann gibt es für den einzelnen zwar weniger zu verdienen, aber reduziert wird auch das Pleitenrisiko. Und das ist in den letzten fünf Jahren enorm gewachsen.

»Viele Ärzte sind«, so berichtet der Praxengründungsspezialist Karl-Heinz Karweger aus seinen Erfahrungen bei der Deutschen Apotheker- und Ärztebank, »betriebswirtschaftlich konkursreif.« Immer mehr niedergelassene Ärzte verlieren auf dem sich schneller drehenden Karussell gestiegener Personalkosten, höherer Investitionen in die Medizintechnik und kürzerer Abschreibungszeiten den Überblick. Dann braucht nur noch ein kleines unbedachtes Abenteuer dazuzukommen mit einem geplatzten Bauherrenmodell in Ludwigshafen oder einer in Ferienlaune erworbenen Finca auf Gran Canaria, die sich als schier unverkäuflich erweist – schon gerät das Zahlenwerk dem Doktor zum Fiasko.

In den grandiosen Zeiten der Spitzenverdienste und der Renditen weit oberhalb von 50 Prozent galt kaufmännisches Rechnen bei Ärzten bestenfalls als Sekundärtugend, bestand zur penibIen Kontrolle betriebswirtschaftlicher Kenndaten wenig Anlaß. Wo Umsätze und Renditen fast von allein ständig stiegen, war beim Umgang mit den Finanzen fröhlicher Dilettantismus angesagt. Es war die hohe Zeit der vermeintlich hilfreichen Profiteure, die von den üppigen Bankkonten der Mediziner angelockt wurden wie die Motten vom Licht. Ob mit Abschreibungsprojekten, Steuersparmodellen oder Bauherrenmodellen, ob mit Warenterminkontrakten oder Zertifikaten à la IOS – schier unbegrenzt war das Repertoire der Maschen, mit denen sich clevere Makler oder ganz gewöhnliche kleine Gauner in den Kapitalkreislauf des medizinisch-industriellen Komplexes einklinkten und den Mehrwert auf ihre spezielle Art und Weise abschöpften.

Das Ergebnis: kaum eine Investment-Pleite, kaum ein zusammengebrochenes Bauherrenmodell, bei dem auf der Gläubigerliste nicht die Ärzte ganz oben standen.

An den Folgen haben viele niedergelassene Ärzte noch heute schwer zu tragen. Mancher bei seinen Patienten als Muster an Seriosität geltende Praktiker geriet hart an den Rand des Zusammenbruchs und schiebt heute einen Schuldenberg in siebenstelliger Höhe vor sich her. Die Aufnahme in die im Wirtschaftsteil der Tageszeitungen abgedruckte Liste der »Konkurse und Vergleiche« blieb manchen nur deshalb erspart, weil, wie es Karl-Heinz Karweger ausdrückt, »die Bank nur dadurch wenigstens einen Teil ihrer Kredite wiedersieht, daß sie den Zahnarzt weiter bohren läßt«.

Deshalb sind heute die Banken, wenn es um die Neugründung einer Internisten- oder gar Radiologenpraxis geht, viel vorsichtiger geworden. Bei der von Medizinern als ihre Hausbank angesehenen »Deutschen Apotheker- und Ärztebank«, die sich das angesichts der traditionell wertkonservativen Haltung ihrer Klientel fast satirische Kürzel »APO« leistet, stehen heute am Anfang jeder Kreditentscheidung viele Fragen nach dem Standort, der »Versorgungsdichte« mit Konkurrenten aus demselben Fach, der zu erwartenden Bevölkerungsentwicklung im Stadtteil und so weiter. Nur noch wehmütig erinnern sich Ärzte an die Zeiten, als ihnen bei allen Bankhäusern die roten Teppiche ausgerollt wurden. Heute wird die Eröffnung eines Dachdeckerbetriebes schneller finanziert als die Gründung einer ärztlichen Praxis.

Es sind die Eigentümlichkeiten des Abrechnungsmodus in der ambulanten Behandlung, der heute scheinbar nur noch Nachteile bringt. Die Ärzte müssen wie Hamster in der Laufrolle gegen unweigerlich sinkende Einkommen ankämpfen, und die Ausweichstrategien, die sie zur Vermeidung dieser Rückgänge anwenden, treiben die Kosten des Gesamtsystems immer weiter in die Höhe.

Denn als sich Mitte der achtziger Jahre abzuzeichnen begann, wie wenig die Kostendämpfungsprogramme der Sozialminister Ehrenberg und später Blüm tatsächlich gebracht hatten, konnten die Kassenärzte für eine staatstragende Sparaktion gewonnen werden. Fortan sollte das Gesamtvolumen ihrer Honorare nur noch im gleichen Maße steigen wie die Grundlohnsumme. Der von allen Zwangsmitgliedern der Kassenärztlichen Vereinigungen seitdem so ausdauernd verfluchte »Honorardeckel« war geschaffen. Wenn die Zahl der

Kassenärzte oder der von ihnen abgerechneten Leistungen nun schneller wuchs als der Honorartopf, wurden für alle die Honorare gekürzt. Damit war jeder Kassenarzt quer über alle Fächer oder Ortsgrenzen hinweg zum Konkurrenten seines Kollegen geworden. Die Regelung säte Zwietracht unter Ärzten ebenso wie zwischen ihnen und ihrer vormals durch Einigkeit so starken Finanzlobby, der Kassenärztlichen Vereinigung.

Wer dem »Punktwertverfall« entgehen wollte, konnte Einkommensrückgänge nur durch Flucht in die Menge der erbrachten Leistungen ausgleichen, wodurch wiederum die Einzelvergütung dieser Leistungen abnahm, das Gesamtvolumen an abgerechneten Leistungen aber immer weiter stieg. Eine Spirale der Mengenausweitung war in Gang gesetzt, die insbesondere die medizintechnischen Apparate auf Hochtouren laufen ließ, ohne daß Patienten oder Ärzte irgendeinen rechten Nutzen davon hatten. Der Honorardeckel wurde so zum Musterfall eines interventionistischen Eingriffs in einen ohnehin überregulierten Markt, mit dem in der Summe genau das Gegenteil des beabsichtigten Effekts erzielt wurde.

Seitdem wird nachgedacht über ein geändertes Abrechnungsprinzip, das Schluß macht mit dem volkswirtschaftlich unsinnigen Prinzip der Einzelleistungsvergütung. Sie macht aus jeder kleinsten Handreichung des Doktors einen separaten Geschäftsvorfall und steht in dringendem Verdacht, die Flucht in die Apparatetechnik oder in sonstwie delegierbare Leistungen zu fördern, der Überdiagnostik Vorschub zu leisten und den Patienten in Verständnisschwierigkeiten zu stürzen. Diskutiert werden beispielsweise Kopf- oder Fallpauschalen, die dem Doktor Prämien zahlen entweder pro Patient oder pro diagnostizierte Krankheit.

Beide haben Nachteile: Bei der Kopfpauschale wird ein Nachlassen des Engagements des Arztes befürchtet, der sein Geld auch dann bekommt, wenn er nichts tut und damit möglicherweise ernste Befunde unbeachtet läßt. Bei der Honorierung über Fallpauschalen schließlich machen selbst banalste Krankheiten auf dem Rechnungsblock unverhofft Karriere. Aus einem harmlosen Schnupfen wird plötzlich die »akute entzündliche Affektion der oberen Atemwege mit eitriger Sinusitis«, jegliche Hautabschürfung erscheint plötzlich als »kompliziert«.

Schon heute läßt sich an banalen Befunden ablesen, wie sehr sich europaweit die Abrechnungsmethode auf Art und Qualität der Behandlung auswirkt. Ein und die gleiche Schnittwunde wird in Spanien mit einer Klammer versorgt, in Österreich mit fünf Stichen genäht und in Belgien mit 14 Fäden zu einer Art chirurgischer Knüpfkunstminiatur. Des Rätsels Lösung: In Spanien wird nur die Notfallbehandlung bezahlt, in Österreich die »chirurgische Nahtversorgung einer Wunde«, und in Belgien kann jeder Stich einzeln abgerechnet werden.

Wenn auch keine der pauschalen Abrechnungsmethoden für sich in Anspruch nehmen kann, in allen Eigenheiten gleich vorteilhaft zu sein, so wirkt doch immerhin das in England gebräuchliche System der Kopfpauschale insofern sympathisch, als die Ärzte im Gegensatz zu ihren deutschen Kollegen die tiefste Befriedigung darin empfinden, ihre Patienten in Ruhe zu lassen. Wer in Deutschland seinem Hausarzt das unspezifische Symptom »Kopfschmerzen« präsentiert, darf sich auf eine Rundreise gefaßt machen, die ihn vom Radiologen zum Hals-Nasen-Ohren-Arzt, von da zum Augenarzt, anschließend zum Orthopäden und über den Internisten wieder zum Ausgangspunkt zurückführt. Diese Art der »Ringüberweisung«, von vielen praktischen und Fachärzten perfektioniert, zählt zu den besonders potenten Schubkräften der Kostenausweitung für den ambulanten Sektor.

In England wird der Neurologe nicht zuerst den Patienten, sondern die Frage untersuchen, ob die Überweisung überhaupt notwendig war und für seine Tätigkeit echter Anlaß besteht. Dadurch kommt die große Diagnostikmühle viel schwerer in Gang und viel früher wieder zum Stillstand als hierzulande. Die Ergebnisse scheinen, sieht man sich die äußeren Kennziffern an, nicht schlechter zu sein als bei uns: Die Lebenserwartung des englischen Normalbürgers ist der des deutschen mindestens gleich.

Daß die Einkommens- und Arbeitsbedingungen in der eigenen Praxis den früheren Glanz verloren haben, läßt immer mehr Ärzte zaudern, den Schritt in die Selbständigkeit zu tun. Viel stärker als die Zahl der neuen Niederlassungen ist in den letzten Jahren die Zahl der Krankenhausärzte gestiegen. Sie nahm um das Zweieinhalbfache, die der Niedergelassenen nur um das Anderthalbfache zu. In den Hospitälern und Kliniken, die früher nur Durchlauferhitzer für in die Praxis strebende Ärzte waren, sind die verfügbaren Stellen knapp geworden. Und wer eine Stelle hat, zieht die Verbeamtung der Niederlassung vor. Unkündbarkeit, geregeltes Einkommen und garantierter Urlaub lassen so manchen ruhiger schlafen.

Die Perspektiven haben sich vor allem dadurch verdüstert, daß sich ausgerechnet der Arbeitsmarkt für Mediziner verhält wie ein wirklicher Markt und dem Gesetz von Angebot und Nachfrage folgt. Zuerst haben der Glanz des Sozialprestiges und die imposanten Verdienstmöglichkeiten die besten Abiturienten jedes Jahrgangs angezogen. Nun sitzen so viele im Boot, daß gerade der Effekt dieser Anziehungskraft die vormals so verheißungsvollen Perspektiven zunehmend verdirbt: Den Medizinern wird ihresgleichen zum größten Hindernis.

Ausgerechnet in dieser Situation drängeln sich auch noch unerwünschte Kostgänger an die vormals für die Ärzte reservierten Kassentröge. Psychologen und Psychotherapeuten, Heilpraktiker und Assistenzberufe wollen angeschlossen werden an den lukrativsten Teilmarkt der Republik und machen Druck auf den Gesetzgeber, zur kassenärztlichen Versorgung zugelassen zu werden. Besonders die nichtärztlichen Seelenhelfer haben sich zum Sturm auf das Fort Knox der Gesetzlichen Krankenversicherung formiert. Bislang durften die Psychologen und Psychotherapeuten nur dann auf Kassenkosten tätig werden, wenn sie von einem Arzt beauftragt wurden.

Dieses »Delegationsprinzip« erwies sich bislang immer als Barriere beim Run auf die Pfründe der Gesetzlichen Krankenversicherung und hat dazu geführt, daß aus dem Kassenkampf mittlerweile ein Klassenkampf geworden ist: Die Hälfte der 5500 niedergelassenen Psychologen, im Berufsverband Deutscher Psychologen (BDP) organisiert, verweigert die hierarchisch strukturierte Zusammenarbeit mit den Medizinern. Diese verteidigen die ärztliche Closed-shop-Politik mit dem Hinweis auf das wuchernde und undurchsichtige Gestrüpp des Psychomarktes, auf dem bislang nur der nach einem akademischen Studium erworbene Titel eines »Diplom-Psychologen« Rechtsschutz genießt. »Psychologe« oder »Psychotherapeut« darf sich dagegen jeder nennen, das Berufsbild ist nicht geschützt. In der Gesetzeslücke haben sich reichlich Scharlatane eingenistet, die mit dubiosen Behandlungen durch Sex-Tantra, Feuerlaufen oder dem als »Channeling« bezeichneten Kontakt mit Außerirdischen den von Seelenpein Geplagten Linderung versprechen, dabei aber vornehmlich die Entlastung ihres eigenes Bankkontos im Blick haben.

Fünf bis sechs Prozent der Bevölkerung, in Großstädten gar acht von Hundert, seien psychotherapiebedürftig, beschreibt ein vom Bundesgesundheitsministerium in Auftrag gegebenes und 1991 vorgelegtes »Forschungsgutachten zu Fragen eines Psychotherapeutengesetzes« den aktuellen Bedarf. Dies wären beim gegenwärtigen Bevölkerungsstand mehr als fünf Millionen Bundesbürger, wobei eine wirksame Behandlung mit selten weniger als 100 Therapiestunden veranschlagt wird. Das Gutachten beziffert den Aufwand für die Kassenzulassung der rund 7000 Therapeuten, die den Antrag stellen würden, auf 1,5 Milliarden Mark zusätzlich pro Jahr. Die Krankenkassen halten diese Rechnung für Augenwischerei: In ihren Prognosen käme die Psychotherapie auf Krankenschein die Versichertengemeinschaft mit 26 Milliarden Mark pro Jahr zusätzlich teuer zu stehen.

Und die Psychologen sind nicht die einzigen, die das ärztliche Behandlungsmonopol angreifen. Auch Rechnungen für die hilfreichen Bemühungen von Heilpraktikern werden von den Krankenkassen zunehmend häufiger anerkannt, wenn es auch eine einheitliche Linie bislang nicht gibt.

Schließlich bekommen Mediziner immer mehr auch die Folgen der Automatisierung der Medizin zu spüren: Viele Handreichungen verlieren den privilegierten Status der ärztlichen Leistung. Bei Laborleistungen ist der Streit darüber entbrannt, inwieweit Analysen, die ausschließlich von Automaten erbracht werden, nicht auch von medizinischem Hilfspersonal durchgeführt und quittiert werden können. Computerprogramme zur Auswertung von EKGs oder für die Bildanalyse von Röntgen- oder Ultraschalluntersuchungen befinden sich allerorten in fieberhafter Weiterentwicklung und dürften manche Routine-Befundung zu einer maschinell reproduzierbaren Technikleistung abqualifizieren.

HNO-Ärzte konkurrieren mit Hörgeräteakustikern, Augenärzte zittern vor der ab 1993 auch in Deutschland nicht mehr aufzuhaltenden Einführung des dann EG-weit zugelassenen Berufsbildes des Optometristen, einer Art Super-Optiker. Er verknüpft in für deutsche Verhältnisse bislang unbekannter Weise den akademischen Status mit den Vorteilen der Handwerkszunft. Einerseits hat er genau wie der Arzt studiert, andererseits darf er aber im Gegensatz zum Freiberufler Werbung treiben wie jeder andere Kaufmann auch. Da vier Fünftel der Tätigkeit eines niedergelassenen Augenarztes auf das Bestimmen von Brillengläsern oder Kontaktlinsen entfällt, könnte den Ophthalmologen eine Entwicklung wie in England bevorstehen: Dort gibt es nur noch rund 500 Augenärzte, die hauptsächlich operativ tätig sind. Das restliche Geschäft wird nahezu ausschließlich von Optikern und Optometristen besorgt.

Angestellt in die Schlange der Interessenten für einen Anschluß an den großen Kapitalkreislauf haben sich auch all die vielen Helfer aus dem Sektor, der bei Politikern und Krankenkassen Jahr für Jahr an Attraktivität gewinnt: der Prävention.

Unter dem Stichwort »Prävention« bahnt sich nicht nur eine einschneidende Änderung des gesellschaftlichen Verständnisses von den Aufgaben der Medizin an, die in ihrer Auswirkung einem Paradigmenwechsel gleichkommt. Gleichzeitig wird auch von Gesundheitsökonomen eines der größten Trojanischen Pferde aufgezäumt, das jemals in den Gesundheitsmarkt geschoben worden ist. Denn die konsequente Prävention, so argumentieren ihre Befürworter, sei der Schlüssel zur Lösung der Kostenprobleme unseres Gesundheitswesens.

Schon jetzt firmiert die größte unter den Trägern der Gesetzlichen Krankenversicherung, die AOK, nicht mehr als Kranken-, sondern als »Gesundheitskasse«. Dahinter steckt mehr als nur ein werbewirksamer Euphemismus von der Art, wie in den siebziger Jahren Müllkippen zu »Entsorgungsparks« und Altersheime zu »Seniorenresidenzen« hochgestapelt wurden.

Es geht vielmehr um ein großangelegtes Marketingmanöver, mit dem die Zuständigkeit des Gesundheitswesens ausgeweitet werden soll von jenen 20 Prozent der Bevölkerung mit tatsächlicher Krankheit auf die große Mehrheit derjenigen, die bislang in der Überzeugung gelebt haben, gesund zu sein. Glaubt man dem Konstanzer Medizinsoziologen Horst Baier, gibt es in der Prävention, reduziert man sie auf den argumentativen harten Kern, keine Menschen, die gesund, sondern nur solche, die *noch* nicht krank sind. Daraus rekrutiert die Präventivbewegung eine Art industrieller Reservearmee und verwandelt die bislang nur partiell betreute Bevölkerung in eine Gemeinschaft von Patienten im Wartestand. Unter dem Banner einer präventiven Medizin wird, so fürchtet Baier, zum »Marsch in den Gesundheitsstaat« geblasen, in dem jeder an die Kandare einer fürsorglichen Betreuung genommen wird.

Die Kostenentwicklung läuft dabei genau andersherum als von den Befürwortern propagiert. Denn präventive Maßnahmen ersetzen ja nicht unser gegenwärtiges System der Hochleistungsmedizin, sondern eröffnen vielmehr einen kostenträchtigen Nebenmarkt, in dem riesige Präventionskampagnen in ihrem Werbeaufwand mit den Markenartikeln der Konsumgüterindustrie konkurrieren. Selbst dann, wenn die Prävention alle ihre Ziele erreicht und Leben verlängert, fällt sie der Fortschrittsfalle der Medizin anheim: Die Gesundheitsaufwendungen steigen, je älter die Leute werden, denn die Prävention verhindert keine Krankheiten, sondern tauscht sie nur aus. Sterben und Tod werden auch von maximaler Prävention nicht ausgeschaltet, sondern allenfalls hinausgezögert.

Und selbst das wird von Kritikern ebenso bestritten wie der Spareffekt der Prävention, von dem es im Sachverständigengutachten 1988 nüchtern heißt, er ließe »sich in der Literatur nicht belegen«. Man weiß zwar, daß 25 Prozent der Fälle des sogenannten terminalen Nierenversagens durch jahrzehntelangen Schmerzmittelmißbrauch bedingt sind und damit vermeidbar wären; durch die Halbierung des Raucheranteils in der Bevölkerung könnten ungefähr 15 Prozent der Krebserkrankungen, durch eine weniger fettreiche, faserreiche Kost mindestens weitere fünf Prozent vermieden werden. 15 Prozent der fortgeschrittenen Krebserkrankungen ließen sich über konsequent genutzte Früherkennung oder Frühtherapie vermeiden.

Auf der anderen Seite machen aber allen Bemühungen zum Trotz nur etwa ein Drittel der Frauen und ein Sechstel der Männer von der gesetzlichen Krebsfrüherkennungsuntersuchung Gebrauch. Zwischen 1972 und 1977 stieg die Nutzung dieser Möglichkeit, ging jedoch bis 1981 wieder auf 31 Prozent bei Frauen und sogar auf nur 17 Prozent bei Männern zurück. Lediglich bei den Früherkennungsuntersuchungen für Kinder und Säuglinge stieg die Nutzungshäufigkeit zwischen 1972 und 1984 von 53 auf 89 Prozent. Aber trotz aller Propaganda schafft bestenfalls jeder siebte Raucher die endgültige Trennung vom Tabak; und bei der Alkoholkrankheit sieht die Bilanz nicht besser aus. Zumal die präventiven Aufwendungen manchmal auch deshalb wirkungslos verpuffen, weil eine entsprechend potente Lobby am längeren Hebel sitzt und milliardenschwere Gegenkräfte mobilisiert.

Im europaweit und mit viel Werbespektakel der Krebsbekämpfung gewidmeten Jahr 1987 wurden in der Bundesrepublik nicht nur 537 Milliarden Mark für Tabakwerbung ausgegeben, sondern der Tabakanbau sogar von der EG mit 1,9 Milliarden Mark an Staatssubventionen gefördert. Der Allgemeinarzt Matthias Jung kommt in seinem Buch »Kranke Medizin« zu einer bitteren Bilanz: Im Bereich der EG wird die Zahl der Krebsopfer durch Tabakmißbrauch auf 220000 pro Jahr geschätzt, während die Zahl der durch die Subventionen erhaltenen Arbeitsplätze im Tabakanbau bei 230000 liege. Jung: »Eine schöne Rechnung: Arbeit für 230000 Tabaklandwirte gegen 220000 Tabakkrebstote!«

Einig ist sich eine große Koalition der Interessenten allerdings im Widerstand gegen die einzige Prävention mit Wirksamkeitsnachweis und vielfältig belegtem positivem Kosten-Nutzen-Effekt: der Kariesprophylaxe. Hier besteht in der Bundesrepublik Deutschland im Vergleich zu den europäischen Nachbarländern nach Ansicht des Sachverständigengutachtens von 1987 »ein Rückstand von zwei Jahrzehnten«. Obwohl die Zahngesundheit der Bundesbürger als eine der eklatantesten Schwachstellen unseres Systems gilt und von keiner Seite bestritten wird, daß die Misere bereits im Fehlen der frühkindlichen Prophylaxe ihren Ursprung findet, ist an Vorbeugung hierzulande niemand interessiert. Die Kassen leisten aus formalrechtlichen Bedenken begründeten Widerstand, da für sie kein diesbezüglicher Auftrag bestehe. Die Zahnärzte, im Studium von Theorie und Praxis prophylaktischer Zahnheilkunde bis auf wenige Ausnahmen verschont, haben mit der unlukrativen Schadensvermeidung wenig im Sinn. Nicht das Verhindern von Zahnschäden lohnt sich für den Zahnarzt, sondern nur die kurativ-prothetische Behandlung. Dunkel orakelt das Sachverständigengutachten 1987 von »bestimmten Widerständen und Haltungen der Zahnärzteschaft in der Bundesrepublik«, die der Prophylaxe bislang kaum überwindlich gegenüberstünden.

Ihnen wird so bald kaum abzuhelfen sein, weil selbst Kindergärten, denen gruppenprophylaktische Übungen angeboten werden, die Durchführung aus »Desinteresse oder mangelhafter bzw. fehlerhafter Information« verweigern.

Und wenn es um so einfache Maßnahmen wie die Tabletten-Fluorid-Prophylaxe geht, kommen schnell emotional geführte Gegenkampagnen in Gang. Zwar gehört Fluor zu den chemischen Elementen, die im Hinblick auf die menschliche Gesundheit am besten untersucht worden sind. Mehr als 30 000 Publikationen belegen die Unschädlichkeit und den speziellen Nutzen bei der Vorbeugung gegen Karies und Parodontose. Nicht obwohl, sondern weil diese einfache und unschädliche Vorsorge die bisherigen Aufwendungen für die Zahnmedizin im Kindesalter um bis zur Hälfte herabsetzen würde, sind den Verfechtern dieser Prophylaxe größere Erfolge bislang versagt geblieben. Schon 1985 betrugen die Aufwendungen für die konservierende und chirurgische Behandlung bei Kindern unter 15 Jahren etwa 415 Millionen Mark, die Ausgaben der Gesetzlichen Krankenversicherung für kieferorthopädische Behandlung rund 1,4 Milliarden Mark.

Für die Ärzte schließlich bringt die Prävention, sollte ihre Anziehungskraft weiter wachsen, eine Auseinandersetzung mit ihrem wichtigsten Dogma: der interventionistischen Medizin. Das zur Zeit der klassischen Naturwissenschaften entstandene Lehrgebäude der Schulmedizin wird noch immer von dem Bemühen geprägt, mechanistische Erklärungsmodelle für das Entstehen von Krankheiten und daraus abgeleitet entsprechende Therapievorschläge zu entwickeln.

»Das Ziel der Naturwissenschaften ist es«, so schreiben die Sachverständigen im Jahresgutachten 1988, »mit möglichst objektiven Daten zu möglichst allgemeingültigen Regeln und zur Formulierung von Naturgesetzen zu kommen. Diese Ziele sind von der Medizin als Ideal übernommen worden und bestimmen wesentlich die Art der entwickelten diagnostischen und therapeutischen Techniken. Es ist entsprechend der vorrangig klinischen Manifestation von Krankheiten vorwiegend kurativ ausgerichtet, stellt die somatischen Veränderungen in den Vordergrund und strebt als Urteilsbasis möglichst objektive Daten an.«

Unter dieser Prämisse suchen Ärzte nach körperlichen Ursachen, beheben Defekte, korrigieren Fehler. Stets will die kurative Medizin einen Zustand verbessern, selten eine Verschlimmerung verhindern. Der präventive Gedanke, die Vermeidung von möglicherweise weit in der Zukunft liegenden Erkrankungen, gehört kaum zum Repertoire einer Medizin, die den Patienten als Summe seiner Vitaldaten und nicht als ganzheitlich zu begreifende Persönlichkeit sieht.

Zumal die Präventivmedizin auch den Abschied von der individuellen Betrachungsweise bringt, die bislang jedem Arzt heilig ist. Nicht der einzelne Patient ist direkter Zielort präventiver Strategien, sondern die Gemeinschaft als Ganzes, deren gesundheitliches Verhalten über geeignete Maßnahmen zu beeinflussen und zu verändern ist. Aus dem Einzelfall wird »Public Health«, die Wissenschaft von der Volksgesundheit. Die Instrumente der Prävention sind deshalb nicht die Diagnostik und Therapie des einzelnen, sondern die Volksaufklärung und die statistische Verhaltenskontrolle. Nicht nur Baier weist deshalb auf die totalitären Elemente einer ernstgenommenen Prävention hin. Sie lassen sich ausgerechnet in Amerika schon anschaulich besichtigen. In manchen Staaten erhält eine schwangere Frau im Restaurant statt des bestellten Aperitifs vom Oberkellner eine Belehrung über die Gefahren der Alkoholembryopathie. Einzelne Unternehmen zwingen ihre Angestellten per Kündigungsdrohung zum Verzicht auf verletzungsträchtige Sportarten. In New York soll das Rauchen in öffentlichen Gebäuden zum Straftatbestand erhoben werden. So lugt hinter der Fassade einer scheinbar zutiefst menschenfreundlichen neuen Ausrichtung der Aufgabenstellung unseres Gesundheitswesens immer auch George Orwell hervor.

Die Mediziner sehen das und können doch nichts dagegen ausrichten. Denn auf gesellschaftliche oder politische Entscheidungen haben sie wenig Einfluß.

Die machtlosen Entscheider

In der Politik sind Ärzte im Verhältnis zu ihrer wirtschaftlichen und gesellschaftlichen Bedeutung in krasser Weise unterrepräsentiert. In kaum einer Gruppe klafft ein derartiges Mißverhältnis zwischen politischer Bedeutung und politischem Einfluß. Mit der geringen Hebelwirkung auf die Gesetzgebung rächt sich ein entscheidendes Versäumnis: In den Zeiten, in denen das große Geld in den Praxen verdient wurde, waren sich die Jünger des Hippokrates für die Vertretung ihrer Interessen in den politischen Gremien zu fein. Denjenigen, die es besser wußten, saß noch der Schock des Dritten Reiches in den Knochen.

Bis heute wird von den Kollegen mit Argwohn beobachtet, wer öffentliche Mandate anstrebt, gilt als G'schaftlhuber, wer den weißen Kittel zeitweise mit der politischen Jacke vertauscht. Wenn auf Ärztetagen dennoch politische Meinungen artikuliert werden, zumeist von seiten der von dem Berliner Ärztekammerpräsidenten Ellis Huber angeführten jüngeren Generation, macht schnell das böse Wort von den »Systemveränderern« die Runde. Es ist in einer Zunft, in der grandioser Fortschrittsglaube in die Segnungen der Technik mit ängstlichem Wertkonservativismus einhergeht, fast das schlimmste aller Schimpfwörter.

Es kommt deshalb nicht von ungefähr, daß es in manchen Legislaturperioden im Deutschen Bundestag unter 652 Abgeordneten nicht einen einzigen Arzt gab. Auch in den Landesparlamenten, Kreistagen und Stadträten überlassen die Mediziner das vermeintlich minderwertige legislative Geschäft

Rechtsanwälten, Richtern und Beamten, vor allem aber Lehrern, die das vielfältige politische Instrumentarium offenbar sehr viel besser zu nutzen verstehen und zudem wirtschaftlich abgesichert sind. Politik ist, wie der »FAZ«-Herausgeber Friedrich-Karl Fromme kritisch anmerkt, zu einem Geschäft der »Abkömmlichen« geworden. Die Jünger des Hippokrates hingegen waren – zumindest in den entscheidenden Jahren – in Praxen und Kliniken unabkömmlich.

Bestraft wurden die Ärzte für ihre politische Abstinenz freilich nicht nur mit reduziertem Einfluß nach außen, sondern auch nach innen mit einer Standesvertretung, die manchmal unfähig und im schlimmsten Falle unsäglich war. Ärztliche Standespolitik verkam häufig zum Forum für Funktionärshonoratioren, die sich gern medienwirksam produzierten, zur Werbung für die Anliegen der Ärzteschaft aber denkbar schlecht geeignet waren. Besonders Inhaber kleiner, entlegener und vom Patientenaufkommen nicht übermäßig beanspruchter Praxen vermochten dem Drang ins Licht irgendeines Kontroll-, Prüf- oder Repräsentationsgremiums in der Ärztekammer oder Kassenärztlichen Vereinigung oft kaum zu widerstehen. Das größere Übel waren aber Multifunktionäre wie Prof. Dr. med. Dr. h. c. Joachim Sewering, der mehr als drei Jahrzehnte der unter ihm stöhnenden und ächzenden bayerischen Ärztekammer vorstand und in dieser Zeit zur Symbolfigur einer konservativen, reformunfähigen und auf die Bewahrung von Pfründen eingeschworenen Medizinergeneration wurde.

Auch mit ihren Organisationen sind die Ärzte nicht immer gut bedient. Schon mit der unter dem staatstragenden Titel »Bundesärztekammer« fungierenden obersten Repräsentanz hat es so seine eigene Bewandtnis. Es handelt sich hier nämlich mitnichten um eine Körperschaft des öffentlichen Rechts, sondern lediglich um einen nicht eingetragenen Verein, gegründet 1948 als »Arbeitsgemeinschaft der Westdeutschen Ärztekammern«. Kompetenzen hat die Bundesärztekammer keine. Zwar nennt die Satzung den »Erfahrungsaustausch zwischen den Ärztekammern« und die »Unterrichtung über alle wichtigen Vorgänge auf dem Gebiet des Gesundheitswesens« sowie die »Pflege des Zusammengehörigkeitsgefühls«.

Dies wird aber vornehmlich unter den Funktionären gepflegt, die in der Kölner Zentrale, wie die Zeitschrift »Ärztliche Praxis« befand, »barocke Pracht« entfalten. Der Hauptgeschäftsführer wird wie ein Staatssekretär honoriert (etwa 17000 Mark monatlich); auch seine Stellvertreter erfreuen sich opulenter Bezüge. Dezernenten und Geschäftsführende Ärzte können sich mit Leitenden Ministerialräten messen. Dem 17köpfigen Vorstand arbeiten nicht weniger als 50 Ausschüsse, ständige Konferenzen und Beiräte zu, ergänzt von Akademien und Senaten für die verschiedensten Fachrichtungen.

Am schlechtesten kommt fast der »Präsident« genannte oberste Repräsentant der Kammer weg, der sich mit einer Aufwandsentschädigung von rund 7000 Mark begnügen muß. Das Amt versieht derzeit der Bremer Chirurg Karsten Vilmar, dessen persönliche Popularität den Ärger mancher Ärzte darüber mildert, daß sie Jahr für Jahr etwa 70 Mark allein für den Kölner Wasserkopf bezahlen.

Die, wie die »Wirtschaftswoche« befindet, »fragwürdige demokratische Legitimation« hindert den Funktionärsclub nicht, seine alljährlich unter der Bezeichnung »Deutscher Ärztetag« stattfindende Mitgliederversammlung großspurig als »Parlament der Ärzte« auszugeben. Dabei hat der Kongreß mit einem Parlament nichts zu tun, denn eine Urwahl gibt es nicht, die Delegierten werden von Funktionären bestimmt. Über den Kongreß selbst schrieb Walter Plassmann in der »Wirtschaftswoche«: »Ärztetage gehören zu den seltsamsten Veranstaltungen der Ärzteschaft. Ihre Beratungen haben keinerlei Verbindlichkeit für den einzelnen Arzt, dauern aber nicht weniger als fünf Tage und kosten über 100000 Mark.«

Da demokratische Prozeduren nicht vorgesehen sind, können auch Störenfriede leichter herausgehalten werden: Linke Medizinervereinigungen, die mittlerweile ein Viertel der deutschen Ärzte repräsentieren und in Berlin mit Ellis Huber sogar schon einen regionalen Ärztekammerpräsidenten stellen, haben es ebenso schwer wie die »Internationalen Ärzte für die Verhütung eines Atomkrieges«, die bei ihrem Antrag auf Zulassung zum 91. Deutschen Ärztetag 1988 abgewiesen wurden, obwohl sie kurz zuvor den Friedensnobelpreis erhalten hatten. Dabei müßten die Mediziner den Alternativen eigentlich dankbar sein: Keine andere Partei hat bislang so viele Ärzte in die Parlamente befördert wie die Grünen.

Aber das war den Honoratioren auch wieder nicht recht. Das alte Denken hält sich nämlich außerordentlich hartnäkkig. Noch heute verblüfft das »Deutsche Ärzteblatt«, das von allen Ärzten im Zwangsabonnement bezogene Sprachrohr der Bundesärztekammer, gelegentlich mit Leserbriefen, an denen von der Entnazifizierung bis zur Emanzipation der Frau nahezu alle relevanten gesellschaftlichen Entwicklungen der letzten fünf Jahrzehnte spurlos vorübergegangen zu sein scheinen.

Besonders in der mit arger Verzögerung verlaufenen Auseinandersetzung um die Rolle der Medizin im Dritten Reich bot die durch häufig überalterte Funktionäre repräsentierte Ärzteschaft Angriffsflächen, die für die Medien ein gefundenes Fressen waren. Die Schlagzeile auf Kosten der Ärzte war viele Jahre billig zu haben. Zu einer peinlichen Fehlleistung gedieh beispielsweise die Art, wie sich die Bundesärztekammer gegen eine Umbenennung der Straße sträubte, in der sie im Kölner Stadtteil Lindenthal ihren Sitz hat: Erst auf erheblichen Druck der Kommune konnte die nach dem nationalsozialistisch belasteten Arzt und früheren Ärztekammer-Geschäftsführer Karl Haedenkamp benannte Straße zur Herbert-Lewin-Straße umbenannt werden – nach einem der wenigen jüdischen Ärzte, die das Dritte Reich überlebt hatten und wieder in ihre Funktion zurückgekehrt waren.

Wird das Spitzenorgan der deutschen Ärzteschaft den Ansprüchen an eine demokratisch legitimierte und in engem Einklang mit der Basis agierende Interessenvertretung schon kaum gerecht, wird es eine Etage darunter bei den auf die Vertretung von Teilgruppen spezialisierten Verbänden noch schlimmer. Besonders der Hartmannbund, der sich selbst zum »Kampfverband« hochstilisiert, ist immer wieder schrill in Erscheinung getreten.

Als die Kassenärztliche Bundesvereinigung Kooperationsbereitschaft mit den Sparprogrammen von Minister Blüm signalisierte, inszenierten die an der Godesberger Allee in Bonn residierenden Verbandsstrategen mit resolut jenseits der Geschmacksgrenze angesiedelten Aktionen den Widerstand in den Arztzimmern der Mitglieder. Durch Einbeziehung der Patienten sollte Druck auf die christdemokratisch geführte Bundesregierung ausgeübt werden, die zur allseitigen Überraschung die Kostendämpfungspolitik ihrer sozialliberalen Vorgänger nahtlos weitergeführt hatte. Durch die von Blüm »unverschämt und skandalös« genannten Aktionen wurde das Verhältnis zwischen Bundesregierung und Ärzten stärker belastet, als den meisten Medizinern recht sein konnte.

Zumal sich der Verband immer wieder in Fallstricken verhedderte, die er sich durch dubiose Geschäfte mit und an seinen Mitgliedern selbst gelegt hatte. So gab das Verbandsblatt »Der Deutsche Arzt« (DDA) regelmäßig Investitionsempfehlungen für zahlreiche »gründlich geprüfte Objekte«, die angeblich Steuern sparen oder Gewinn abwerfen sollten. Davon, so feixte »Der Spiegel«, »profitierte stets der Verband, der Provisionen in Millionenhöhe kassierte«. So flossen aus Immobilien- und Versicherungsempfehlungen jährlich laut Geschäftsbericht bis zu zwei Millionen Mark in die Verbandskassen. Besonders übel spielte der Verband seinen Mitgliedern beispielsweise durch den Tip mit, sich am Bau von Eislaufzentren zu beteiligen. »Die Kasse stimmt immer«, jubelte das Verbandsorgan, die Behauptung traf aber nur für die

Verbandsschatulle zu: Nachdem 383 410 Mark Provisionen eingegangen waren, machte die Abschreibungsfirma Pleite. Die Ärztegelder waren verloren.

Verladen hatte der aggressive Verband etliche seiner Mitglieder schon einige Jahre zuvor, als unter der vollmundigen Parole »Wir Ärzte bauen ein Modell« Spenden für eine Privatuniversität gesammelt wurden. Zur Einsammlung der Gelder wurde der »Stifterverband Freie Medizinische Hochschule e.V.« gegründet und in Koblenz-Moselweiß ein 26 000 Quadratmeter großes Grundstück als Bauplatz ausgeguckt; Baupläne wurden geschmiedet und Curricula entworfen. Das Geld, so tönte der Verbandsvorsitzende Prof. Horst Bourmer, sei überhaupt kein Problem: Wenn nur 50 000 Ärzte einmal 1000 Mark lockermachten, wäre die Finanzierung gesichert.

Es kam ganz anders. Nur ein halbes Prozent der angepeilten Spender, genau 320 Ärzte, beteiligten sich; statt der geplanten 50 Millionen kamen ganze 179 000 Mark zusammen. Denn die rheinland-pfälzische Landesregierung hatte die frohgemuten Universitätsgründer beizeiten auf eine nicht bedachte Feinheit aufmerksam gemacht: Die Vergabe der Studienplätze müsse durch die Dortmunder Zentralstelle (ZVS) erfolgen, könne also nicht von den Privatiers nach eigenem Gutdünken vorgenommen werden. Mit dem Verlust der Chance, abiturschwachen Söhnen und Töchtern einen Studienplatz verschaffen zu können, erlosch der Spendenwille der Verbandsmitglieder jedoch schlagartig. Dafür erlebten die wenigen Gönner zum Abschluß des Abenteuers noch eine unliebsame Überraschung: Das nach Abzug der Kosten verblicbene Stiftungsvermögen von 170 000 Mark wurde den Spendern nicht zurückvergütet, sondern stillschweigend der Friedrich-Thieding-Stiftung vermacht, einer gemeinnützigen Hartmannbund-Tochter. Einer der Gönner, Allgemeinarzt in Glücksburg, über das Finanzgebaren seines Verbandes: »Stillos und ungehörig!«

In Regierung und Parlamenten wurde das Fehlen der Ärzte nur am Rande zur Kenntnis genommen und kaum bedauert. Den Fehler, Politik anderen zu überlassen, haben die Ärzte allerdings teuer bezahlt. Routinemäßig läuft seit Jahren die Gesetzgebung ohne ärztlichen Einfluß ab. Bei den großen Reformwerken wie dem Gesundheitsreformgesetz (GRG) von Norbert Blüm wurden die Ärzte nur noch mittels Einladung zu Hearings beteiligt, wo ihnen wenigstens pro forma Gehör eingeräumt wurde.

Dem Sachverständigenrat für die Konzertierte Aktion im Gesundheitswesen gehören zwar prominente Ärzte an, die seit 1987 jährlich vorgelegten Gutachten sind jedoch in weiten Ärztekreisen unbekannt. Die darin enthaltenen Vorschläge werden entweder im Parteiengezänk wechselseitig instrumentell abgenutzt oder gehen im politischen Geklüngel mangels Unterstützung durch die Lobby unter. Der sogenannte Bundesgesundheitsrat dient als weiteres offizielles Beratergremium der Bundesregierung, hat jedoch auf Entscheidungen von größerer Relevanz für die ärztliche Berufsausübung ebenso geringen Einfluß wie der Sachverständigenrat.

Zum gestörten Verhältnis zur Politik und ihren Entscheidungsmechanismen gehört auch die offizielle ärztliche Reaktion auf den gerade amtierenden Bundesgesundheitsminister. Er kann sich auf Unterstützung von ähnlicher Beständigkeit verlassen wie die Intendanten des Wiener Burgtheaters, deren Verhältnis zum Publikum traditionsgemäß einer Achterbahnfahrt gleicht.

Regelmäßig wird jeder für die Gesundheit und das Soziale zuständige Minister von den Ärztefunktionären so lange aberwitzig verteufelt, bis er abtritt oder bis die Regierung wechselt. Dann geht ein Stoßseufzer der Erleichterung durch die organisierte Medizin, und das »Deutsche Ärzteblatt« spart nicht mit Vorschußlorbeeren und Weihrauch für den Nachfolger. Sobald dieser, den sich zuspitzenden ökonomischen Rahmenbedingungen gehorchend, jedoch Anstalten zur Fortsetzung der Kostendämpfungspolitik erkennen läßt, beginnt der nächste Akt desselben Dramas. Der oder die Neue wird verteufelt, der Amtsvorgänger rituell rehabilitiert.

So galt der sozialdemokratische Arbeits- und Sozialminister Herbert Ehrenberg lange Jahre in den Siebzigern als »Totengräber des Ärztestandes«, als Plage von apokalyptischen Ausmaßen. Kaum hatte der Christdemokrat Norbert Blüm die Amtsgeschäfte übernommen, erschien der ausgeschiedene Sozi den Medizinern plötzlich in einem milden Licht, während Blüm schnell zum Ärztefeind Nummer eins avancierte. So etwas wie den kleinen Doktor, stöhnten Funktionäre, hätten sie in ihrem Leben noch nie gesehen. Wie eine Glücksbotin wurde deshalb die Blüm-Nachfolgerin Hasselfeldt gefeiert, mit der alle Fron ein Ende haben sollte. Der Honeymoon mit der bayerischen Fortuna währte allerdings nicht lange: Nur ein Jahr nach der Amtsübernahme ist die neue Ministerin, deren Amtsführung bislang von bemerkenswertem Mangel an Initiative gekennzeichnet war, mit allen Ärzteverbänden über Kreuz. Als habe es die Schalmeienklänge wenige Monate zuvor nicht gegeben, drischt die Keulenriege aus der »Hartmannbund«-Zentrale auf die selten Sichtbare ein. Mit Norbert Blüm, so heißt es jetzt, habe man ja wenigstens diskutieren können, »die Neue« sei aber überhaupt nicht präsent. In der Kölner Bundesärztekammer werden derweil in aller Stille Unterlagen gesammelt, um eine Art »Seligsprechungsverfahren« für Herbert Ehrenberg in Gang zu bringen. Ein Sozi sei er zwar gewesen, wird andächtig geraunt, aber seine Ärzte habe er im Grunde nicht verkommen lassen. Mit ihm habe man doch immer gewußt, woran man sei.

Unbegreiflich ist, warum die Ärzteschaft, die die Arbeitslosigkeit so vieler junger Ärzte im »Deutschen Ärzteblatt« ständig lauthals beklagt, nicht eine Gruppe politisch interessierter Mediziner mit der Interessenvertretung in den Parlamenten betraut. In keiner Partei dürfte es schwierig sein, Listenplätze für eine auch zahlenmäßig so bedeutende Gruppe zu bekommen. Freiberufler gelten mittlerweile nicht mehr nur den Liberalen als attraktive Klientel. Auch Sozial- und Christdemokraten können an bald 350000 Ärzten nicht vorbei. Es ist ein Treppenwitz, daß ausgerechnet die Grünen der insgesamt immer noch konservativen Ärzteschaft wenigstens ein Stück parlamentarischer Präsenz verschafft haben.

Am Ende des 20. Jahrhunderts, einer Epoche, in der die Medizin erfolgreicher war als je zuvor, sehen sich die Ärzte vor einem Berg von neuen Problemen. Noch nie gab es so viele Ärzte, und noch nie waren sie so schlecht ausgebildet. Nicht nur die ökonomischen Rahmenbedingungen haben sich verschlechtert, an Grenzen stoßen die Jünger des Hippokrates auch an vielen anderen Stellen: beim Mangel an Pflegepersonal in der Klinik, guten Ideen in der Forschung, Spenderorganen in der Transplantation. Während paramedizinische Hilfstruppen und Gesundheitsberufe den Alleinstellungsanspruch der Ärzte bestreiten, gerät das bislang so imposante Lehrgebäude der mechanistischen Medizinauffassung ins Wanken. Und ein Rudolf Virchow, der eine Brücke schlägt zwischen Medizin und Politik und die Ärzte in populärer Weise vertritt, ist weit und breit nicht in Sicht. Der vormals so einige und straff organisierte Stand ist zersplittert in zu viele Disziplinen, in sich uneins und in den Parlamenten schlecht repräsentiert.

Vor allem haben die Ärzte den Wandel der Heilkunst zum multinationalen Milliarden-Busineß verschlafen. Während sie die ihrer Bedeutung in der Politik entsprechende Rolle mehr schlecht als recht verwalten, nehmen sie die Rolle der Wirtschaftsgiganten gar nicht wahr. Schon jetzt haben ihnen die mächtigen Interessenten aus Industrie und Finanzwirtschaft das Heft aus der Hand genommen und bestimmen Kurs und Richtung des Megabetriebs Gesundheit. Wie schon häufig in ihrer Geschichte, stehen die Ärzte vor einer Zeitenwende, deren Folgen noch nicht abzusehen sind.

Die neuen Paradigmen

Gesundheitssysteme in der globalen Krise

Mehr als 100 000 Ärzte, Biologen, Apotheker, Therapeuten und Schwestern gingen in Paris auf die Straße, nachdem die französische Premierministerin Edith Cresson Mitte Juni 1991 angekündigt hatte, daß sie die Zuzahlung von Patienten in Krankenhäusern und Apotheken erhöhen wolle. In Großbritannien entscheiden die Erfolge bei der Privatisierung des National Health Service, ob der Thatcher-Nachfolger John Major vier weitere Jahre im Amt bleiben darf. Im Weißen Haus stellt George Bush überrascht fest, daß man einen am Golf von Arabien erfochtenen Sieg schnell wieder an einer Stelle verspielen kann, die bislang weniger im Blickfeld amerikanischer Präsidenten lag: in den Hospitälern und Arztpraxen des Landes, wo sich immer mehr Patienten einfinden, die Rechnungen weder an eine Versicherung weiterreichen noch sie selbst bezahlen können.

In Italien werden in Kliniken sogar Schwerverletzte nicht mehr aufgenommen, wenn die Versicherungsfrage nicht geklärt ist. In Deutschland drohen die Sozialabgaben, nachdem der letzte gütliche Kostendämpfungsversuch als gescheitert angesehen werden muß, in eine Höhe zu steigen, die den hiesigen Arbeitnehmer endgültig zum teuersten der Welt machen wird. Ohne daß er selbst davon allzuviel mitbekommt, wird ein Fließbandarbeiter bei Daimler-Benz seinen Arbeitgeber dann ungefähr soviel Geld kosten wie in anderen OECD-Staaten ein Gerichtspräsident.

In den USA sind die Gesundheitskosten längst zu einem Faktor geworden, der über das Wohl und Wehe großer Konzerne entscheidet. 1,8 Milliarden Dollar wird allein die Firma General Electric im Jahre 1992 für die Gesundheit ihrer Betriebsrentner zurückstellen, mehr als einen Quartalsgewinn. Die Gesundheitsausgaben der amerikanischen Unternehmen, die 1980 noch bei 74 Milliarden Dollar gelegen hatten, verdreifachten sich, wie die »Wirtschaftswoche« unlängst vorrechnete, bis 1991 und werden nach gängigen Prognosen im Jahr 2000 auf 511 Milliarden Dollar geklettert sein. Jedes amerikanische Auto, so lamentiert Chrysler-Chef Lee Iacocca, ist allein wegen der höheren Gesundheitsausgaben an die 800 Mark teurer als sein europäisches oder japanisches Pendant.

In den USA werden Arbeitnehmer nicht über die Höhe des Einkommens an ihre Firma gebunden, sondern über den Krankenversicherungsschutz, den das Unternehmen gewährt. Nicht die Angst um das regelmäßige Einkommen läßt amerikanische Familienväter jegliche Lust am sonst so typischen Job-Hopping verlieren – es ist vielmehr die Sorge um den Verlust des Krankenversicherungsschutzes für die Familie. Und wenn von der Verarmung des amerikanischen Mittelstandes die Rede ist, sind nicht so sehr die Farmer im Mittleren Westen gemeint – es sind die Gesundheitskosten, die mit immer größerer Geschwindigkeit aufzehren, was sich amerikanische Arbeitnehmer bis hinauf in die Spitzen des mittleren Managements an Wohlstand aufgebaut haben. So werden die explodierenden Gesundheitskosten, wo sie nicht Auslöser des Abwärtstrends sind, zu einem Handicap, das die Misere von Industrien oder ganzen Volkswirtschaften weiter verschlimmert.

Unaufhaltsam ist das Gesundheitswesen in allen Industrienationen höher gerückt auf der Liste der vordringlichsten politischen Themen. Vorstellungen darüber, wie die Kostendynamik in den Griff zu bekommen ist und die Gesundheitssicherung für alle finanziert werden kann, entscheiden Wahlen und sind ausschlaggebend für den Erfolg von Parteien und politischen Programmen. In 18 von 24 OECD-Staaten sind einschneidende Reformpläne in Vorbereitung – in Ländern wie den USA oder in Großbritannien hektisch oder unter dem Eindruck heraufziehender Wahlen, in Frankreich vor dem Hintergrund einer verlöschenden politischen Leitidee, während die Kostenexplosion im Gesundheitswesen in Deutschland nur vorübergehend aus dem Blickfeld gedrängt wurde durch die Probleme der Wiedervereinigung. Aber es gibt keinen Politiker mehr, der sich und seine Wähler über die wirtschaftliche Brisanz der Fragen und die politische Bedeutung der Antworten jetzt und in absehbarer Zukunft noch länger hinwegtäuschen kann.

Überall befinden sich die Gesundheitssysteme in einer »globalen Krise« (Wirtschaftswoche), deren gemeinsames Kennzeichen es ist, daß sie über die Knappheit an Finanzmitteln hinausreicht.

An nichts jedoch herrscht solcher Mangel wie an Einsicht: an Einsicht bei Ärzten, daß nicht alles gemacht werden darf, was technisch möglich ist; an Einsicht bei Patienten, daß jede Leistung, die in Anspruch genommen wird, bezahlt werden muß, egal ob über komplexe Umverteilungsmechanismen oder direkt; an Einsicht bei Politikern, daß den grundsätzlichen Systemmängeln mit kurzatmigen Tricks aus der Mottenkiste der Planwirtschaft nicht beizukommen ist; und an Einsicht bei allen, daß die sich abzeichnende Krise nicht mehr mit wechselseitigen Schuldzuweisungen, sondern nur noch gemeinsam bewältigt werden kann. Zwar gibt es, zieht man den bisherigen Erfolg der Konzertierten Aktion im Gesundheitswesen in Betracht, zur Vermutung wenig Anlaß, die vielfältig verflochtenen und sich überschneidenden Interessen könnten ausgerechnet jetzt auf einen Nenner gebracht werden. Aber wenn sich die Beteiligten nicht einigen, wird es eben ohne die große Koalition aller Interessenten – Teilnehmer, Nutznießer, Leistungserbringer und Zahler – zu einer Lösung kommen müssen. Nicht das Ob steht zur Debatte, sondern nur noch das Wann und zu welchen Bedingungen. Was in Deutschland die Anti-Atom-Kampagnen der fünfziger, die Kernkraftdebatten der sechziger, der Nachrüstungsstreit der siebziger und die Umweltschutzdiskussion der achtziger Jahre waren, ist in den neunziger Jahren der Streit um die Reform des Gesundheitswesens.

Das System herkömmlicher Prägung nämlich ist am Ende: In vielen Kliniken macht sich Krisenstimmung breit. Die Zeit scheint überreif für eine grundlegende Neudefinition der Art und Weise, wie in einer postindustriellen Überflußgesellschaft mit der Gesundheit und ihrer Sicherung, aber auch mit Krankheit, Tod und Sterben umgegangen werden soll. Eine Diskussion darüber zwischen Politikern, Patienten, Ärzten und Interessenten im Gesundheitsmarkt wird nur in Gang kommen bei allseitiger Bereitschaft zur Änderung grundsätzlicher Prämissen. Sie zu sehen wird für alle Beteiligten zur Bewährungsprobe werden. Von diesen Veränderungen, von den Paradigmenwechseln in Medizin, Politik und öffentlichem Bewußtsein handelt der vorletzte Abschnitt dieses Buches.

Medizin und Wissenschaft: Das Ende der Gemeinsamkeit?

Keiner Teilnehmergruppe am Gesundheitsmarkt wird die Reform des Gesundheitswesens solche Anstrengungen abverlangen wie den Ärzten. Ihnen mutet das Gesundheitssystem der Zukunft den Verzicht auf ausgerechnet jene Maximen ärztlichen Handelns zu, denen sie die größten Erfolge ihrer Geschichte verdanken. Gerade der alle Erwartungen übertreffende Erfolg der Medizin nämlich bildet ja die Quelle, aus der der medizinisch-industrielle Komplex seine unzähmbaren Wachstumskräfte schöpft.

Zu den Erfolgs- und Fortschrittsfaktoren erster Ordnung zählt die Idee von der Medizin als reiner Wissenschaft, unter deren Banner der Siegeszug der Heilkunst in der letzten Hälfte des vergangenen Jahrhunderts begann und überhaupt erst möglich wurde. Es waren die experimentell bewiesenen Kausalketten, die jederzeit reproduzierbare Abhängigkeit von Ursache und Wirkung, die zu jenen sprunghaften pharmakologischen und medizintechnischen Fortschritten führten und der Medizin die Werkzeuge für ihre spektakulären Erfolge an die Hand gaben.

Aber wie die Einführung der Wissenschaft am Ende des 19. Jahrhunderts eine Zeitenwende in der Medizin gebracht hat, könnte die Einsicht in die Grenzen eben jener Wissenschaft die nächste bringen. Das Verhältnis von Heilkunst und Wissenschaft steht zur kritischen Diskussion, weil die Wissenschaft die Medizin nicht nur in neues Terrain geführt, sondern sie teilweise auch ihrer Wurzeln entfremdet hat. Nicht lösen von der Wissenschaft wird sich die Medizin der

Zukunft, von ihr aber auch nicht mehr ausschließlich bestimmen lassen.

Der Vormarsch der Forscher hat nämlich nicht nur in immer feinere Verästelungen und Teilgebiete geführt, sondern häufig auch in Sackgassen. Dem Schwur auf die reine Wissenschaft verdankt die heutige Medizin nicht nur die Fragmentierung in immer mehr Spezialdisziplinen von immer geringerer Einzelrelevanz, sondern auch den Verlust der ganzheitlichen Wahrnehmung von Mensch und Krankheit. Nur was meßbar, quantitativ zu erfassen und in Zahlen darstellbar ist, wird als Symptom akzeptiert. Nichts verstört den zu objektiver Wissenschaftlichkeit verpflichteten Arzt so sehr wie der Aspekt des Leidens, den er nur im Gesicht seines Patienten, nicht aber auf dem Computer-Monitor wiederfindet. Die Segnungen einer immer differenzierter messenden Medizintechnik haben zu einem Patiententypus geführt, der zwischen allen Stühlen sitzt: der Schwerkranke, dem rein wissenschaftlich gesehen gar nichts fehlt. Wo die Befindlichkeit des Menschen aus der Quersumme von Vitaldaten, Laborwerten und digitalen Indizes gebildet wird, fällt alles, was sich nicht als konkret faßbare Abweichung von der Datennorm definieren läßt, durch das Raster eines technischen Krankheitsbegriffs.

Gewiesen hat die Richtung Rudolf Virchow, in dessen monumentaler Zellularpathologie jedes Symptom der gestörten Funktion eines bestimmten Organs zugeordnet werden konnte, die ihrerseits wieder auf die Fehlfunktion bestimmter Zellen zurückzuführen war. Unter dem Motto »omnis cellula e cellula« geriet der Medizin der Pfad streng wissenschaftlicher Erkenntnis zum Königsweg größter Erfolge und war doch Einbahnstraße zugleich. Denn wenn zu jeglicher Krankheit ein konkreter Organbefund gehört, kann umgekehrt Krankheit nur sein, was einen solchen Befund vorzuweisen vermag. Zwar weiß jeder Arzt aus alltäglicher eigener Anschauung, daß bei den verschiedensten Gesundheitsstörungen das Vorliegen eines sicher pathologischen und damit der somatischen Therapie zugänglichen Befundes zu den eher seltenen Ausnahmen gehört, ja fast als Glücksfall gewertet werden muß. Bei anderen Krankheiten schließlich ändert das Kurieren eines Organdefekts wenig, weil sich das Leiden prompt ein anderes Zielorgan sucht. Bei der Erkennung, Bewertung und Behandlung dieser Phänomene läßt jedoch die streng deduktivistische Denkschulung der wissenschaftlichen Medizin, für die nur sein kann, was vorzeig- und beweisbar ist, den Arzt im Stich. Mit streng rationaler Beweisführung versucht er jene Störungen zu erklären, deren Wesen in der Irrationalität liegt. Wir wissen genau, wie es aussieht, wenn eine Zelle die friedliche Koexistenz mit ihren Nachbarn aufgibt und bösartig zu wuchern beginnt. Aber niemand kann erklären, warum ein fröhlicher Mensch seltener erkrankt und schneller gesund wird als der Misanthrop. Daß man an Krebs um so leichter erkrankt, je mehr man sich vor ihm fürchtet, weiß jeder Onkologe und kann es dennoch nicht begründen.

Immer deutlicher geworden ist, daß die Medizin mit Elektronenmikroskop und Gaschromatographen der organischen Fehlfunktion bis auf die molekulare Ebene nachzuspüren vermag, dabei dem Rätsel der Krankheit aber nicht näher kommt. Das Denkgebäude reiner Wissenschaftlichkeit ist für die Medizin zu einem goldenen Käfig geworden, bevölkert von Spezialisten, die das Wissen ständig mehren und in immer kleinere Schachteln füllen. Aber ratlos macht die Gemeinschaft der Spezialisten, daß der Begriff »Schulmedizin« in weiten Bevölkerungskreisen zu einem Synonym für ärztliche Verständnislosigkeit geworden ist.

Am Ende eines Jahrhunderts der glanzvollsten Erfolge unter dem Banner der Wissenschaft überkommt immer mehr Ärzte das Grübeln darüber, ob die Krankheit, wie der Medizinhistoriker und Chirurgie-Professor Sherwin B. Nuland von der Yale University argwöhnt, am Ende doch nicht in den Organen, »sondern in den Köpfen« der Patienten entsteht. Es wäre, wie so oft in der Medizin, die erneute Entdekkung eines Phänomens, das schon vor 2000 Jahren von Hippokrates beschrieben worden ist.

Denn je erfolgreicher sich die Medizin bislang der Naturwissenschaften bediente, um so stärker fiel sie der Selbsttäuschung anheim, sie sei selber eine. Dem jedoch ist nicht so. Bei allem technischen Brimborium und der trügerischen Genauigkeit, die bis auf drei Stellen hinter dem Komma ausgewiesene Laborwerte zu suggerieren vermögen, ist die Medizin doch nichts so sehr geblieben wie eine kulturelle Veranstaltung, viel tiefer verwurzelt in den Mythen und Sehnsüchten der Völker, als die Wissenschaftshörigen unter den Ärzten wahrhaben wollen, und vieles hat mit Wissenschaft nicht das geringste zu tun. Der flackernde Schein der Flamme, bei dem die Priesterärzte der Antike ihre Heilkünste entfalteten, kommt heute von den Leuchtdioden der Scanner und Automaten, der Laserstrahl ersetzt den Zauberstab, der Kernspintomograph das magische Auge.

Aber während unsere Mediziner sich gern als universelle Weltgemeinde sehen, unterschieden in viele Nationalitäten und einig in der Wissenschaft, stellt sich die Realität ganz anders dar. Zwar sind die biowissenschaftlich forschenden Ärzte unablässig unterwegs, um an den entferntesten Orten der Welt zu tagen, zwar gehören in wechselseitigen Einladungen vertiefte freundschaftliche Kontakte zu Kollegen in mindestens vier Kontinenten zu den unabdingbaren Statussymbolen jedes deutschen Universitätsdozenten – bei all dem geschäftigen Austausch ist aber nichts so wenig wirklich international wie die Medizin. Kaum ein anderes Fach widersetzt sich länderübergreifender Vereinheitlichung so beharrlich wie die Heilkunst. Mögen die Bewohner aller Länder auch die gleichen Haushaltsgeräte benutzen oder Autos fahren, mag der Bau von Tunnels, Brücken oder Hochhäusern auch überall den gleichen Gesetzen der Statik gehorchen und der Mathematiker darauf vertrauen, daß die ihm geläufigen Axiome auch in Usbekistan gültig sind – in der Medizin scheinen nationale Grenzen noch immer unüberwindlich, selbst zwischen Ländern, die benachbart sind und politische Vereinigung erstreben. Erstaunt fragt sich der Beobachter, wie etwas Wissenschaft sein kann, was beim Überschreiten jeder Grenze anders aussieht.

Verschwindend gering ist die Zahl französischer Wissenschaftler, die so wichtige englischsprachige Zeitschriften wie »Lancet« oder »New England Journal of Medicine« lesen. Auf der anderen Seite des Kanals muß man lange suchen, bis man einen englischen Arzt findet, der eine französische medizinische Fachzeitschrift auch nur kennt, geschweige denn schon einmal gelesen hat. Und die »Deutsche Medizinische Wochenschrift«, über Jahrzehnte hin Forum der Nobelpreisträger, haben beide noch nicht einmal als Buchrücken in der Bibliothek gesehen.

Je schneller die technischen Möglichkeiten der Kommunikation mit Satellitentelephon und Telefax, um so breiter scheinen die trennenden Gräben zu werden. Vor hundert Jahren mußte ein amerikanischer Arzt, der etwas werden wollte, in Wien, Prag, Heidelberg oder Berlin studiert haben. Amerikanische Chirurgen können ihre Ausbildungsdynastien in nur drei Generationen direkt zurückverfolgen auf die großen Kliniken des deutschen Sprachraums; das John Hopkins Hospital in Baltimore ist nichts anderes als die exakt übertragene Kopie einer Medizinischen Fakultät nach Heidelberger Muster. Aber heute muß man in den USA Wissenschaftler mit der Lupe suchen, die deutsche Publikationen auch nur zu lesen und sie ihren US-Kollegen zu resümieren vermögen. Zwar bevölkern alljährlich Tausende deutscher Wissenschaftler die großen amerikanischen Kongresse, jene »Academy« genannten furchteinflößenden biomedizinischen Heerschauen, zu denen bisweilen ein Drittel aller derzeit auf der Welt tätigen Ärzte des jeweiligen Fachgebiets erscheinen. Der wirkliche Erfahrungsaustausch aber, das, was auf neudeutsch »Technologietransfer« genannt wird, scheint in den letzten hundert Jahren nicht besser, sondern im Gegenteil immer schlechter geworden zu sein.

Nur so läßt sich erklären, daß die Ärzte aller Länder ihre eigenen Krankheiten mit großer Sorgfalt pflegen. Als die amerikanische Biochemikerin Lynn Payer in ihrer brillanten Studie »Medicine and Culture« die Eigenheiten des Medizinbetriebes in den USA, England, Frankreich und der Bundesrepublik untersuchte, entdeckte sie nicht nur verblüffende Unterschiede im diagnostischen und therapeutischen Repertoire der einzelnen Ländern; auffälliger war, daß bestimmte häufig diagnostizierte Krankheiten scheinbar nur in einem einzigen Land auftreten, während sie woanders unbekannt sind.

So ist die intensive Befassung mit dem Herzen und dem Kreislauf eine typische Vorliebe der deutschen Ärzte, die sechs- bis siebenmal so viele Digitalispräparate verordnen wie ihre Kollegen in England oder Frankreich. Erstaunlicherweise aber kommt die hierzulande gängige Hauptdiagnose »Herzinsuffizienz« in der anglo-amerikanischen Medizin nur selten vor. Selbst französischen Ärzten scheint sie weitgehend fremd. Mehr als das: In Deutschland gilt der niedrige Blutdruck (Hypotonie) ab einer bestimmten Ausprägung als Krankheit, während er bei amerikanischen Lebensversicherungen zu einer Prämienermäßigung führt. Die medikamentöse Behandlung der Hypotonie gehört in Deutschland zu den häufigsten Verrichtungen der allgemeinärztlichen Praxis, mehr als sieben Millionen Rezepte wurden 1989 zur medikamentösen Therapie des Niederblutdrucks ausgestellt. In Amerika gilt ebendiese Therapie im Regelfall als Kunstfehler.

Daß die Deutschen unablässig mit ihrem Herzen befaßt sind, erklärt die Autorin mit der deutschen Romantik. Schon in den Werken Goethes und Schillers spiele das Herz eine Sonderrolle als wichtiger Bedeutungsträger, um schließlich in der romantischen Literatur zum fast metaphysisch verklärten Zentralort der Gefühle, der musikalischen Empfindung, ja sogar der nationalen Empfindung stilisiert zu werden. Die in Deutschland als Ära der »Romantischen Medizin« zwischen 1770 und 1850 datierbare Phase der Wissenschaftsgeschichte ging an den anglo-amerikanischen Ländern nahezu spurlos vorüber. Eine Nachwirkung besteht darin, daß das Herz in England oder den USA als Hohlmuskel mit lebenswichtiger Pumpfunktion gilt, in Deutschland aber als mythisch überhöhter Angelpunkt seelischer und körperlicher Befindlichkeit.

Was den Deutschen die »Herzinsuffizienz«, ist den Franzosen die »Spasmophilie«. Das Leiden gehört zu den häufigsten Krankheiten in Frankreich, während in der amerikanischen Literatur ganze sechs Fälle beschrieben sind. Die wichtigste Untersuchungsmethode, die Elektromyographie, zählt zu den 30 häufigsten Verrichtungen in der französischen Allgemeinpraxis, während entsprechende Untersuchungen in Deutschland oder England kaum vorkommen. Rätselhafterweise nimmt das streng nationalspezifische Leiden dabei laufend zu. Zwischen 1970 und 1980 stieg die Zahl der Diagnosen um das Siebenfache, nach der allgemein als verbindlich akzeptierten Nationalstatistik »Journée du K« sind mittlerweile 14 Prozent der Franzosen von der außerhalb Frankreichs unbekannten Krankheit befallen. Sie alle werden konsequent und hochdosiert mit Magnesium, Vitamin D und intravenösen Kalziuminjektionen behandelt. Während deutsche und englische Ärzte noch rätseln, was »Spasmophilie« eigentlich sein könnte (nach gängiger Definition eine Neigung zur Hyperventilation), wird das Leiden in französischen Monographien als düsteres Krankheitsbild mit möglicherweise gravierenden Spätfolgen beschrieben. Die beste Therapie, so merkt Lynn Payer an, dürfte im Landeswechsel bestehen: Da es in Deutschland oder England keine Spasmophilie gibt, wird sie demzufolge weder behandelt, noch kann man an ihr sterben.

Und während die Deutschen ständig auf ihr Herz lauschen, sind unsere gallischen Freunde vornehmlich mit der Leber befaßt. Der »crise de foie«, der Leberkrise, kann sich auf Dauer niemand entziehen, der zwischen Lille und Nizza wohnt. Nahezu alle Störungen der Befindlichkeit führen

Franzosen auf das mächtige Bauchorgan zurück – Kopfschmerzen und Migräne, Menstruationsbeschwerden und Hautausschläge, Herpes oder Akne, Heuschnupfen, niedrigen Blutdruck ebenso wie hohen. Nicht von ungefähr sind die Franzosen die Weltmeister im Schlucken von Leberpräparaten: ihr jährlicher Konsum liegt dreimal höher als der der Amerikaner.

Die Unterschiede schlagen sich auch in der unterschiedlichen Bewertung von Todesursachen nieder. Ob »Herzversagen« oder »Leberschwäche« auf dem Totenschein steht, hängt davon ab, auf welcher Seite der Grenze man zusammenbricht. Daß Ärzte aus England, Frankreich, Deutschland oder den USA bei Vorlage derselben Krankenakten zu unterschiedlichen Diagnosen oder Todesursachen kommen, ist, so schreibt Lynn Payer in ihrer Untersuchung, in Studien belegt und macht bei vielen statistischen Gegenüberstellungen den Vergleich unmöglich.

Selbst bei einfachsten Untersuchungsgängen sind die Unterschiede der Verfahren und Methoden erstaunlich. So wird die Körpertemperatur in Frankreich fast ausschließlich rektal gemessen, weil die Messung genauer sei. Die Begründung wird von deutschen oder englischen Ärzten mit dem Argument verworfen, auf diese Genauigkeit komme es bei einer solchen Basisuntersuchung doch gar nicht an. Da paradoxerweise französische Fieberthermometer auch noch spitzer sind als deutsche, hat die Messung in Frankreich sehr viel häufiger als in anderen Ländern Anal- oder Hämorrhoidal-Blutungen zur Folge, für die es in Paris eine eigene Notfall-Ambulanz gibt. Das Krankheitsbild des »Thermometer-Geschwürs« ist in England oder Amerika völlig unbekannt. Franzosen halten die von den Angelsachsen praktizierte orale Temperaturmessung nicht nur für ein spätes Relikt des Puritanismus, sondern auch für ein störanfälliges Verfahren. »Was ist denn«, so zitiert Lynn Payer einen französischen Pädiater, »wenn der Patient gerade Eiskrem gegessen hat?«

Wo sich schon Diagnosen allein dadurch ändern, daß man

Landesgrenzen überschreitet, kann es nicht verwundern, daß auch Therapien, Darreichungsformen und Dosierungen sich von Land zu Land grundlegend unterscheiden. Selbst bei Medikamenten, deren Wirkungsdosis durch wissenschaftliche Untersuchungen objektiv festgelegt zu sein scheint, unterscheiden sich die je nach Landessitte empfohlenen Dosierungen um das bis zu Zehnfache, ohne daß dies auf die Erfolgsrate erhebliche Auswirkungen zu haben scheint. Grundsätzlich gilt, daß in Europa wesentlich schwächer dosiert wird als in Amerika. Selbst bei lebensbedrohlichen Erkrankungen oder bei der Krebschemotherapie gibt es im englischen Schrifttum den Begriff der »french dose«, die ungefähr die Hälfte der amerikanischen Dosis ausmacht.

Zur landesspezifischen Verschiedenheit der Applikationsform von Medikamenten wird gern die Anekdote von der amerikanischen Touristin zitiert, die sich bei ihrem französischen Arzt darüber beschwert, das verschriebene Zäpfchen habe ordentlich gewirkt, aber scheußlich geschmeckt. Den Amerikanern nämlich ist die europäische Vorliebe für Suppositorien fremd, während französische Ärzte sie deshalb gern verordnen, weil diese Art der Zufuhr angeblich die Leber schone.

Amerikanische und englische Ärzte verordnen schnell und ausgiebig Antibiotika, die im Supermarkt und Drugstore frei erhältlich sind. Deutsche Ärzte gehen mit den keimtötenden Medikamenten wesentlich kritischer um, versuchen sie zunächst zu vermeiden und verordnen, wenn sie sich dazu durchgerungen haben, häufig zu geringe Dosen. Um in der Bundesrepublik an hochpotente Antibiotika zu kommen, so spöttelte ein amerikanischer Arzt, müsse man schon mit 41 Grad Fieber im Krankenhaus liegen. In Frankreich schließlich kommen die Antibiotika unter den 20 am häufigsten verordneten Medikamentengruppen nur mit einer einzigen Gruppe, den Breitspektrumpenicillinen, vor. In der entsprechenden britischen Liste sind die Keimtöter dreimal sooft vertreten.

Andererseits können englische Ärzte die deutsche Vorliebe für Kombinationspräparate, die bis zu einem Dutzend verschiedener Substanzen enthalten, nicht nachvollziehen. Dem Verständnis, daß jede Substanz einzeln begründet eingesetzt werden müsse, entspricht auch die englische Praxis der Medikamentenzulassung: Um in Deutschland die Handelsfreigabe eines Präparats zu erreichen, genügte bislang der Nachweis der Unschädlichkeit. In England muß nicht die Unschädlichkeit, sondern die Wirksamkeit bewiesen werden. Ist sie nachgewiesen, werden schädliche Nebenwirkungen nötigenfalls in Kauf genommen.

Der unterschiedlichen Bewertung von Antibiotika entspricht eine landesspezifisch unterschiedliche Sicht der Hygiene. Für die Amerikaner gilt es, den Kontakt zu Keimen schon im Alltagsleben zu vermeiden, weshalb in vielen Restaurants oder Flugzeugen die Toiletten mit Einmal-Papierbrillen ausgestattet sind. Daß sich der Milliardär Howard Hughes in seinen letzten Lebensjahren in seiner eigenen Wohnung nur noch mit Mundschutz sowie Plastiktüten an Händen und Füßen bewegen mochte, ist eine typisch amerikanische Schrulle.

In Frankreich und in romanischen Ländern hält man Keime dagegen nicht nur als normaler Bestandteil der Umgebung, sondern in üblicher Stärke und Zusammensetzung als nützlich oder sogar erwünscht. Nach der von allen Franzosen gepflegten Vorstellung des »milieu interne« ist es gerade der alltägliche Kontakt mit den Bazillen, der die Abwehrkräfte des Organismus stärkt. Die von Ausländern regelmäßig vorgebrachten Beschwerden über die Hygiene französischer Restauranttoiletten stoßen bei Franzosen deshalb durchweg auf Unverständnis. Nach ihrer Auffassung macht die keimfreie Umgebung schwach und krank, nicht umgekehrt.

Deshalb auch die häufig kolportierten Unterschiede in der Körperhygiene. Während ein Engländer, wie Marktforscher herausfanden, pro Jahr 8,3 Stücke Seife verbraucht, kommt der Franzose mit 4,2 Stück nur auf die Hälfte. Deodorants für

Frauen sind in Frankreich schwerer zu vermarkten als anderswo, nicht obwohl, sondern weil sie den Körpergeruch beseitigen, der als anziehender Teil der weiblichen Ausstrahlung gilt. »Baden Sie nicht«, soll Napoleon an seine Frau Joséphine geschrieben haben, »ich komme nach Haus!«

Die Idee, daß der Organismus vor widrigen Einflüssen nicht unbedingt zu schützen, sondern ihnen sogar gezielt auszusetzen sei, findet sich auch in Japan. Hier gibt es die von Ausländern als barbarisch erachtete Sitte mancher Eltern, ihre Kleinkinder bei Temperaturen unter dem Nullpunkt in Badehose in die Vorschule zu schicken. Dies sei, so argumentieren Japaner, nur scheinbar brutal, härte die Kinder aber ab und erspare ihnen künftighin viele Erkältungen.

Eine Gemeinsamkeit von Franzosen und Deutschen ist schließlich Amerikanern und Engländern völlig fremd: der Einsatz »weicher Therapieverfahren« wie beispielsweise die Kreislaufstärkung durch Bäder und Kuren. »They call it ›Kneipping‹«, erläuterte ein amerikanischer Medizinreporter seiner staunenden Leserschaft das in Bad Wörishofen beobachtete Treiben: Kränzchen älterer Herrschaften, die mit hochgekrempelten Hosenbeinen und geordneter Formation in einem mit kniehohem kaltem Wasser gefüllten Becken gravitätisch im Kreis herummarschierten. In England erscheinen Verfahren wie diese ebenso unsinnig wie die Anmutung, die Krankenversicherung solle für solche Exzentrizitäten auch noch Geld bezahlen. Auf der anderen Seite des Kanals ist es genau andersherum: In Frankreich wird von der Krankenkasse eine Kur in einem der zahlreichen luxuriösen »Spa« genannten Badeorte nur dann bezahlt, wenn der Patient sich schriftlich verpflichtet, zur Sicherung des Heilerfolges mindestens drei Wochen zu bleiben.

Egal, wohin man blickt – überall zeigen sich Unterschiede der Methoden von Diagnostik und Therapie, die um so erstaunlicher sind, wenn man bedenkt, daß wöchentlich Tausende von internationalen Kongressen die Ärzte aller Länder zusammenführen. Sieht man genauer hin, stellt man fest, daß sich selbst das, was man für objektiv hält, nämlich die wissenschaftliche Erkenntnis und die Art, wie sie gewonnen wird, von Land zu Land nachhaltig unterscheidet.

Nach englischer Auffassung lassen sich wissenschaftliche Schlüsse in der Medizin nur ziehen auf der Grundlage sogenannter *randomized controlled trials* (RCT), »randomisierter« klinischer Studien. Ihre Eigenheit besteht darin, daß zur Wahrung größtmöglicher Objektivität weder der an der Studie teilnehmende Arzt noch sein Patient wissen dürfen, ob das verabfolgte Medikament zur Gruppe der wirksamen oder der zu Kontrollzwecken mitlaufenden Placebos zählt. Voraussetzung für eine solche Studie sind hinreichend große Zahlen an Teilnehmern und gewonnenen Daten. Nach Abschluß der Studie werden diese Daten statistisch aufbereitet und daraufhin überprüft, ob sich die mit dem Medikament erzielten Ergebnisse von den Placebowirkungen »signifikant« unterscheiden. Nur eine in dieser hochkompliziert und bis ins Detail vorgeschriebenen Art und Weise durchgeführte Studie wird von amerikanischen oder englischen Fachzeitschriften überhaupt zur Publikation angenommen.

Das Verfahren erweist sich einerseits als Raster, mit dem Humbug von echtem Fortschritt geschieden werden kann, andererseits als Erkenntnisbarriere. Zum einen sind große randomisierte Studien in der Organisation aufwendig, langwierig und teuer oder bei sehr speziellen Krankheitsbildern unter Umständen gar nicht durchführbar. Die Tatsache, daß bei lebensbedrohlichen Krankheiten, bei denen es auf die Nutzung der verbleibenden Zeit ankommt, der einen Hälfte der Patienten ein unwirksames Placebo verabreicht werden muß, wirft schwerwiegende ethische Probleme auf. Und vor allem kann statistisch nur verarbeitet werden, was als »harte« Daten gemessen werden kann – Befunde also, die sich nach Möglichkeit mit technischem Gerät erheben und dokumentieren lassen. Da sich »weiche« Daten wie Schmerz, Spannungsgefühl, Stimmung, Juckreiz oder Mundtrockenheit nur schlecht objektivieren, quantifizieren und statistisch verarbeiten lassen, fallen sie oft entweder unter den Tisch, oder die Publikation der Studie wird von den führenden amerikanischen Zeitschriften abgelehnt. So wird eines der Hauptwerkzeuge der biomedizinischen Erkenntnis auch zum Spiegel der Beschränkungen, die die wissenschaftliche Ausrichtung der Medizin auferlegt.

Die Bereitschaft, wissenschaftliche Ergebnisse in dieser standardisierten Weise mitzuteilen, ist deshalb je nach Nationalität höchst unterschiedlich ausgeprägt. Deutsche Forscher, erpicht auf Wiedererlangung ihres einstmals hohen Ansehens, publizieren mit zunehmender Tendenz gemäß den amerikanischen Gepflogenheiten, wenn auch weniger als die Engländer. In Italien ist die Frequenz der randomisierten klinischen Studien wiederum viel geringer als in Deutschland. Und in Frankreich spielt diese Art der Ergebnisermittlung eine geringe Rolle, weil sie der nationalen Denkweise in hohem Maße widerspricht.

Bis auf den heutigen Tag ist die französische Wissenschaft von Descartes und seiner Vorliebe für Theorie und Logik bei gleichzeitiger Vernachlässigung praktischer Ergebnisse geprägt. Das Ideal cartesianischen Denkens ist die Eroberung des Universums vom Gelehrtenschreibtisch aus. Nach dem französischen Adligen Sanche de Gramont, den Lynn Payer in ihrem Buch zitiert, bewegt sich jener Ingenieur in der cartesianischen Tradition, der nur aufgrund topographischer Karten eine Brücke über einen Fluß an einer Stelle baut, die er nie gesehen hat und auch während der Bauarbeiten nie besucht. Als ihm berichtet wird, die Brücke habe elegant ausgesehen, sei aber leider vom ersten Hochwasser weggeschwemmt worden, ruft er entrüstet aus: »Aber das ist doch unmöglich!« Der Molekularbiologe und Nobelpreisträger Jacques Monod gesteht, daß er manche Experimente zunächst beschrieben und dann erst gemacht habe. Das sei eine gute Übung zur Schulung der Logik.

Daß die Franzosen mehr Wert auf die Eleganz der Methode

legen als auf die tatsächlichen Ergebnisse, führt auf der internationalen Wissenschaftsbühne immer wieder zu Konflikten. 1985 luden französische Wissenschaftler zu einer internationalen Pressekonferenz ein, um die Ergebnisse ihrer AIDS-Therapie mit Cyclosporin vorzustellen. Es zeigte sich, daß die Ergebnisse aus einer Behandlungsserie an sechs Patienten stammten, die erst eine Woche vor der Konferenz begonnen worden war. Nur von zwei Patienten lagen überhaupt vorläufige Laborbefunde vor. Der schnell einsetzende Unmut war den französischen Wissenschaftlern unverständlich: Nicht die Ergebnisse waren von Belang, sondern die Eleganz des theoretischen Konzepts.

Schließlich weiß jeder Wissenschaftler aus eigener Erfahrung, daß sogar dann, wenn eine Studie nach allen Regeln der Kunst durchgeführt worden ist, bei der Akzeptanz der Ergebnisse die kulturellen Vorurteile voll durchschlagen. Kommt die Arbeit beispielsweise aus Italien, ist die Chance gering, daß sie irgendeinen Einfluß auf den Gang der Wissenschaft hat, selbst wenn sie in einer amerikanischen Zeitschrift publiziert wird. Sogar englische Forscher, die immerhin die gleiche Sprache sprechen, haben bisweilen Schwierigkeiten, in den USA Gehör zu finden, weil auch ihr Beitrag als »ausländisch« abqualifiziert wird, was gleichbedeutend ist mit minderwertig.

Schlußfolgerungen, die aus einer Studie gezogen werden, können sich so sehr unterscheiden, daß die gleichen Ergebnisse in einem Land als Fortschritt gewertet werden und in einem anderen als fatal. Wenn eine Behandlungsmethode tödliche Nebenwirkungen bei zwei von hundert Patienten hat, kann dies in Italien als ausgezeichnet und in den USA als hinnehmbar gewertet werden, während die Methode in England damit erledigt ist. Umgekehrt kann eine Todesrate nach Gabe eines bestimmten Medikaments von eins auf 10 000 Verordnungen in England toleriert werden, während das Präparat in den USA verboten wird.

Bei Studien über Antibabypillen interessiert amerikanische

Ärzte das Risiko der Schwangerschaft, ihre französischen Kollegen das Risiko der Pille. Amerikanische Gynäkologen nutzen jede Gelegenheit zum Kaiserschnitt, während französische Frauenärzte ihn fast um jeden Preis zu vermeiden suchen. Bei Krebsbehandlungen messen amerikanische Ärzte den Erfolg an der Verlängerung, französische an der Verbesserung des Lebens, selbst wenn es kürzer währt. Kein französischer Gynäkologe würde einer Frau die Brust entfernen, nur um ihr Leben für ein paar Monate zu verlängern. Bei der Bewertung von Ergebnissen nach Krebsoperationen spielt die Ästhetik in Italien und Frankreich eine Rolle, die Skandinavier oder Amerikaner nicht nachvollziehen können. Umgekehrt halten die Franzosen Facelifting für albern, weil die französische Frau im Alter an Status gewinnt. In den USA ist Facelifting der häufigste Eingriff der kosmetischen Chirurgie.

So zeigen sich hinter der glänzenden Fassade einer hochtechnisierten und scheinbar streng objektiven Kriterien folgenden Medizin die erstaunlichsten Unterschiede. Sie wurzeln in uralten kulturellen Mythen und Gewohnheiten, die immer da waren und immer dasein werden. Medizin ist eben in ihrem innersten Wesen vielmehr Teil der Kultur als der Wissenschaft. Noch immer ist sie vor allem *Heilkunst*.

Es ist Kennzeichen der technisch-wissenschaftlichen Medizin, daß sie den Blick dafür um so mehr verloren hat, je mehr sie in Spezialgebiete zerfallen ist. Natürlich funktioniert eine Gamma-Kamera in Neuguinea ganz genauso wie in Dortmund, Dallas oder Moskau. Aber die Anforderungen an die Medizin und das ärztliche Handeln sind in gleichem Maße mehr als eine Sammlung und Registrierung Dutzender von Details, wie der Mensch mehr ist als die Summe seiner Organe.

Nach einem Jahrhundert der immer schneller vorangetriebenen Spezialisierung ist die Besinnung auf das holistische Konzept einer ganzheitlichen Wahrnehmung von Patient und Krankheit unumgängliches Postulat einer neuen Medizin. Immerhin bemühen sich Wissenschaften wie die junge Disziplin der Psychoneuroimmunbiologie um die Erforschung von Vorgängen, die bislang als nicht erforschbar, weil nicht meßbar, galten.

Im Mittelpunkt einer gewandelten Medizin hat nichts anderes zu stehen als der Patient. Nicht das, was machbar ist oder technisch neuester Stand muß Ärzten handlungsleitend sein. Ausschlaggebend für jede ärztliche Entscheidung kann nur sein, was dem Kranken nützt, und vor allem, was er selber will. Um dies herauszufinden, werden die Ärzte wieder hervortreten müssen hinter ihrer Wand aus Geräten und digitalen Armaturen, um mit dem Patienten zu reden. Erstaunt werden sie dann feststellen, wie wenig diesem an den letzten wissenschaftlichen Kongreßergebnissen liegt und wieviel an dem Gefühl, verstanden zu werden.

Über hundert Jahre hat sich die Medizin damit beschäftigt, jedes einzelne Organsystem zu analysieren, zu untersuchen und seiner Behandlung ein eigenes Fach zu widmen. Doch der Mensch ist mehr als die Summe seiner Organe, Teile und Funktionen. Nicht mehr nur den einzelnen Teilen, sondern diesem »mehr« gerecht zu werden, ist die Aufgabe der Medizin der Zukunft.

Abkehr vom Interventionismus

Viel mehr als Manager, Kaufleute oder Politiker sind Ärzte »Macher«. In geheimnisvoller Weise hat sich das Spektrum des ärztlichen Repertoires verschoben hin auf die Aktion um jeden Preis. Nur das Tun gilt in der Medizin als aussichtsreich, selten das Unterlassen. Die Rechtsprechung trägt dem Rechnung. Viel häufiger werden Ärzte wegen Unterlassung vor Gericht gezogen als wegen falscher Behandlung. Guten Gewissens etwas Sinnloses zu tun gilt Richtern allerorten als ehrenhafter als das Nichtstun, selbst wenn es in bester Absicht geschehen ist und dem Patienten Belastungen erspart hat.

In der Forschung glänzen kann man nur mit Untersuchungen, die neue Methoden zeigen, nicht aber mit solchen, die die Nutzlosigkeit eingeführter Verfahren beweisen. Genährt wird der ausufernde Interventionismus in der Medizin obendrein durch eine Gebührenordnung, die therapeutische Verfahren um so besser honoriert, je eingreifender sie sind. Dies erklärt die generell höheren Einkommen operativ tätiger Ärzte gegenüber ihren Kollegen aus den sogenannten »konservativen« Fächern und fördert, wie schon weiter oben gezeigt, eine allmähliche Hinwendung ebendieser konservativen Fächer zu eingreifenderen (invasiven) Verfahren. Wenn sich diese Tendenz fortsetzt, wird es bald keinen Arzt mehr geben, der nicht schon bei der Begrüßung des Patienten irgendein Gerät in der Linken hält, mit dem er ihm alsbald zu Leibe rückt.

So präsentiert sich die Medizin heute als eine einzige hektische Abfolge von Verrichtungen. Unablässig wird in unseren Kliniken und Praxen gemacht und getan, untersucht und getestet, gespritzt und gezapft, gefilmt und photographiert, dokumentiert und befundet. In großen Kliniken füllen allein die Akten mit Berichten der Krankenhausärzte untereinander Archivregale von Kilometerlänge. Als ein englischer Arzt einige Tage in der Praxis eines deutschen Allgemeinarztes hospitierte, berichtete er verwundert nach Hause, der Kollege sei so hektisch in der Praxis herumgesprungen, daß er ihm vorgekommen sei wie »a white rabbit« (ein weißes Karnickel).

Der Interventionismus in der Medizin nimmt um so stärker zu, je mehr unsere Ärzte unter den Einfluß amerikanischer Schulen geraten. Die Vereinigten Staaten sind die Domäne einer geradezu hemmungslosen Aktionswut in der Medizin. Die Frequenz von Bypass-Operationen des Herzens ist sechsmal höher als in England. Bei gleicher statistischer Häufigkeit von Brustkrebs wird die Amputation der weiblichen Brust in den USA dreimal sooft vorgenommen wie in Schweden. Der Kaiserschnitt ist die häufigste Operation in den USA und wird nahezu routinemäßig durchgeführt. Der zweithäufigste Eingriff ist die »Hysterektomie« genannte Entfernung der weiblichen Gebärmutter, die von europäischen Gynäkologen als »chirurgisches Geburtstagsgeschenk« bespöttelt wird, weil amerikanische Frauenärzte sie jeder Frau bei Erreichen des 40. Lebensjahres vorschlagen. Europäische Gynäkologen sind gerade mit diesem Eingriff in den vergangenen Jahren immer zurückhaltender geworden. Eine europäische Frau, so beschreibt Lynn Payer die Unterschiede, muß in Italien auf ihre Handtasche, in den USA aber auf ihren Uterus achtgeben, den sie verliert, wenn sie sich nur mit den geringsten Bauchschmerzen in einem Krankenhaus meldet.

Diese zur Routine gewordene Gebärmutterentfernung ist typisches Beispiel für die »prophylaktische Chirurgie«, deren Zielorgan nicht das kranke Organ ist, sondern bereits jenes, das krank werden könnte. Der Check-up, mit dem Patienten sich regelmäßigen Inspektionen genauso unterziehen wie ihr Auto, ist ein weiteres Beispiel für das hochgradig mechanistisch-interventionistische Medizinverständnis. So wird in den USA fortlaufend gecheckt, getestet, vor allem immer mehr operiert: Brüste werden abwechselnd vergrößert und verkleinert, Gesichtsfalten gestrafft, Fettpolster abgesaugt und so fort.

Im Mittelpunkt des amerikanischen Medizinbetriebs stehen Ärzte, die sich nicht als Heiler, sondern als Kämpfer sehen. Für amerikanische Ärzte ist der Dienst am Patienten Fronteinsatz, in dem nicht Patienten behandelt, sondern Krankheiten besiegt werden. Wenn amerikanische Fernsehsender über Medizin berichten, ist immer nur die Rede von »fight« und »battle« und von »heroes«. Am deutlichsten wird das medizinische Yankee-Verständnis in der Krebstherapie. Krebs wird in Amerika nicht geheilt, sondern »bekämpft« und »geschlagen« wie eine Mannschaft auf dem Baseballfeld. Zum regelmäßigen Repertoire der »New York Times« gehören Bilder von bleichgesichtigen, aber strahlenden Patienten, die nach Art der Bomberpiloten mit hochgestrecktem Daumen aus dem Bett grüßen. Darüber stehen Schlagzeilen à la: »Wie ich den Krebs besiegte!« Solche Patienten nennt man »victors«. Diejenigen, bei denen die Therapie nicht hilft oder zu spät kommt, stehen nicht in der Zeitung. Sie gehen vielmehr mit einem unausgesprochenen Schuldvorwurf ins Grab. »He failed chemotherapy«, beschreibt nicht so sehr das Versagen der Arznei als des Patienten. Wer sich drückt beim großen Kampf, so die verklausulierte Botschaft, dem ist eben nicht zu helfen.

Die Frage nach dem Sinn und Unsinn des mechanistisch-interventionistischen Medizinverständnisses wäre letztlich ein Problem für Wissenschaftstheoretiker, käme ihr nicht eine so immense volkswirtschaftliche Bedeutung zu. Denn der hektische Aktivismus unserer Medizin, die nur tun und niemals lassen darf, wird in Kombination mit der oben beschriebenen »Einzelleistungsvergütung« zu einer geradezu unbezähmbaren Kostentriebfeder. Ihre Spannung wird aus einem nur noch schwer entwirrbaren Geflecht von Antrieben, Motivationen und Zwängen gespeist.

Der Arzt muß unentwegt tätig werden, weil das mechanistische Medizinverständnis die zuwartenden Handlungsalternativen systematisch in den Hintergrund hat treten lassen. Nur der, der macht, darf sich in Übereinstimmung mit der Schulmedizin wähnen. Die Rechtsprechung folgt der Schulmedizin und überantwortet im Klagefall den Arzt, der aus den zu Gebote stehenden therapeutischen Möglichkeiten auch nur eine ausgelassen hat, strafrechtlicher Sanktionierung. Je mehr unsere Rechtsanwälte das Arzthaftungsrecht als Marktlücke erkennen, um so stärker wird der Aktionismus für den Arzt zur rechtlichen Notwehr. Er muß dann tun, weil er juristisch nicht lassen darf.

Und schließlich können Apparate nur ausgelastet werden, indem man sie nutzt. Bezahlt macht sich nur die Angiographie-Kamera, die häufig klickt, und nicht jene, die unter einer Plastikhaube in der Ecke steht. Dem Arzt, der in seiner Praxis von Hochtechnologie umgeben ist, wird die Vorstellung von ganzheitlicher Medizin und mehr Gelassenheit zur romantischen Phantasie. Wo sechs- oder siebenstellige Investitionen im Jahresrhythmus abgeschrieben werden müssen, wird hippokratische Tugend zur Schußfahrt in die Pleite.

Und schließlich ist die einzelne ärztliche Leistung, so unglaublich dies in Politikerohren auch klingen mag, nicht nur im internationalen Vergleich unglaublich schlecht bezahlt, die einzelne Leistung sinkt auch im Vergleich zu den Lebenshaltungskosten fortwährend in der Honorierung. Amerikanische Ärzte sind erstaunt darüber, wieviel ein deutscher Kollege für fünf Dollar arbeiten muß. Eine Designer-Brille von Porsche oder Armani kostet je nach Gläserart bis zu 1500 Mark. Für den entscheidenden Part der Brillenglasbestimmung erhält ein deutscher Augenarzt nicht einmal 20 Mark. Dies ist noch passabel im Vergleich zu anderen Leistungen, die in Pfennigbeträgen abgerechnet werden. Nur der, der rastlos tätig ist und die einzelnen Leistungen in kürzestmöglicher Zeit erbringt, hält seinen Umsatz oder vermag ihn gar zu steigern.

So hat sich in Deutschland unter den Bedingungen einer industriellen Medizin ein ganz spezifischer Modus der Arzt-Patienten-Beziehung entwickelt: der Arztkontakt, in den bei immer kürzerer Zeit immer mehr Leistungen gepreßt werden. Zwischen 20 Sekunden und vier Minuten kommen sich in manchen Disziplinen Arzt und Patient nahe, und in dieser Zeit werden bis zu 30 unterschiedliche Leistungen durchgeführt und abgerechnet. Da bleibt für das Gespräch oft kaum Zeit, und manchmal ergeben sich auch Mißverständnisse. Gern kolportiert wird die Anekdote vom Postboten, der in einer Orthopäden-Praxis ein Einschreiben abgeben will und sich plötzlich in einer »Glisson-Schlinge« genannten Streckvorrichtung wiederfindet.

Nur aus ökonomischen Zwängen läßt sich erklären, daß nirgendwo die Arztkontakte kürzer sind als hierzulande und nirgendwo so viele Verrichtungen am Patienten vorgenommen werden wie bei uns. Und da der einzelne Besuch nur wenige Minuten währt, muß der Patient eben häufiger kommen: rund zwölfmal pro Jahr sieht der Deutsche seinen Arzt und damit rund dreimal so häufig wie der Amerikaner (4,7 mal pro Jahr) und mehr als doppelt so häufig wie der Franzose (5,2 mal pro Jahr), bei dem der Arztkontakt ohnehin ganz anders verläuft als hierzulande.

Wenn ein französischer Patient seinen Arzt besucht, ist das medizinische Interesse oft nur Vorwand. Statt eines Feuerwerks technischer Leistungen steht im Mittelpunkt ein schon bei der Begrüßung beginnendes Palaver, das manchmal eine Stunde währt. Abgehandelt werden zunächst vordringliche Themen wie die Geliebte des Bürgermeisters, der Geburtstag des Pfarrers oder die Party des Notars und eher am Rande auch die Beschwerden des Patienten. Am Ende der Konsultation steht ein Rezept, die Verordnung einer Kur in einem der

69 staatlich anerkannten französischen Bäder oder auch eine Verabredung im Restaurant. Deutsche Ärzte sind immer wieder verblüfft, wie wenig ihre französischen Kollegen in der Praxis überhaupt machen. Zum Schaden der Patienten kann es nicht sein: Die Lebenserwartung der Franzosen ist bei aller Neigung zur Völlerei traditionell höher als die ihrer Nachbarn.

Wann immer demgegenüber ausländische Ärzte in deutschen Praxen hospitieren, fällt ihnen die enorme Leistungsdichte ebenso auf wie die der deutschen Vorliebe für Autorität und Führung entsprechende streng hierarchische Organisation der Arzt-Patienten-Beziehung. Beim Eintritt der weißgekleideten Respektsperson nimmt der Deutsche Haltung an; gesammelt und mit Andacht empfängt er die Weisung seines Arztes. Nur durch diese klar geordneten Strukturen ist es überhaupt möglich, soviel Medizin in sowenig Zeit unterzubringen. Jeder Praktiker kennt dabei den »Türklinkeneffekt«: Erst in der schon halbgeöffneten Ausgangstür traut sich mancher schüchterne Patient, sein eigentliches Anliegen vorzubringen.

Mitunter läuft das auf Hochleistung gepolte System auch heiß. Regelmäßig ist dies der Fall, wenn Befunde durch starke psychische Überlagerung »verunklärt« werden. Noch immer gilt die Feststellung einer psychosomatischen oder psychischen Störung in vielen Fächern als sogenannte »Ausschlußdiagnose«. Das bedeutet, daß erst alle möglichen organischen Ursachen zweifelsfrei abgeklärt und ausgeschlossen sein müssen, bevor die psychiatrische Diagnose gestellt werden darf. Dies soll den Patienten vor vorschneller Psychiatrierung schützen, die in Deutschland noch immer als Makel gilt, denn während die Behandlung durch den Psychotherapeuten in den USA zum Statussymbol geworden ist, blieb sie hierzulande ein schwerwiegendes Karrierehindernis. In der Praxis verkehrt sich der gutgemeinte Ansatz jedoch oft ins Gegenteil. Da wird der Patient einer ausufernden Organdiagnostik unterzogen, die manchmal viele tausend Mark verschlingt, bevor jene Diagnose gestellt werden darf, die eigentlich gleich zu Anfang klar war.

Besonders gefürchtet sind Patienten mit der als »Münchhausen-Syndrom« bezeichneten Störung, die aus intensiver ärztlicher Zuwendung Lustgewinn beziehen und sich unter Vorspiegelung ständig neuer Beschwerden notfallmäßig reihum in alle Krankenhäuser der Region einliefern und als scheinbar ideale Patienten selbst die belastendsten Eingriffe klaglos über sich ergehen lassen. Manche dieser armen Tröpfe – meistens sind es Frauen – sind auf solchen Tourneen eines gut Teils ihrer Bauchorgane verlustig gegangen, bevor ein erfahrener Chirurg die für den Patienten lebensgefährliche psychische Störung erkennt und sie offiziell festzustellen wagt.

Die Modellvorstellung des alten Menschen

Vor allem gerät die Maschinerie auf Hochtouren, wenn Organfunktionen gestört und doch normal sind: bei den Alten und Hochbetagten. Hier verleitet der Ausfall oder die Schwächung von Organfunktionen regelmäßig zu Überdiagnostik und insbesondere medikamentöser Übertherapie, obwohl bei einem 80jährigen eine reduzierte Herzleistung eben nicht pathologisch, sondern normal ist. Statt dessen werden nur allzuoft altersbedingte Funktionseinschränkungen als »Krankheit« registriert, die folgerichtig auch behandelt werden müssen. Da sich aber die Herz-Kreislauf-Parameter eines Greises beim besten Willen nicht auf das Niveau eines 30jährigen bringen lassen, werden oft aufwendige, belastende und unsinnige Kostenspiralen in Gang gesetzt.

Verübeln kann es den Ärzten eigentlich niemand, denn in der universitären Ausbildung wird Medizin immer noch anhand der Modellvorstellung junger Erwachsener gelehrt, bei denen Krankheiten stets nur einzeln (»monomorbide«) vorkommen und das Behandlungsziel in »der Wiederherstellung der am statistischen Durchschnitt meist jugendlicher Erwachsener abgeleiteten Normalität, also in der völligen Gesundheit gesehen wird«, wie die Sachverständigen in ihrem Gutachten 1990 kritisieren. In allen Lehrbüchern findet sich stets nur dieser Patiententypus, der vom klinischen Alltag um so stärker abweicht, je älter die Bevölkerung wird.

Die einzige Abweichung vom jugendlichen Idealtypus, die die klinische Medizin vermittelt und zu akzeptieren scheint, sind Säuglinge und Kleinkinder. Für sie gibt es nicht nur ein eigenes Fach, die Pädiatrie, sondern in den Krankenhäusern besondere Säuglings- oder Kinderkrankenschwestern, Spielzimmer und spezielle Unterbringungsmöglichkeiten für Angehörige (Mutter-Kind-Zimmer).

Sind die Patienten einmal erwachsen, gilt für sie die gesundheitliche Meßlatte der vollen Reife der Strukturen und Funktionen, die etwa um das 30. Lebensjahr herum erreicht ist. »Von da an«, so schreiben die Sachverständigen, »kommt es zu einer fortschreitenden Funktionseinbuße der verschiedenen Organe. Dieser schicksalhaft ablaufende Prozeß wird als Altern bezeichnet.«

Diese Tatsache trifft unsere Ärzte schlecht gerüstet. Erst allmählich setzt sich die Erkenntnis durch, daß die Medizin sich auf das letzte Ende der biologischen Lebensspanne genauso differenziert einstellen muß wie auf den Anfang. Zwar werden im Jahre 2000 nur elf Prozent aller Kranken jünger als 20 Jahre alt sein, während die über 55jährigen dann mehr als die Hälfte stellen, dennoch gilt die Geriatrie (Altersheilkunde) ebenso wie die Gerontologie (Alternsforschung) an deutschen Universitäten nach wie vor als Stiefkind. Nur langsam kommt die Einrichtung geriatrischer Lehrstühle in Gang, und obwohl Allgemeinärzte, Internisten, Gynäkologen, Neurologen und andere Spezialisten schon jetzt 40 bis 50 Prozent ihrer Zeit mit alten Menschen verbringen, wird in der Weiterbildung dieses Alterssegment nur selten gesondert behandelt.

Denn auch die Geriatrie verlangt eine Abkehr vom ärztlichen Interventionismus. Genau wie in der Pädiatrie die ärztliche Aufgabe hauptsächlich in der Beobachtung der kindlichen Entwicklungsstufen besteht, gilt es auch in der Geriatrie, Alterungsprozesse von wirklichen Krankheiten abzugrenzen und stets so schonend wie möglich zu behandeln. Das Ziel ist nicht die möglichst schnelle und durchgreifende Behandlung oder gar die Wiederherstellung, sondern vielmehr, den Patienten so lange wie möglich zu Hause behalten zu können in seiner eigenen Umgebung und ihn im Erlebnis des zunehmenden Versiegens der Körperkräfte zu begleiten.

Genau dies jedoch fällt vielen Ärzten schwer. Daß der Säugling nur auf allen vieren krabbelt, gilt als altersentsprechend, die Fortbewegung des am Stock gebeugten Greises jedoch als Krankheit. Allein im peniblen Registrieren und Dokumentieren jeder Verschlechterung des Kreislaufs, der Durchblutung, Harnausscheidung und Leberfunktion werden Millionen von EKGs geschrieben und Untersuchungen durchgeführt, viele davon ohne jegliche therapeutische Konsequenz.

Hier äußert sich die Hilflosigkeit von Ärzten, die nicht akzeptieren können, daß jedes Leben Grenzen hat und ein Mensch auch sterben muß, ohne jemals krank gewesen zu sein. Um den Paradigmenwechsel zu einer Medizin vollziehen zu können, die sich an den Bedürfnissen einer immer älter werdenden Bevölkerung orientiert, werden die Ärzte lernen müssen, daß nicht der dem alten Menschen ein guter Helfer ist, der energisch zupackt, sondern der, der ihm die Batterie der blitzenden Apparate vom Leibe hält.

Einführung der Ökonomie

Kaum eine Bewußtseinsänderung fällt jedoch den Ärzten schwerer als die Einführung der Ökonomie in das medizinische Wertsystem. Im Gegenteil: Zwar stehen die Ärzte im Zentrum von »The World's Biggest Business« (Economist), leugnen aber in einer merkwürdigen Realitätsverkennung, daß es sich überhaupt um ein Geschäft handelt. Arnold Relman, der 14 Jahre lang das renommierte »New England Journal of Medicine« herausgegeben hat, führte in einem seiner letzten Editorials betroffen Klage über das Vordringen von Geschäftsmethoden und -vokabular in die Medizin, in der Begriffe wie »Profit«, »Management« oder sogar »Marketing« nichts zu suchen hätten. Auch in Deutschland, so beklagte der Sachverständigenrat 1990, stünden große »Teile der Ärzteschaft der Kritik am aktuellen Leistungsgeschehen sowie der Notwendigkeit einer ökonomischen Analyse der medizinischen Versorgung weitgehend verständnislos und einer ökonomischen Betrachtung des Gesundheitswesens unter Kosten-Nutzen- und Effizienzgesichtspunkten ablehnend gegenüber«.

Die Verleugnung und Verdrängung ökonomischer Kriterien bei Ärzten ist nicht nur blauäugig und gefährlich, sondern unverständlich angesichts des klinischen Alltags. Da hat jeder Arzt mit ökonomischen Abwägungen zu tun, deren einziger Unterschied zum üblichen Geschäftsbetrieb allenfalls darin bestehen mag, daß sie nicht immer nur nach Finanzkriterien getroffen werden, sondern in Ressourcen oder immateriellen Werten. Der emotionale Widerstand gegen jegliche Aufwand-Nutzen-Abwägung beginnt jedoch, längst bevor die monetäre Ebene überhaupt erreicht ist.

Wer als Arzt in der eigenen Praxis tätig ist, hat noch den unmittelbarsten Zugang zum Gesetz von Soll und Haben. Die Leistung mißt er im »Umsatz«, was übrigbleibt, nennt er »Gewinn«, und das Verhältnis zwischen beiden ist die »Rendite«. Alle drei Parameter sind in Zahlen zu erfassen und in Finanzparametern zu beschreiben.

Das »Triage« genannte Prinzip der Einordnung von Verletzten im Katastrophenfall in eine an den Überlebenschancen orientierte Präferenzenliste jedoch wird von vielen Ärzten abgelehnt, weil es unethisch sei, sich um die Todgeweihten nur noch lindernd zu bemühen. Argumentiert wird in der Debatte mit einer falschen Fragestellung. Nicht »Wen läßt man ohne Hilfe sterben?« muß sie lauten, sondern »Wie erzielt man mit den zur Verfügung stehenden Mitteln den größten Nutzen?«.

Auf der Ebene der stationären Versorgung geht es ebenfalls um die Verteilung scheinbar wertneutraler Ressourcen, die als ökonomische Entscheidung auf Anhieb nicht erkennbar wird. Bei Überfüllung oder Bettenmangel trifft der Arzt unter seinen Patienten die Auswahl, wer zuerst aufgenommen oder wer entlassen werden muß. Herrscht an Schwestern Mangel, wird entschieden, welche Operation am dringlichsten ist oder welche noch warten kann. In ökonomischer Betrachtung wird also die Begrenztheit der materiellen Kapazitäten ausgeglichen mit einem Mehrverbrauch an Zeit.

Bei den meisten Untersuchungsgängen ist es umgekehrt: Hier werden generell die schnellsten Verfahren bevorzugt, nicht um materielle Ressourcen, sondern Zeit zu sparen. Denn daß Zeit Geld ist, gilt nirgendwo so sehr wie in der Medizin.

In Gremien wie der Deutschen Forschungsgemeinschaft wird, wenn es um die Zuteilung von Mitteln für biomedizinische Forschung geht, von Wissenschaftlern entschieden, wer wieviel wofür bekommt. Der Entscheidung geht eine rein ökonomische Abwägung voraus: Ist der Wert der zu erwartenden Ergebnisse dem Förderungsaufwand angemessen?

Auf der höchsten Ebene, der politischen, wird entschieden über die Wertigkeit staatlicher Ziele; hier konkurriert das Gesundheitswesen mit der Verteidigung und dem Umweltschutz. Nicht was die neue Klinik kostet, steht zur Debatte, sondern ob man statt dessen den Jäger 90 oder neue Kläranlagen baut.

Genaugenommen geht es in der Gesundheitsökonomie am wenigsten um Geld; es ist fast das einzige, von dem genug da ist. Es geht um die Abwägung von Aufwand und Nutzen, um den »Begriff des Notwendigen«, wie es im Sachverständigengutachten 1990 heißt, und um die Begründung für den Mittelaufwand nach Höhe und Verteilungsschlüssel.

Im Wege steht den Ärzten, dies muß man ihnen zugute halten, stets die auf den Einzelfall fixierte Sicht. Tatsächlich kann die Debatte über das Verhältnis von Aufwand und Ertrag der Hochleistungsmedizin nicht geführt werden im Angesicht eines an Leib und Leben bedrohten Patienten, der der Hilfe dringend und sofort bedarf. Wenn, wie Walter Krämer schreibt, das Unfallopfer blutend auf der Straße liegt, ist dies für Betrachtungen zum Kosten-Nutzen-Verhältnis unseres Rettungswesens kaum der richtige Zeitpunkt. Das Arbeitsmittel der Gesundheitsökonomie ist die Statistik und das eigentliche Problem die Bewertung der Leistung – jenes Produkts also, das, wie zu Eingang dieses Buches beschrieben, kaum zu definieren und noch schlechter zu quantifizieren ist. Gesundheitsökonomie feilscht nicht mit dem Patienten über den Preis seiner Operation. Sie versucht herauszufinden, welchen Nutzen ein bestimmtes Verfahren im Verhältnis zum Aufwand dem Patienten wirklich bringt.

Je mehr dies gelingt, um so deutlicher tritt zutage, daß der Modus der Verteilung von Ressourcen im Gesundheitswesen bestenfalls historischen, in der Regel jedoch nur zufälligen Kriterien gehorcht. Denn anders läßt sich nicht erklären, daß der Mensch – rein gesundheitsökonomisch gesehen – aus einem Gebiß besteht, an dem noch neben zwei Armen und zwei Beinen ein paar Organe hängen.

Getroffen werden müssen die Entscheidungen auf einer möglichst hohen Ebene unter Herstellung und dauernder Prüfung eines gesamtgesellschaftlichen Konsenses. Es geht dabei nicht, auch dies ein häufiger Fehler, vordergründig um die Erzielung irgendeines Spareffekts. Ökonomie an sich ist wertfrei. Es geht darum, überhaupt erst plausibel zu machen, was an unserem Gesundheitssystem so teuer geworden ist und warum es auch in Zukunft kaum jemals billiger werden dürfte: In allen OECD-Staaten korreliert das Wachsen der Gesundheitsausgaben mit dem Wohlstandsanstieg – je reicher die Gesellschaft wird, um so teurer wird auch die Gesundheit. Gerade weil dies so ist, müssen die Ärzte ökonomisch argumentieren – sie sind die einzigen, die die Erfordernisse der Medizin und die Zwänge des Budgets zur Vereinbarung bringen können.

Wenn sie dies nicht tun, sondern darüber hinaus ökonomische Entscheidungskriterien in der Medizin explizit ablehnen, erreichen sie nur, daß die Debatte ohne sie geführt werden muß und wird. Wer aber sollte sonst den Sinn des Medizinbetriebs erklären, wenn nicht die Ärzte? Der Mediziner, der inmitten eines mit unaufhörlicher Dynamik expandierenden Milliardenmarkts vor den volkswirtschaftlichen Auswirkungen seines Handelns die Augen verschließt, ist seinen Patienten und ihren Bedürfnissen ein schlechter Anwalt.

Denn die dunkle Seite der gesundheitsökonomischen Debatte ist die Rationierung. Schon heute muß – die Knappheit der Mittel läßt keine andere Wahl – Gesundheit in vielen westlichen Ländern rationiert werden. In England erhalten Patienten, die jenseits des 55. Lebensjahres niereninsuffizient werden, keinen Dialyseplatz mehr, in den USA zeigt sich Rationierung in Form einer zu klein gewordenen Versicherungsdecke, unter der nicht mehr alle Platz haben: Auf 35 Millionen ist die Zahl der Amerikaner angewachsen, die ohne jeden Versicherungsschutz auskommen müssen. Nun soll im US-Bundesstaat Oregon das Medicaid-Programm, eine Art medizinischer Sozialhilfe, auf die unbedingt lebenswichtigen medizinischen Eingriffe zurückgestutzt werden, um den durchs soziale Netz Gefallenen wenigstens eine minimale Sicherung zu geben.

Je knapper die Mittel werden, dies wird immer deutlicher, um so mehr kommt es auf die Ärzte an. Die ökonomische Begründung der Mittelverwendung wird zum ärztlichen Beitrag zur Bedarfsgerechtigkeit.

So manifestiert sich der Wandel unseres Medizinverständnisses darin, daß zwei Paradigmen in den Hintergrund und zwei andere an ihre Stelle treten. Nicht mehr ausschließlich nur die Wissenschaft mit ihrem Spezialistentum wird fortschrittsbestimmend sein, sondern die Bedürfnisse einer Arzt-Patienten-Beziehung, die über den hochtechnisierten Zwei-Minuten-Kontakt hinausreicht. Dem hektischen Interventionismus setzt eine geänderte Modellvorstellung Grenzen, die mehr der natürlichen Alterung Rechnung trägt als den überbordenden Möglichkeiten der Apparatemedizin. Der Patient der Zukunft ist älter, und er braucht eine andere Art von Medizin. Und schließlich werden die Ärzte wieder lernen müssen, die Belange ihrer Patienten auf einem für sie fremd gewordenen Forum zu vertreten: in der gesundheitsökonomischen Debatte und damit in der Politik. Am Ende der Erschütterungen, unter denen der Sozialstaat in den Fugen ächzt und kracht, tritt hinter dem zum Gesundheitsingenieur mutierten Wissenschaftler wieder der Arzt hervor.

Wege aus der Krise

Geregelter Markt statt ungeregelter Politik

Zwingt die unausweichliche Neuorientierung der Gesundheitssysteme unsere Ärzte zu manchem Wandel, so zeigen die Wegweiser für die Politiker in eine andere Richtung: Rückzug ist das, womit sie dem System am meisten nützen könnten. Ähnlich wie in vielen Bereichen der klinischen Medizin herrscht auch in der Gesundheitspolitik ein hemmungsloser Interventionismus.

Kaum ein Bereich des öffentlichen Lebens ist so geregelt und von Vorschriften, Auflagen und Verordnungen eingegrenzt wie das Gesundheitswesen, in dem ständig verordnet, bestimmt und verfügt, erlassen und novelliert wird. Die unüberschaubare Zahl der politischen Eingriffe haben es zu einem schwer entwirrbaren Dickicht von Vorschriften und Gesetzen gemacht. Nimmt man von ihnen nur die wirklich relevanten der letzten zwei Jahrzehnte, kommt man auf nicht weniger als 148. Addiert man die Kommentare und Ausführungsbestimmungen, füllt des Gesetzgebers ordnender Wille mittlerweile eine Bibliothek. Selbst Gesundheitspolitiker blicken durch den selbstgeschaffenen Verordnungswust kaum mehr durch.

Dabei werden immer wieder Interventionsspiralen in Gang gesetzt, weil jeglicher staatlichen Regulierung regelmäßig mit Ausweichmanövern und Umgehungspraktiken die Wirkung genommen wird. Das ist zwar auch in anderen Bereichen so, aber im Gesundheitswesen sind diese Spiralen ganz besonders teuer. So folgt einem »Krankenversicherungs-Kostendämpfungsgesetz« (1977) bald das »Kostendämpfungs-Ergänzungsgesetz«, an das »Krankenhaus-Kostendämpfungsgesetz« (1982) schließt sich das »Gesetz zur Neuordnung der Krankenhausfinanzierung« (1985) an und bald darauf die »Verordnung zur Regelung der Krankenhauspflegesätze« (1986). Da diese Gesetze die eigentlichen Ursachen der Fehlentwicklung, die falschen Anreizstrukturen, nicht beseitigen, werden unausweichlich immer weitere gesetzliche Eingriffe erforderlich, solange das Gesamtsystem nicht in seinen Grundlagen geändert wird.

Der Erfindungsreichtum der Politiker bei der Kontrolle des Gesundheitswesens ist unerschöpflich. Nicht weniger als 57 verschiedene Varianten der Steuerung, Regulation und staatlichen Lenkung sind, so hat der »Economist« gezählt, weltweit in Gebrauch. Aber der nahezu regelmäßige Fehlschlag der Gängelung durch politische Vorgaben ist eines der wenigen wirklich internationalen Kennzeichen der Medizin: Die Gesundheitskosten steigen in allen Ländern, und sie entwickeln sich stets anders als von den Politikern beabsichtigt.

Der Grad der Politisierung hängt jeweils direkt mit der Leistungsfähigkeit des Systems zusammen. Warum das so ist, beschreibt der »Kronberger Kreis«, eine Versammlung von Wirtschaftswissenschaftlern, zu der Experten wie Wolfram Engels, Walter Hamm oder Carl Christian von Weizsäcker gehören. In der Analyse »Mehr Markt im Gesundheitswesen« heißt es:

»Überall dort, wo Leistungsprinzipien außer Kraft gesetzt werden, geht dies mit einer Politisierung des Systems einher: Es ist eine politische Festlegung dessen erforderlich, was als versorgungswürdiges Bedürfnis zu gelten hat. Für die Individuen wird es damit reizvoll, bei der Festlegung des Bedürfniskataloges ihre Interessen durch Politiker einzubringen, ihre Bedürftigkeit hervorzuheben und zu versuchen, sich der Belastung durch Beiträge soweit wie möglich zu entziehen. Das Ergebnis ist die die finanziellen Möglichkeiten des Systems sprengende Anspruchsinflation, welcher der Staat mit immer neuen Kontrollen und Regulierungen begegnen muß. Die

Politisierung des Systems führt weiter dazu, daß Gleichgesinnte sich zur Stärkung ihres Interesseneinflusses in Gruppen zusammenschließen. Folgerichtig ist das Gesundheitswesen ein Tummelplatz der in Verbänden, Gewerkschaften und öffentlich-rechtlichen Körperschaften organisierten Interessenten. So wird aus Wohltat Plage.«

Die Plage bekommt mittlerweile jeder zu spüren. Am direktesten reagieren noch die Patienten. Sie versuchen im Zickzack der sich stetig ändernden Gesetze ihr Schäfchen jeweils vor der nächsten Änderung ins trockene zu bringen. Deshalb folgt jeglicher Ankündigung einer Gesetzesnovelle ein Nachfrageboom im regulierten Sektor in Form der berüchtigten »Vorwegnahmeeffekte«, mit denen der mögliche Sparertrag eines Gesetzes abgeschöpft wird, noch bevor es überhaupt in Kraft getreten ist.

Bei den Ärzten äußert sich der Regelungsdruck in einer überbordenden Bürokratisierung, die der Arbeit am Patienten immer mehr Zeit entzieht. Ständig steigt die Flut von An- und Rückfragen, Begründungen und Bescheinigungen, Attesten, Befundberichten, Mitteilungen und gutachterlichen Stellungnahmen. Mit ihnen halten Krankenkassen, Versicherungen, Berufsgenossenschaften, Ämter und Behörden, Sozialgerichte und Rechtsanwälte die Ärzte selbst dann noch in Trab, wenn die befundeten Patienten längst versorgt oder untersucht, geheilt oder entlassen sind. In aller Regel entfällt in der klinischen Medizin heute schon mehr Zeit und Arbeit auf den Schriftverkehr als auf die Bemühungen um und an dem Patienten selbst. Mancher Arzt fragt sich seit langem, warum das Heer der Sachbearbeiter, die in den Verwaltungen die bürokratische Mühle in Gang halten, der Einfachheit halber nicht gleich auch die Behandlung der Patienten oder die Operationen mit übernimmt. Dies sei der kleinere Teil der Arbeit, und die Papierflut ließe sich wenigstens vorübergehend dadurch eindämmen, daß die Bürokraten gleich an sich selbst berichten.

In der Krankenhausplanung wird mit jeder Bauentscheidung, die nach politischen Voten zustande kommt, eine neue Kostenquelle angebohrt, die künftig kaum mehr zu schließen ist. Nicht der Bedarf oder gar das Interesse der eigentlich Betroffenen ist dabei ausschlaggebend, es sind vielmehr immer nur die sich je nach tagesaktuellen Gegebenheiten ändernden Prioritäten der politischen Parteien, die am stärksten ins Gewicht fallen.

So haben die Politiker im Gesundheitswesen die Steuerung übernommen, die auf normalen Märkten durch Angebot und Nachfrage geregelt wird. Da Politik ihrem Wesen nach ja nicht in der Schöpfung von Einkommen oder Produktivvermögen, sondern nur in der Zu- und Umverteilung besteht, sind alle Abteilungen des Sozialstaates zu riesigen Verschiebebahnhöfen geworden. In ihnen läßt der Staat mal der einen, mal der anderen Gruppe Transferleistungen angedeihen, deren Rechnung er wechselseitig mal der einen, mal der andern Gruppe präsentiert. Allein durch die Verwaltungskosten dieser dauernden Verschiebung von Finanzmassen nimmt das Vermögen ständig ab, und der Staat verkommt immer mehr zum Adressaten von Interessentenwünschen und Lobbyforderungen. Nicht der wirklich Bedürftige wird in einem Umverteilungssystem begünstigt, sondern nur der, der den stärksten politischen Druck inszeniert.

In der Folge lähmt der sich über die Bürokratisierung vermittelnde staatliche Einfluß allmählich das ganze System. Unser Gesundheitswesen ist nicht nur überreguliert, weil es so teuer ist, sondern wird immer teurer, je stärker es reguliert wird – eine Spirale ohne Ende. So steht zu vermuten, daß jeglicher weitere politische Eingriff, folgt er den bislang vorbezeichneten Bahnen, die grundlegenden Probleme nicht lösen, sondern nur verschlimmern wird. Die Chance einer gesamtgesellschaftlich konsensfähigen Lösung der Kosten- und Mengenprobleme unseres Gesundheitswesens liegt im Rückzug der Politiker, nicht in einer noch weitergehenden Machtübernahme durch den Staat.

Denn das System bräuchte keine staatliche Lenkung, wenn

man jenen Kräften die Entfaltung erlaubte, die sich in der Bundesrepublik als unerhört erfolgreich erwiesen haben: die Kräfte der sozialen Marktwirtschaft. Dem Staat obliegt nur die Rolle des Sittenwächters, der die Regeln vorgibt und den Bürger vor schädlichen Auswüchsen schützt.

Erzielen läßt sich eine solche Selbstregulation im Gesundheitswesen durch zwei grundlegende Entscheidungen. Die eine wäre die Konzentration des Gesundheitswesens auf seine wirklichen Aufgaben: Sicherung der Gesundheit durch eine konsequente Versicherungslösung statt Umverteilung von Einkommen. Und die zweite wäre die Freisetzung von Wettbewerb durch Einführung der Vertragsfreiheit zwischen allen Interessenten, Anbietern und Verbrauchern.

Am Anfang stünde so die gründliche Entrümpelung der Gesetzlichen Krankenversicherung von allen möglichen Wohltaten, die der Sozialstaat seinen Klienten über das Gesundheitswesen zukommen läßt, die aber mit seinen wirklichen Aufgaben nichts zu tun haben. Die Lohnfortzahlung im Krankheitsfall, der Mutterschutz, die einkommenssichernden Überbrückungsgelder für Landwirte oder das Sterbegeld mögen als soziale Transferleistungen für sich sinnvoll sein, solange darüber gesellschaftlicher Konsens besteht. Nur haben sie im Gesundheitswesen nichts zu suchen. Niemand hindert einen Arbeitgeber, der die Lohnfortzahlung für sinnvoll hält, seiner Belegschaft die Versicherung gegen krankheitsbedingten Ausfall anzubieten. Aber schon diese Versicherungsleistung sollte als geldwerter Vorteil ausgeworfen und dem Arbeitnehmer auf Wunsch auch direkt ausgezahlt werden.

Denn die Krankenkassenbeiträge, die heute fast ohne Sichtkontrolle von den Gehaltskonten verschwinden, sollten ohnehin als Teil des Bruttogehalts ausgewiesen und an den

Arbeitnehmer gezahlt werden. Er hätte dafür eine Mindestversicherung abzuschließen, die er aber am Versicherungsmarkt selbst einkaufen könnte – maßgeschneidert nach seinen Bedürfnissen. Die Versicherungspflicht wäre also beizubehalten, nur erfolgte oberhalb einer bestimmten Mindestabsicherung die Ausgestaltung durch den Versicherten selbst.

Dieser Reformschritt wäre deshalb so entscheidend, weil damit zum einen dem Versicherungsbeitrag seine eigentliche Preisfunktion wieder zurückgegeben würde. Jeder Arbeitnehmer wüßte, was der Krankenversicherungsschutz ihn kostet und wie viele Stunden in der Woche er dafür arbeiten muß.

Zum zweiten wäre der persönlichen Versicherungsgestaltung mehr Spielraum geboten als bisher und damit auch dem Wettbewerb unter den Versicherern. Es ist nicht anzunehmen, daß die Klienten sich mit ihrem Versicherungsschutz, wäre ihnen einmal die Konsumentensouveränität zurückgegeben, nicht ähnlich intensiv auseinandersetzen würden wie bei anderen Investitionsentscheidungen des privaten Konsums. Und die Präferenzen beim Krankenversicherungsschutz dürften ebenso differenziert sein wie beim Kauf einer Urlaubsreise oder HiFi-Anlage. Das Versicherungsangebot müßte also vielfältiger werden, differenzierter und vor allem transparenter, denn jeder wäre sich darüber im klaren, was er bezahlt und was er dafür erwarten kann.

Zum dritten aber wäre das sozialstaatstypische System kommunizierender Röhren, in dem Wohltaten für eine Gruppe plötzlich als Belastungen an ganz anderer Stelle in Erscheinung treten, an einem entscheidenden Punkt unterbrochen: bei der Belastung der Wirtschaft durch die Krankenkassenbeiträge. Es gibt ja keine stichhaltige Begründung dafür, daß Autos deshalb teurer werden müssen, weil die Bevölkerung älter wird – wie im gegenwärtigen System, in dem höhere Krankheitskosten über die Versicherungsbeiträge auf die Lohnkosten durchschlagen. Diese Lohnkosten steigen unaufhörlich, selbst wenn die Arbeitnehmer keinen zusätzlichen Pfennig auf ihrem Gehaltskonto wiedersehen, wodurch auch die Spielräume für die Tarifparteien viel stärker eingeengt werden als nötig.

Umgekehrt steuert die Zwangsbelastung der Wirtschaft auf die in amerikanischen Unternehmen schon vielfach Wirklichkeit gewordene paradoxe Situation zu, daß Personalabbau betrieben werden muß, um die Sozialabgaben für die verbliebenen Mitarbeiter bezahlen zu können. Die soziale Idee führt hier zur Entsolidarisierung der Gesellschaft und damit gerade zum Gegenteil des Beabsichtigten.

Die Auszahlung des bisherigen Arbeitgeberanteils an der Krankenversicherung würde den Arbeitnehmer in seiner Konsumentensouveränität bestärken. Bei Gehaltssteigerungen könnte er selbst entscheiden, ob er mit dem Mehrertrag seinen Krankenversicherungsschutz über die Mindestsicherung hinaus erweitert oder das Mehreinkommen anderweitig investiert. Umgekehrt wäre in schlechten Zeiten eine Beschränkung auf das Minimalprogramm möglich. Tagtäglich treffen die Verbraucher schon jetzt Konsumentscheidungen vor dem Hintergrund der aktuellen wirtschaftlichen Situation und der Erwartungen für die Zukunft: Sind die Zeiten schlecht, werden sparsamere Autos gekauft und kleinere Häuser gebaut. Es besteht kein Anlaß zur Vermutung, daß die Konsumenten im Falle der Krankenversicherung von diesem Gespür weniger Gebrauch machen würden.

Hat man sich auf die Ausgrenzung aller sozusagen betriebsfremden Aufgaben im Gesundheitswesen verständigt, gilt es, sich bei der Ausgestaltung des Versicherungsschutzes auf die wenigen grundlegenden Prinzipien zu besinnen, die selbst im wütenden Verteilungskampf der Interessenten konsensfähig sind.

Hier wäre die Solidarität an erster Stelle zu nennen. Kein Bürger, egal ob arm oder reich, darf im Falle einer katastrophalen Gesundheitsstörung dadurch benachteiligt werden, daß er die Behandlungskosten nicht bezahlen kann. Gerade in der solidarischen Übernahme existentieller Lebensrisiken –

wie Behinderung oder lebenslanger Bluterkrankheit – erweist sich die Humanität einer demokratisch verfaßten Leistungsgesellschaft. Unter derselben Prämisse darf auch kein Mensch ohne Versicherungsschutz bleiben. Eine Verteilung von gesundheitlichen Chancen nach finanziellen Gesichtspunkten gilt als inhuman.

Auf der anderen Seite muß aber auch eine nach solidarischem Prinzip organisierte Gesundheitssicherung vor allem ein Kriterium erfüllen: Sie muß gerecht sein. Dies ist unser bisheriges Versicherungssystem jedoch bei weitem nicht. Häufig erkauft es im Gegenteil Solidarität mit der Hinnahme von Ungerechtigkeit, als sei entweder nur das eine oder das andere, nie aber beides möglich.

Nehmen wir als Beispiel zwei Familien namens Faul und Fleißig. Familie Faul hat drei erwachsene Kinder, die alle zur Gründung eines eigenen Hausstandes ebensowenig Neigung zeigen wie zur Aufnahme einer geregelten Tätigkeit. Lediglich Vater Faul geht zur Arbeit, die anderen bleiben zu Hause. Familie Fleißig ist demgegenüber ein Muster an Erwerbsstreben und Arbeitsmoral: Zwar wohnen auch noch alle unter einem Dach, aber alle drei Kinder arbeiten, und sogar die Mutter sitzt im Supermarkt an der Kasse. Alle fünf Mitglieder der Familie Fleißig beziehen somit ihr eigenes Einkommen.

Angenommen, das durchschnittliche Brutto-Monatseinkommen betrüge 3000 Mark, so hätte Familie Faul an Krankenkassenbeiträgen im Jahr ungefähr 5000 Mark, Familie Fleißig jedoch fast 25 000 Mark zu bezahlen, bei absolut gleichem Leistungsanspruch. Familie Fleißig wird also dafür, daß sie sich nach Art vorbildlicher Bürger verhält, exemplarisch bestraft, indem ein Familienmitglied acht Monate nur für den Krankenversicherungsschutz der anderen arbeiten muß. Die Krankenversicherung wird so zu einer Art einkommensabhängiger Steuer ohne jeglichen Bezug zur Leistung und damit ohne Preisfunktion.

Deutlich wird am oben gezeigten Beispiel auch, daß die Begünstigung kinderreicher Familien sich oft als Fiktion erweist. Die Familien Faul und Fleißig haben beide Kinder. Der Unterschied besteht darin, daß die einen arbeiten, die anderen nicht.

Ein gerechtes Krankenversicherungssystem müßte die Beitragshöhe nach der Zahl der Versicherten bemessen, wie heute schon in der privaten Krankenversicherung üblich. Die Begünstigung kinderreicher Familien dadurch, daß alle Sprößlinge durch das erwerbstätige Familienoberhaupt mitversichert sind, läßt sich auch anders erreichen – durch entsprechende steuerliche Vergünstigungen beispielsweise. Wie gut dies funktioniert, sehen wir in anderen Ländern. In Frankreich braucht ein Familienvater, der acht Kinder in die Welt gesetzt hat, nicht mehr zu arbeiten. Für solche Förderungen wird es angesichts der katastrophalen Geburtenrate – die sogenannte »Nettoreproduktionsrate« in der Bundesrepublik ist seit 1964 von 1,17 auf 0,6 gefallen, was bedeutet, daß nur noch halb so viele Mädchen zur Welt kommen wie vor 30 Jahren – ohnehin höchste Zeit. Wenn der Trend sich nicht deutlich umkehrt, werden in einer Generation die Gehaltskonten knapp, von denen man die Rentenversicherungsbeiträge abbuchen könnte.

Die Krankenversicherung selbst sollte radikal entschlackt werden und nur noch einen Basiskatalog von Leistungen umfassen, die im ernsten Krankheitsfall wirklich notwendig sind. Erstaunlicherweise unterscheidet sich dieser Katalog vom heutigen Kernprogramm unserer Versicherungen kaum. Doch sind im Laufe der Wahlperioden immer mehr Wohltaten jener Art hinzugekommen, die mutmaßlich schon deshalb in Anspruch genommen werden, weil es sie kostenfrei gibt. Was unsere Krankenversicherungen an Luxus austeilen, angefangen von der Badekur über die Hippotherapie bis zum kosmetischen Eingriff, braucht dabei keineswegs aus dem medizinischen Repertoire zu verschwinden – nur zahlen müssen soll es nicht mehr die Gemeinschaft der Versicherten.

Von Vorteil könnten in der Versicherung der Zukunft die außerordentlich nützlichen Steuerungswirkungen der Selbstbeteiligung sein. Nur sollten auch hier wiederum die Versicherten selbst entscheiden, ob und in welcher Höhe sie eine solche überhaupt wünschen. Denn kaum ein Begriff ist in der politischen Debatte so ausgeschlachtet und instrumentalisiert und in seiner eigentlichen Bedeutung so pervertiert worden wie dieser. »Selbstbeteiligung« bedeutet eben gerade nicht »Mehrausgaben«, sondern steht für Selbstbestimmung des Verbrauchers über sein eigenes Geld. Der Unterschied zwischen Voll- und Selbstbeteiligungsversicherung besteht darin, daß der Konsument bis zu einem gewissen Rahmen seine Entscheidungen selber trifft und erst darüber hinaus den Versicherungsschutz in Anspruch nimmt. Es ist rätselhaft, warum dieselben Bürger, die bei der Kaskoversicherung ihres Autos die Selbstbeteiligung problemlos akzeptieren, sich bei der Versicherung ihrer Gesundheit mit Händen und Füßen dagegen sperren.

Kaum jemand macht sich klar, welch enorme Beitragsvolumina sich sparen ließen. Ein Patient, der Medikamenten- und Arztrechnungen bis zu 1000 Mark pro Jahr aus eigener Tasche begleicht, bräuchte oft nur noch die Hälfte der Beiträge zu zahlen. Ein besserverdienender Angestellter, der sich auf eine Selbstbeteiligung bis zu 5000 Mark einließe, bräuchte kaum mehr Versicherungsbeiträge zu bezahlen und wäre doch gegen alle ernsten Krankheitsfälle versichert. Sein finanzielles Risiko läge im Bereich der Kosten, die er wahrscheinlich für eine Urlaubsreise klaglos zu zahlen bereit wäre. Wenn er die für den Notfall zurückgelegten 5000 Mark auf dem Kapitalmarkt anlegte, könnte er aus der Nichtinanspruchnahme von Gesundheitsleistungen im Laufe der Jahre sogar noch Vermögen bilden.

Dadurch, daß den Versicherungen nur noch jene Rechnungen präsentiert werden würden, die die Selbstbeteiligung überschreiten, würde der Verwaltungsaufwand drastisch reduziert. Und diese Kosteneinsparungen könnte eine effizient organisierte Versicherung ebenfalls an die Versicherten weitergeben.

Wichtigstes Merkmal einer solchen Systemreform wäre die Freiheit, die Krankenversicherung jederzeit wechseln zu können, unabhängig von der Höhe des Einkommens, des Alters oder der Beschäftigungsart. Es wäre Schluß mit der unsinnigen und längst überholten Einteilung der Erwerbsbevölkerung in Arbeiter, die zwangsversichert sind, und Angestellte, die immerhin die Kassenart wählen dürfen. Überflüssig würden die politischen Debatten über die Höhe der Beitragsbemessungsgrenze.

Dieser Reformschritt wäre allerdings unvollständig ohne einen zweiten. Er bestünde in der Einrichtung einer zentralen Umlagekasse, verfaßt als Anstalt des öffentlichen Rechts, deren Aufgabe der Risikostrukturausgleich zum Ausgleich jener vom Mitglied unbeeinflußbaren Merkmale wäre, über die sich die Attraktivität von Versicherungskunden entscheidet: das Alter und das Geschlecht. Hätte eine Versicherung überwiegend junge Mitglieder, müßte sie in die Umlagekasse einzahlen, wäre ihre Versichertengemeinschaft sehr alt, erhielte sie Ausgleichszahlungen. Aufgabe dieser Anstalt wäre gleichzeitig die Übernahme der Versicherung für Neugeborene und Aussiedler für eine Übergangszeit bis zum Abschluß einer Versicherung durch die Eltern oder Aufnahme einer Erwerbstätigkeit.

Daß die Liberalisierung des Versicherungsmarktes keine Fiktion sein muß, wissen alle deutschen Versicherer. Denn der Gemeinsame Markt bringt ohnehin etliche Reformen. Die wichtigste ist die Aufhebung der Residenzpflicht für Versicherungen, die in Deutschland Geschäfte machen wollen. Dann können auch die englischen Versicherungen mit ihren oftmals günstigeren Tarifen um den deutschen Kunden werben.

Vertragsfreiheit statt Regulation

Das Dickicht der Verordnungen und das Gestrüpp von Gesetzen läßt sich schon jetzt kaum noch ordnen oder lichten. Die letzte Neuordnung sollte deshalb die entscheidende sein: Einführung der Vertragsfreiheit zwischen allen Teilnehmern am Gesundheitsmarkt. Aufgehoben werden sollte die Spaltung des Medizinbetriebs in einen ambulanten und einen stationären Sektor ebenso wie das Korsett, in das ein überholtes Standesrecht die Ärzte preßt. Jeder sollte mit jedem kontrahieren dürfen: Ärzte mit Krankenhäusern, Krankenhäuser mit Apotheken oder Pharmafirmen, alle zusammen mit Versicherungen oder externen Kapitalgebern. Das Verbot der ärztlichen Betätigung in der gesellschaftsrechtlichen Form einer GmbH müßte ebenso verschwinden wie jenes des Verbots der Anstellung von Ärzten durch Ärzte oder private Kapitalgeber. In einer solchen Konstellation könnten Mediziner sich zusammentun und in großen Gruppenpraxen Schwerpunktkompetenz oder Abdeckung des gesamten Spektrums bieten. Durch Nutzung von Rationalisierungsvorteilen würden nicht nur Kostensenkungen im Praxisbetrieb möglich, sondern auch ein Wettbewerbsgegengewicht zu den Kliniken gebildet. Die niedergelassenen Ärzte wären der übermächtigen Konkurrenz nicht mehr schutzlos ausgeliefert, sondern könnten ihr durch schnelleren und effizienteren Service oder über den Preis Paroli bieten. Der Rückgriff auf Investitionskapital privater Investoren machte die Praxen von den heute üblichen kurzfristigen Amortisationszwängen unabhängig und verschaffte längeren unternehmerischen

Atem ohne irgendeine Bank im Nacken. Die Tendenz zur exzessiven Nutzung der Apparate würde ebenfalls langsam abgeschwächt.

Wer einen solchen vollständig deregulierten Markt für die Brutstätte des Chaos hält, sollte sich vor Augen führen, welchen Effekt allein die Befreiung von dem auf allen Teilnehmern schwer lastenden Regularienwerk hätte. Die Krankenhaus- oder Bettenbedarfsplanung könnte ersatzlos entfallen und würde durch Investitionsentscheidungen kommunaler oder privater Interessenten ersetzt, die Krankenhäuser mit Gewinn zu führen verstünden. Krankenhäuser müßten dann um alles konkurrieren: um die besseren Ärzte, um mehr Patienten und um den Absatz ihrer Leistungen bei den Versicherungen, die Krankenhauskapazitäten ebenso einkaufen würden, wie heute Reiseveranstalter Flüge und Hotelbetten auf Mallorca. Die Angebotsqualität dürfte sich nachhaltig verbessern, denn die Tatsache, daß es ohne staatliche Bedarfsplanung bei Kaufhäusern oder Hotels langfristig weder zu Engpässen noch zur Überversorgung kommt, deutet auf die Überlegenheit privater Planung hin.

Ärzte könnten sich wieder auf die Untersuchung, die Behandlung und vor allem das Gespräch mit ihren Patienten beschränken und wären von der Bürokratie und den unternehmensbezogenen Arbeiten der Praxisführung entlastet, die immer größere Teile der ärztlichen Arbeitszeit auffressen. Nach Art amerikanischer »Health Maintenance Organizations« könnten Versicherungen zusammen mit Ärzten Paketlösungen anbieten, die einen für heutige Verhältnisse sehr günstigen Versicherungspreis denjenigen brächten, die sich bei der Arztwahl auf bestimmte Vertragspartner beschränken. Jeder könnte auch andere Ärzte in Anspruch nehmen, nur würde dies vom Paketangebot nicht mehr gedeckt. Die Unterschiede wären ähnlich wie bei der Wahl zwischen Charterflug und Linienticket: Charter ist viel billiger, aber man ist an bestimmte Abflugtermine gebunden und kann nicht umbuchen. Würde die Versicherung in ihre Pakete auch bestimmte Kontingente der wichtigsten Arzneimittel integrieren, könnten auch deren Preise, bezogen auf den einzelnen Verbraucher, drastisch sinken.

So wären in einem deregulierten Gesundheitswesen der Zukunft alle damit beschäftigt, ihren persönlichen Vorteil dadurch zu maximieren, daß sie die beste Leistung möglichst vielen Klienten zum niedrigstmöglichen Preis anbieten. So entstünde durch das Profitstreben des einzelnen maximaler Nutzen für die Gemeinschaft. Das Profitstreben der einzelnen gibt es im heutigen Gesundheitswesen auch. Nur führt es durch falsche Anreize nicht zur Mehrung des allgemeinen Wohlstands, sondern zur Ausbeutung aller durch alle. Endpunkt der Entwicklung unseres Gesundheitswesens in der jetzigen Form ist nicht die gesunde und optimal versorgte Gemeinschaft, sondern die entsolidarisierte Gesellschaft, in der die Zwangsgemeinschaft von Nutzern und Zahlern zerbricht, Krankheit wieder unbezahlbar und medizinische Versorgung zur Funktion von Einkommen und Vermögen wird.

Aber selbst wenn alle diese Reformen tatsächlich in Kraft gesetzt würden, selbst wenn das System zu Kosteneffizienz, Verbraucherorientierung und optimaler Funktionssicherheit fände, hieße es doch Abschied nehmen von einer von allen Politikern insgeheim gehegten Vision: dem Wunschtraum, irgendwann könnte Gesundheit wieder billiger werden, als sie es heute ist. Dem wird, egal in welchem System, unter welcher Führung und nach welchem Organisationsmodell, nie wieder so sein. Das Rad des technischen Fortschritts läßt sich nicht zurückdrehen, und die Alterung der Bevölkerung wird in der Geschwindigkeit der Zunahme nur noch übertroffen vom Wachstum der Ansprüche. Die Stilisierung der Beitragsstabilität zum politischen Totem ist logisch durch nichts begründet. Es gibt im Gesundheitswesen eine wissenschaftlich fundierte Festlegung der Beitragshöchstgrenzen zur Krankenversicherung (und damit des Kostenrahmens) ebensowenig wie bei Autos oder Urlaubsreisen. Kein Mensch käme auf die Idee, dem Bürger vorzuschreiben, er dürfe für die Ernährung nur noch 12,6 Prozent seines Einkommens ausgeben. Der geheiligte Grundsatz der Beitragsstabilität ist Artefakt eines überregulierten Sozialsystems und hat mit Krankheit, Gesundheit oder Medizin nicht das geringste zu tun.

Der mündige Patient

Am Ende dieses Buches steht deshalb eine Forderung, ohne die alle anderen Paradigmenwechsel nicht funktionieren können: die Wandlung der Patienten von Klienten eines Wohlfahrtsstaates zu souveränen Konsumenten. Alle entscheidenden Veränderungen in unserem Gesundheitswesen setzen voraus, daß der Bürger sie wirklich will. Nicht nur das System, auch er selbst muß sich ändern. Denn das Gesundheitswesen der Zukunft braucht vor allem eines: den selbstverantwortlichen Verbraucher und Patienten, der um den Preis und die prinzipielle Knappheit der Gesundheitsressourcen weiß und sich entsprechend verhält.

Das Buch könnte auf einer optimistischen Grundnote enden, wenn nicht gerade an diesem Bürgerwillen die erheblichsten Zweifel bestünden. Fast hat man den Eindruck, daß die Klienten unseres Sozialsystems ihre Rolle vornehmlich darin sehen, zu zahlen, zu nutzen und zu quengeln, aber vor allem nichts zu ändern – das System nicht und ihre eigene Einstellung schon gar nicht.

So werden sie sich darein fügen müssen, immer höhere Anteile ihres Einkommens für eine zur gigantischen Umverteilungsmaschinerie degenerierte Gesundheitssicherung auszugeben, von der sie noch nicht einmal genau wissen, wie sie funktioniert. Statt die ordnenden Kräfte des Marktes mit ihrer unübertroffenen Kosten- und Bedarfsgerechtigkeit hineinzulassen, wird sich auch weiterhin der Staat im Gesundheitswesen breitmachen mit einer nicht enden wollenden Abfolge von Normen, Regelungen und Sanktionen. Er wird bestimmen, wo Gesundheit aufhört und Krankheit beginnt, an Behandlung zuteilen, was ihm nötig dünkt, und weglassen, was ihm unnütz erscheint. Und der Bürger wird für diese Insel des Sozialismus in einer freien Marktwirtschaft sogar noch immer mehr bezahlen.

Aus gegenwärtiger Sicht ist nicht sehr wahrscheinlich, daß der »Marsch in den Gesundheitsstaat« (Horst Baier) noch aufzuhalten wäre.

Abkürzungen

ABDA	Bundesvereinigung Deutscher Apothekerverbände
AiP	Arzt im Praktikum
AOÄ	Approbationsordnung für Ärzte
AOK	Allgemeine Ortskrankenkasse
BAT	Bundesangestelltentarif
BDP	Berufsverband Deutscher Psychologen
BPI	Bundesverband der Pharmazeutischen Industrie
CAPD	Continuierliche Ambulante Peritoneal-Dialyse
CAS	Computer Assisted Surgery
CT	Computertomographie
EKG	Elektrokardiogramm
EROP	Endoskopisch retrograde Cholangio-Pankreatographie
ESWL	Extrakorporale Stoßwellen-Lithotripsie
F + E	Forschung und Entwicklung
GKV	Gesetzliche Krankenversicherung
GRG	Gesundheitsreformgesetz
HMO	Health Maintenance Organization
KFG	Krankenhausfinanzierungsgesetz
KFH	Kuratorium für Dialyse und Nierentransplantation e. V.
KV	Kassenärztliche Vereinigung
KVdR	Krankenversicherung der Rentner
MITI	Ministry for International Trade and Industry (Japan)
MPS	Medizinisch-Pharmazeutische Studiengesellschaft
MRT	Kernspintomographie
OECD	Organization for Economic Cooperation and Development
OP	Operation
OTC	Over the counter
PKV	Private Krankenversicherung
QUALY	Quality adjusted life-years
RCT	Randomized controlled trials
TEP	Endoprothese des Hüftgelenks
WHO	World Health Organization
WIdO	Wissenschaftliches Institut der Ortskrankenkassen
ZVS	Zentrale Vergabe für Studienplätze

Literatur

Arnold, Michael: Medizin zwischen Kostendämpfung und Fortschritt. Hirzel, Stuttgart 1986

–: Der Arztberuf. Eine Einführung in das Studium und in die Probleme der Medizin für den Arzt von morgen. Wissenschaftliche Verlagsgesellschaft mbH, Stuttgart 1988

Baier, Horst: Ehrlichkeit im Sozialstaat. Gesundheit zwischen Medizin und Manipulation. Fromm, Osnabrück 1988

Brüggemann, Rolf: Pharmawerbung. Bilderbuch einer Drogenideologie. Mabuse, Frankfurt a. M. 1990

Buchleitner, Karl: Notwendige Reformen im Gesundheitswesen. Ein Vorabdruck aus dem Buch »Der Kampf um die Biologische Medizin«. Aktion für Biologische Medizin e. V., Pforzheim o. J.

Bundesminister für Arbeit und Sozialordnung (Hrsg.): Symposium zur Qualitätssicherung. Teil I: Stationäre und ambulante medizinische Versorgung. Bestandsaufnahme und Perspektiven. Bonn 1990

Bundesverband der Pharmazeutischen Industrie e. V., Abteilung Wirtschafts- und Sozialpolitik, Referat Statistik (Hrsg.): Basisdaten des Gesundheitswesens, Ausgabe 1988/89. Handbuch zur zahlenmäßigen Entwicklung der wesentlichen Teilbereiche des Gesundheitswesens der Bundesrepublik Deutschland und Berlin (West). Frankfurt a. M. 1989

Eicke, Ulrich: Die Werbelawine. Angriff auf unser Bewußtsein. Knesebeck & Schuler, München 1991

Engelhardt, Dietrich v., Fritz Hartmann (Hrsg.): Klassiker der Medizin. Erster Band: Von Hippokrates bis Christoph Wilhelm Hufeland. Zweiter Band: Von Philippe Pinel bis Viktor v. Weizsäcker. Beck, München 1991

Engels, Wolfram: Über Freiheit, Gleichheit und Brüderlichkeit. Kritik des Wohlfahrtsstaates, Theorie der Sozialordnung und Utopie der sozialen Marktwirtschaft, Frankfurter Institut für wirtschaftspolitische Forschung e. V., Bad Homburg 1985

–: Wege zum Wohlstand. Analysen und Kommentare zu 85 aktuellen Wirtschaftsfragen. Wirtschaftswoche/Gesellschaft für Wirtschaftspublizistik GWP mbH, Düsseldorf 1990

Frankfurter Institut für wirtschaftspolitische Forschung e. V. (Hrsg.): Mehr

Markt im Gesundheitswesen. Schriftenreihe des Instituts, Bd. 13. Bad Homburg 1987
–: Das soziale Netz reißt. Vorschläge zur Rettung des Systems der sozialen Sicherheit. Schriftenreihe des Instituts, Bd. 16. Bad Homburg 1988
Frommknecht, Heinrich: Zur Reform des Krankenversicherungssystems, Verlag der privaten Krankenversicherung e. V., Köln 1990
Gäfgen, Gérard: Gesundheitsökonomie. Grundlagen und Anwendungen. Gesundheitsökonomische Beiträge, Heft 8, Nomos, Baden-Baden 1990
Jung, Matthias: Kranke Medizin. Ein Blick hinter die Mauer des Schweigens, Econ, Düsseldorf/Wien/New York 1989
Keudel, Theodor v.: Die Pharmaverschwörung. Der verkaufte Patient. Facta Oblita, Hamburg 1989
Kossow, Klaus-Dieter: Bittere Reformen, Patient und Arzt im Spannungsfeld der Politik. Birkhäuser, Basel/Boston/Berlin 1990
Krämer, Walter: Die Krankheit des Gesundheitswesens. Die Fortschrittsfalle der modernen Medizin. Fischer, Frankfurt a. M. 1989
Kritische Medizin im Argument. Jahrbuch für Kritische Medizin, Bd. 15: »Gesundheitsreform« und die Folgen. Argument, Hamburg 1990
Laengenfelder, Dieter: Das Medikament und sein Preis. Hoechst AG, Frankfurt a. M., 2. Auflage 1987
Langbein, Kurt, Hans-Peter Martin, Hans Weiss, Roland Werner: Gesunde Geschäfte. Die Praktiken der Pharma-Industrie, Kiepenheuer & Witsch, Köln 1981
Meyer, Hans Dieter: Das Versicherungs(un)wesen. Eine Branche jenseits von Recht und Wettbewerb. Heyne, München 1990
Mühlbauer, Bernd H. (Hrsg.): Krankenhaus der Zukunft. Universitätsverlag, Ulm 1989
Payer, Lynn: Medicine & Culture. Notions of Health and Sickness in Britain, the U.S., France and West Germany, Victor Gollancz Ltd., London 1990
Sachverständigenrat für die Konzertierte Aktion im Gesundheitswesen (Hrsg.): Jahresgutachten 1987. Medizinische und ökonomische Orientierung, Vorschläge für die Konzertierte Aktion im Gesundheitswesen. Nomos, Baden-Baden 1987
–: Jahresgutachten 1988. Medizinische und ökonomische Orientierung. Vorschläge für die Konzertierte Aktion im Gesundheitswesen. Nomos, Baden-Baden 1988
–: Jahresgutachten 1989. Qualität, Wirtschaftlichkeit und Perspektiven der Gesundheitsversorgung. Vorschläge für die Konzertierte Aktion im Gesundheitswesen. Nomos, Baden-Baden 1989
–: Jahresgutachten 1990. Herausforderungen und Perspektiven der Gesundheitsvorsorge, Vorschläge für die Konzertierte Aktion im Gesundheitswesen. Nomos, Baden-Baden 1990
–: Jahresgutachten 1991. Das Gesundheitswesen im vereinten Deutschland. Nomos, Baden-Baden 1991
–: Sondergutachten 1991. Stabilität ohne Stagnation? Bonn 1991
Schneider, Christoph (Hrsg.): Forschung in der Bundesrepublik Deutschland.

Beispiele, Kritik, Vorschläge. Im Auftrag der Deutschen Forschungsgemeinschaft herausgegeben von Christoph Schneider. Verlag Chemie, Weinheim 1983
Schwabe, Ulrich, Dieter Paffrath (Hrsg.): Arzneiverordnungs-Report '90, Aktuelle Daten, Kosten, Trends und Kommentare. Gustav Fischer, Stuttgart/New York 1990
–: Arzneiverordnungs-Report '91. Aktuelle Daten, Kosten, Trends und Kommentare. Gustav Fischer, Stuttgart/Jena 1991
Töns, Hans: Der Bundesverband der Ortskrankenkassen. Ämter und Organisationen der Bundesrepublik Deutschland. Droste, Düsseldorf 1980
Verband der Angestellten-Krankenkassen e. V. (Hrsg.): 75 Jahre Verband der Angestellten-Krankenkassen 1912–1987, Siegburg 1987
Verband der privaten Krankenversicherung e. V. (Hrsg.): Die private Krankenversicherung im Jahre 1990. Rechenschaftsbericht, Köln 1991
–: Die private Krankenversicherung. Zahlenbericht 1990/91, Köln 1991
Weber, Ingbert, Martina Abel, Lutz Altenhofen et al.: Dringliche Gesundheitsprobleme der Bevölkerung. Zahlen – Fakten – Perspektiven. Nomos, Baden-Baden 1990
Wiedemann, Erich: Die deutschen Ängste. Ein Volk in Moll. Ullstein, Frankfurt a. M./Berlin 1988
Wurster, Willy: Von Bismarcks Unterstützungskasse zur modernen Gesundheitsversicherung. 100 Jahre AOK. Stuttgart 1984